DROEMER

Über die Autorin:
Jasna Zajček, 1973 geboren, Studium der Islamwissenschaften, schreibt für *taz, Spiegel online, FAS, VICE, Le Monde Diplomatique* u. a. 2005 erhielt Zajček den »CNN Journalist Award« für eine Undercover-Recherche in einem Ausbildungslager der US-Armee. Für »Kaltland« hat sie fünf Monate in einem sächsischen Flüchtlingsheim Deutsch unterrichtet und parallel in Pegida-Kreisen recherchiert. Für die Taschenbuchausgabe hat Zajček ihre ehemaligen Schüler noch einmal besucht und berichtet in einem neuen Kapitel von staatlichen wie privaten Schwierigkeiten und Erfolgen der Integration.

Jasna Zajček

KALTLAND

Unter Syrern und Deutschen

DROEMER

Besuchen Sie uns im Internet:
www.droemer.de

Erweiterte Taschenbuchausgabe August 2018
Droemer Taschenbuch

Ein Imprint der Verlagsgruppe
Droemer Knaur GmbH & Co. KG, München

Covergestaltung: ZERO Werbeagentur, München, nach einem Entwurf von NETWORK! Werbeagentur GmbH
Coverabbildung: plainpicture/neuebildanstalt/visual2020vision
Satz: Adobe InDesign im Verlag
Druck und Bindung: CPI books GmbH, Leck
ISBN 978-3-426-30134-0

2 4 5 3 1

Inhalt

Zwischen Willkommenshilfe, Überforderung und Kollaps der Bürokratie

Mit der Ankunft meines syrischen Kollegen und Freundes Yahya in Berlin begann im April 2015 mein persönliches Flüchtlings-Willkommensjahr.

Wann immer ich als Nahost-Korrespondentin in Damaskus war, habe ich ihn, den Chefredakteur der Frauenrechts-Webseite *At-Thara,* getroffen. Über seine Webseite konnten Frauen und Mädchen in Notsituationen, etwa bei anstehender Zwangsverheiratung oder bei Misshandlung, Rat und Hilfe finden. Er berichtete mir von den vielen Problemen, mit denen Frauen in Syrien konfrontiert sind, und half mir bei der nervenaufreibenden Recherche über minderjährige irakische Flüchtlingsmädchen, die, oft auf der Flucht entführt oder von ihren Familien verkauft, als Prostituierte in Clubs rings um Damaskus anschaffen mussten. Als Macher der einzigen Frauenrechts-Webseite des Landes musste Yahya im Untergrund operieren und wurde angefeindet.

Seit Anfang 2014 hatte ich ihn immer wieder aufgefordert, Syrien zu verlassen, und ihm Unterstützung für die Reise nach Deutschland angeboten. »Es ist Krieg, es passiert so viel Unrecht, so viele Grausamkeiten gegen Frauen, ich muss hierbleiben und alles dokumentieren, für die Frauen und für die Welt, später!«, entgegnete er mir. Er hatte das Gefühl, die Schwächsten im Krieg alleinzulassen.

Nach viel Überzeugungsarbeit und mithilfe der Reporter ohne Grenzen konnte Yahya mit seiner Familie im Frühjahr 2015 endlich nach Berlin ausreisen. Seit ihrer Ankunft half ich bei nahezu allen behördlichen Schritten, bei Briefwechseln mit der GEZ, dem Austausch mit den Lehrerinnen seiner Töchter ebenso wie bei seinem E-Mail-Verkehr mit Redakteuren verschiedener deutscher Zeitungen. Aus unseren Erfahrungen weiß ich: Neu in Deutschland Angekommene und ihre Paten müssen viel Geduld und einen leeren Aktenordner mitbringen. Eine ordentliche Portion Disziplin zum Deutschlernen nicht zu vergessen und natürlich die Bereitschaft, ihr bisheriges Weltbild zu verändern und den hiesigen Werten anzupassen.

Als Yahya und seine Frau Mayyada im Juni ihre erste Deutschstunde absolvierten, begleitete ich sie. Gemeinsam staunten wir über das vorgelegte Tempo, das eine junge Deutschlehrerin aus der Ukraine ihren Schülern, einundzwanzig Menschen aus Syrien, Afghanistan, Korea und Marokko, vorgab. Innerhalb einer Stunde sammelte sie rund sechzig deutsche Wörter, schrieb sie an die Tafel, unkommentiert, und verpasste ihnen jeweils ein »der, die, das«.

Mit Yahya und Mayyada erlebte ich auch den Behördenwahnsinn im Jobcenter Tempelhof, dort, wo viele Asylbewerber in Berlin regelmäßig vorstellig werden müssen, wenn sie Papiere, Geld, Wohnung und eine Erstausstattung benötigen. Jeder im Foyer dieses Jobcenters hat zu warten, bis seine Nummer ausgerufen wird. Oft auf Berlinerisch, also statt »drei-hundert-zwei-und-dreißig« gerne »dreeiundertzweindreissisch«, was für die meisten Neuantragsteller unverständlich ist. Nirgendwo im Center ist eine LED-Anlage, auf der der

Nummernwechsel und die Zimmernummer des Sachbearbeiters angezeigt werden.

Auch aus dem Freundes- und Kollegenkreis erhielt Yahyas Familie Hilfe: Den Aufwand, einen Wohnberechtigungsschein zu besorgen, übernahm mein damaliger Praktikant. Zu Wohnungsbaugesellschaften gingen wir gemeinsam, ein Freund schrieb die Bewerbungsbriefe. Wir scannten und kopierten all die wichtigen, neuen Dokumente und legten eine perfekte, ordentliche deutsche Willkommensakte an. Die ersten Schreiben, die wir dort abhefteten, waren vom Finanzamt: Yahya, Mayyada und auch ihre beiden kleinen Mädchen hatten sofort nach der Registrierung in Deutschland ihre Steuer- und Rentenversicherungsnummer zugeschickt bekommen. Wir staunten darüber, dass eine Vierjährige schon in der staatlichen Finanzbuchhaltung registriert sein muss, und dass das deutsche System voraussetzt, allen Neuankommenden erkläre sich das System von selbst.

Im August 2015 ging ich mit Yahya und seiner Familie ins Freibad, für sie war es das erste Mal in einem Freibad überhaupt. Yahya fand es aufregend, im olympischen Hitler-Bau zu schwimmen, seine Kinder konnten gar nicht genug planschen und rutschen. Mit Befremden wies uns seine Frau Mayyada auf eine Araberin am Beckenrand hin, die in Vollbekleidung und -verschleierung auf ihre badenden Kinder aufpasste. Eine andere Frau stieg mit Kopftuch und Joggingkleidung ins Wasser. Meine syrischen Freunde wunderten sich, dass so etwas in Deutschland gestattet ist.

Mehr als verwundert waren sie nach unserem ersten und letzten Besuch in Berlin-Kreuzberg. Am Kottbusser Tor waren sie nicht so sehr von den deutschen Trinkern und Junkies, für die das »Kotti« seit jeher ein Treffpunkt ist, entsetzt, sondern vor allem von den vielen bäuerlich wirkenden türkischen Frauen mit Kopftüchern und den laut und Pascha-artig auftretenden Türken der zweiten und dritten Generation.

Meine syrischen Freunde konnten nicht verstehen, warum Deutschland Tausenden Menschen gestattet, »wie in ihren anatolischen Bergdörfern vor siebzig Jahren« zu leben. Sie konnten nicht nachvollziehen, dass diese Türken, obwohl sie seit Jahrzehnten alle Chancen der deutschen Gesellschaft haben, Berlin eher zu Klein-Anatolien machen, anstatt ein modernes Leben im »richtigen Deutschland« zu leben. Nach Kreuzberg wollten sie nie wieder fahren, und nach einem kurzen Besuch im stark arabisch geprägten Stadtteil Neukölln kamen sie auch von der Idee ab, dort wohnen zu wollen: »Da gibt es mehr Kopftücher als in den strengsten Bezirken von Damaskus«, in eine rückwärtsgewandte und religiöse Exilgemeinschaft wollen sie sich nicht integrieren.

Das Open-Air-Flüchtlingslager mitten in Berlin

Bei einem Picknick mit Yahyas Familie erreicht mich dann Anfang September die Nachricht, dass Dutzende von Asylsuchenden, nur ein paar U-Bahn-Stationen entfernt, verdursten. Sie müssen in sengender Hitze am Landesamt für Gesundheit und Soziales (LaGeSo) anstehen. Angeblich verlieren sie ihren Warteschlangenplatz, wenn sie sich Wasser vom einzigen Hydranten auf dem weitläufigen Gelände holen. Und das bedeutet eine Verlängerung ihrer Wartezeit für einen Termin zur Erstregistrierung um weitere Wochen. »Bringt Wasser in Bechern, Obst, Snacks, die Menschen hier verdursten mitten in Berlin!«, lautet die Schlagzeile auf Facebook.

Yahya und ich brechen sogleich auf. Wir fahren Richtung Moabit und kaufen so viel Wasser, wie wir tragen können. Vor dem ehemaligen Krankenhausgelände angekommen, reißen uns schmutzige, verwildert wirkende Kinder die kleinen Flaschen aus der Plastikverpackung. Eine Passantin warnt, das seien Roma-Kids, wir sollen aufpassen, auch auf unsere Brieftaschen und Handys, die Kleinen greifen einfach nach allem. Die »wahren« Hilfsbedürftigen seien im Hof.

Im parkartigen Innenhof des Amtes befindet sich die einzige Registrierungsstelle für Asylsuchende in Berlin. Die Warteschlange, der imposante Stau, offenbart bereits den Kollaps des Verwaltungssystems. Auf grünem Rasen, unter Platanen, in Büschen, sitzen Tausende Menschen mit ihrem wenigen Hab und Gut, manche auch nur mit den Kleidern am Leib. Unter ihnen viele erschöpfte Frauen und Kinder. Ein einziges DRK-Sonnenzelt befindet sich im Hof, unter ihm hocken acht Männer mit Salafistenbärten. Sie tragen traditionelle arabische Gewänder und beten permanent. Alle anderen halten Abstand von ihnen, selbst Schwangere legen sich lieber in der prallen Sonne auf den Boden, statt diese Männer um ein Plätzchen im Schatten zu bitten.

Das sind Szenen, wie sie mir aus dem Libanon bekannt sind – hier, in der deutschen Hauptstadt, wirken sie sehr befremdlich. Ein Open-Air-Flüchtlingslager mitten in Berlin! Die Verfolgten und das Elend dieser Welt sind nur ein paar Kilometer vom Bundestag entfernt und nur einige Kilometer von der Friedrichstraße, der bei saudiarabischen Frauen beliebten Shoppingmeile.

Dutzende Berliner und die Johanniter Unfallhilfe kümmern sich an diesem heißen Spätsommertag um die Versorgung, schleppen Wasser, Müsliriegel, Obst und Kinderspielzeug an. Privatleute rollen mit Einkaufswagen voller Softdrinks und Wassereis auf das Gelände, um den Kindern eine Freude zu machen. Es ist ein einziges Kommen und Gehen: Nicht nur das Nötigste wird gebracht, neben Windeln und Wasser auch ein paar Paletten Puste-Fix-Seifenblasendosen, Luftballons und Straßenmalkreiden.

Die Solidarität der Berlinerinnen und Berliner überwältigt mich, und ich erinnere mich an eine ähnliche Situation in Damaskus, im Sommer 2006, als die Israelische Armee einen Monat lang schiitische Gebiete im Libanon bombardierte. Innerhalb weniger Tage nahm Syrien rund eine Million Menschen aus dem Nachbarland auf, die vor den Bomben geflüchtet waren. Auch ohne Facebook (es war damals in Syrien noch gesperrt) organisierten die Damaszener sofort überall riesige Suppenküchen und behelfsmäßige Unterkünfte. Aber das war im Nahen Osten, dort, wo kaum etwas richtig funktioniert und Leben in permanenter zivilgesellschaftlicher Improvisation normal ist. Großfamilien, die länderübergreifend leben und zusammenhalten, dazu die starken Bande der religiösen Sekten, übernehmen auch in Friedenszeiten essenzielle Teile des täglichen Lebens, die in Deutschland staatlich organisiert sind.

Und nun, solch ein Szenario, so ein improvisiertes Lager, hier, mitten in Berlin? Oder sind diese Szenen etwa ein Grund zur Freude? Ist das der Beginn einer schönen zivilgesellschaftlichen, über die sozialen Netzwerke organisierten Willkommenskultur, noch vor der Erfindung dieses klangvollen, vielversprechenden Wortes?

Fast 2000 Männer, Frauen und Kinder hatten allein am Vortag das LaGeSo erreicht. Und es sollte erst mal täglich bei dieser Zahl bleiben. Oft hatten die Geflüchteten die Adresse der Registrierungsstelle in den GPS-Routenplanern für die Flucht nach Deutschland einprogrammiert. Angela Merkel hatte die Grenzen geöffnet und die in Ungarn Festsitzenden nach Deutschland eingeladen. In ein Land, das manch einem Syrer aus ländlicher Gegend wie eine Science-Fiction-Vision aus der fernen Zukunft erscheint.

Deutschland war für Syrer schon immer ein Vorbild guter Staatsführung. Vom Hörensagen wissen viele, dass Deutschland ein sehr reiches, sauberes und gerecht regiertes Land ist, ein Land, in dem alles funktioniert und niemand hungern muss.

Die Deutschen sind als die Nation von »Mercedes-Schumacher-Hitler-Ballack« bekannt; Schlagworte, die mir fast jeder Syrer und auch Libanese im Nahen Osten entgegenrief, als sie erfuhren, dass ich Deutsche bin. Die Deutschen gelten in diesen Ländern als diszipliniert, fähig, gebildet, reich und werden bewundert, nicht zuletzt, weil wir den Holocaust gegen die verhassten Juden zu verantworten haben. Und nun sind viele Menschen aus dem Krieg oder auf der Flucht vor Armut und Unterdrückung in Deutschland angekommen und wissen nicht weiter. Weil dieses disziplinierte, fähige und bewunderte Land, das Autos hervorbringt, die vierzig Jahre lang auch ohne fachgerechte Wartung im Wüstensand fahren können, nicht nach ihren Vorstellungen funktioniert. Aufgrund des schieren Andrangs nicht funktionieren kann.

Am Ende ihrer oft langen, meist lebensgefährlichen und teuren Reisen aus Syrien, dem Irak, Afghanistan, dem Iran, Somalia, Albanien und vielen weiteren Ländern müssen Geflohene nun, ohne Informationen und Anweisungen, warten. Tag um Tag warten. Sie waren auf alles Schöne vorbereitet, das ihr Sehnsuchtsziel versprach, sie hofften auf schnelle Bearbeitung ihrer Anträge und natürlich auch auf die von den Schleppern versprochenen Leistungen des deutschen Staates. Doch hier, am LaGeSo, zeigt sich der hochgelobte Staat einfach nur überfordert und planlos.

Viele Mitarbeiter des LaGeSo sind, auch wegen Überlastung, krankgeschrieben, andere schieben Zwölf-Stunden-Schichten. Die wenigsten sprechen Arabisch. Als Yahya und ich unsere Wasserfläschchen am Gatter direkt vor dem Zugang zu den Büros verteilen wollen, werden wir sofort von Männern aller Herren Länder bestürmt und können nicht anders, als ihnen zuzuhören. Sie haben keinen Durst, sie haben Fragen.

Was mit all diesen Papieren und Anweisungen zu tun sei, wollen sie wissen. Die Antragsteller, die ihre Registrierung in Deutschland erhielten, kommen mit unzähligen Zetteln in bestem Behördendeutsch aus den Büros. Es herrscht riesiger Erklärungsbedarf. Wie geht es weiter? Warum erhalten sie kein Bargeld? Und warum können sie nicht sofort eine eigene Wohnung beziehen, die Schlepper hätten ihnen da was anderes erzählt. Warum sollen sie für einen Schlafplatz noch am selben Abend nach Bayern, Mecklenburg oder Thüringen reisen? Sie wollen ohnehin in Berlin bleiben, wozu dann erst mal den Umweg über ein Dorf? Es sei doch warm, sie könnten hier im Park schlafen. Wir werden auch gefragt, was sie ihren Familien in der Türkei sagen sollen bezüglich eines Jobs oder Studienplatzes und einer Wohnung. Das hier sei doch Deutschland, hier funktioniere doch alles, wir hätten eingeladen, und nun so etwas!

Yahya und ich schauen uns viele Papiere an: Da die Berliner Notunterkünfte schon belegt sind, werden die Neuankömmlinge in Erstaufnahmeeinrichtungen, meist Turnhallen und Jugendherbergen irgendwo im Land, verteilt. Die Asylsuchenden zeigen uns Fahrscheine für die öffentlichen Berliner Transportmittel, dazu Bahnfahrkarten bis in entlegene Gegenden, teilweise Dörfer bei Chemnitz oder Passau, dazu Reservierungs- und Zuweisungsschreiben für ihre Schlafplätze in den dortigen Turnhallen oder Jugendherbergen, die sie noch am gleichen Tag erreichen sollen. Einige haben auch Gutscheine für Übernachtungen in Berliner Hostels dabei. Die lokalen Hostelbetreiber lehnen die Gutscheine jedoch schon längst ab, da die Stadt über viertausend offene Rechnungen für ebendieses Unterbringungskonzept nicht bezahlt hat.

Junge syrische Medizinstudenten mit Designerbrille sind ebenso anzutreffen wie kurdische und bulgarische, mazedonische und albanische Großfamilien auf der Suche nach ein wenig sozialer Unterstützung. Und sei es nur für eine sichere Niederkunft in einem sauberen Krankenhaus, wie mir ein Mazedonier erklärt. Dass die Familie zurückmuss, ist ihm bewusst, aber als er im Fernsehen gesehen hat, wie »alle« nach Deutschland strömten, da wollte er es wenigstens, wenn auch nur für ein paar Monate, versucht haben. Seine beiden Jobs in der Heimat reichen nur für die Miete und einen Sack Mehl im Monat, er hat Angst, das neue Kind nicht versorgen zu können.

Wir sprechen mit einem korpulenten Familienvater, der zwei Ehefrauen und sieben Kinder in der Türkei und in Syrien zurückgelassen hat. Er will sofort wissen, wann und wie er beide nachholen kann. Erst soll die eine Frau mit den drei Kindern aus der Türkei kommen, dann die andere mit den vier Kindern aus Syrien. Wir sollen ihm helfen. Er hätte jahrelang in der Türkei gelebt und dort vor einem Imam die zweite Frau, ebenfalls eine Syrerin auf der Flucht, geheiratet. Papiere, die das belegten, Ausweisdokumente für sich und den mitreisenden ältesten Sohn, Belege über Qualifikationen und was man sonst noch braucht, um sich auszuweisen, hat er nicht dabei, aber noch genügend Zigaretten. Sagt er, bietet mir eine an und lacht. Die Schlepper hätten ihn angewiesen, alles wegzuschmeißen, um einer Registrierung in Griechenland unter dem echten Namen zu entgehen. Eine Vorsichtsmaßnahme, die fast alle Geflüchteten, mit denen wir an diesem Tag sprechen, angewandt haben. Denn sollte das Dublin-II-Abkommen wieder in Kraft treten, müssen alle Asylsuchenden ausschließlich in Griechenland, dem ersten EU-Land, das sie erreicht haben, ihre Gesuche stellen – und auch dortbleiben. Dadurch, dass die überforderten Griechen sie aber, wenn überhaupt, unter falschem Namen registriert haben, hoffen die Geflüchteten also auf eine dauerhafte Aufenthaltschance in Deutschland.

Nach ein paar Stunden, die Yahya und ich versuchen, Rede und Antwort zu stehen, erfahren wir auch, dass in vielen Fällen ganze Familien oder Dörfer das letzte Geld zusammengesammelt haben, um einen jungen Mann oder ein Paar der Familie ins sichere Europa zu schicken. Waren rund 10 000 Euro zusammengekommen, starteten Einzelne die Reise, mit dem Auftrag, den allseits bekannten Begriff »Familienzusammenführung« zu organisieren. Wem die Flucht aus Syrien in Richtung Norden gelang, fand sich in der westtürkischen Stadt Ayvalik ein. Dort warteten Schlepperbanden, die für eine Passage auf die nur zehn Kilometer entfernte griechische Insel Lesbos 1200 Euro berechnen, für zwei bis fünf Stunden Schlauchbootfahrt.

Wer als einer von zehn Millionen Menschen aus dem Gebiet rund um die »Hauptstadt« des IS, Ar-Raqqa, rauswollte, musste sein Haus, sein Auto oder Familienangehörige als »Pfand« zurücklassen. Sonst durfte man nicht ausreisen. Das bedeutet: Von dort, wo die Lebensbedingungen am schlimmsten sind, gab und gibt es kaum ein Entrinnen.

Mithilfe der Schlepper in Lesbos angekommen, so berichten fast alle unsere Gesprächspartner, ging es weiter nach Norden. Zu Fuß, per Schiff, auf Waldwegen, in privaten, von Schleppern organisierten Pkws oder schlimmer noch, mit teils über achtzig Menschen zusammengepfercht in einem Lkw. Im Gegensatz zu den Menschen, die sich von Syrien nach Libyen oder Tunesien durchgeschlagen haben und die weitaus längere und gefährlichere Tour über das Mittelmeer und Lampedusa (bei ruhiger See rund vierzig Stunden, Kosten: 1200 bis 1500 Euro) hinter sich haben, lauerte die Gefahr für diese Flüchtenden nicht auf dem Meer, sondern in den Wäldern Südosteuropas – in Form von korrupten Polizisten, prügelnden

Soldaten, selbst ernannten Bürgerwehren und Wegelagerern.

Viele Syrer auf dem LaGeSo-Gelände erzählen uns, dass sie auf der sogenannten »Todesroute« über Mazedonien und Serbien von Soldaten oder der Polizei misshandelt und ausgeraubt wurden. Anderen widerfuhr dieses Schicksal erst in Ungarn. Über ein Dutzend Gesprächspartner berichten, dass sie von der ungarischen Polizei geschnappt und zur Registrierung per Fingerabdruck gezwungen wurden, dass sie all ihr Hab und Gut abgeben mussten und anschließend nach Deutschland geschickt wurden. Die Vermutung liegt nahe, dass Ungarn das Geld für die Aufnahme dieser registrierten Asylbewerber von der EU bekommt, die Menschen aber – wie auch Italien – nach Deutschland durchwinkt.

Die Geschichten menschlichen Leids, die sich in den Gesichtern widerspiegeln, sind niederschmetternd. Offensichtlich Kriegsversehrte, mittellos, schmutzig, wirken nun erleichtert. Selbst wer es ohne Schuhe, mit gebrochenen Fingern, einem Gipsbein oder mit Prellungen von Stockschlägen der Polizisten nach Berlin geschafft hat, strahlt über das ganze Gesicht. Viele sind aber auch stets den Tränen nahe. Die meisten wissen nicht, wie es nun weitergehen wird, manchen fehlen die 50 Cent, um den Lieben daheim ein Lebenszeichen aus einem Internetcafé zu senden. Alle haben ein schlechtes Gewissen, in Sicherheit zu sein, während der Rest der meist vielköpfigen Familie weiterhin im Krieg ausharren muss.

Dann fallen mir drei junge, gepflegt wirkende Männer mit verspiegelten Sonnenbrillen und dicken Silberkreuzen um den Hals auf. Sie rauchen im Schatten eines Baumes einen Joint. Scherzhaft spreche ich sie auf Arabisch an: »Polizei, was machen Sie hier?« Die drei schrecken auf, merken aber schnell, dass ich keine Polizistin bin. Wir lachen. Sie sind Christen aus Damaskus, dort sei es ihnen gut gegangen, aber die Einberufung in Assads Armee hätte ihnen bevorgestanden. Also sind sie mit dem Taxi nach Beirut gefahren, haben dort den Flieger nach Istanbul genommen, »in einem richtigen Holzboot« auf eine griechische Insel übergesetzt und sind innerhalb einer Woche mit »vertrauenswürdigen« Taxifahrern, die sie über Facebook gefunden haben, direkt nach Berlin-Moabit gefahren. Sie hoffen, hier bald Wirtschaft und Maschinenbau studieren zu können. Das Gras für den Joint hätten sie bei einem Marokkaner am U-Bahnhof gekauft, als ihnen klar wurde, dass es aufgrund der Menschenmenge hier wohl ein wenig dauern würde, berichten sie kichernd. Übernachten können sie in einem normalen Hotel, die Familien daheim sind finanziell noch gut aufgestellt und können ihnen Geld über Western Union senden. Sie fragen mich, ob ich nicht jemanden kenne, dem man »einfach einen Umschlag, wie in Syrien auf den Ämtern«, geben kann, damit sie nicht mit den anderen tagelang auf ihre Registrierung warten müssen.

In Syrien funktionierte alles über Bestechungen und durch Beziehungen. Korruption war Alltag in Behörden, Arztpraxen, Schulen oder Universitäten. Von Baugenehmigungen bis zu Pässen oder Universitätsdiplomen, alles war käuflich. Korruption wurde akzeptiert und mangels Alternativen als normal betrachtet.

»Das hier ist Deutschland«, erklärte ich den Twens, »ihr macht euch strafbar, wenn ihr in einem Amt Geld anbietet!« Nachdem sie kurz ihre Gesichter verziehen, zeigen sie sich begeistert, dass der Grundsatz der Gleichbehandlung in Deutschland herrscht. Dass auch am LaGeSo einzelne Sicherheitsmitarbeiter Vorzugstermine gegen Bargeldzahlungen arrangieren, kommt erst einige Monate später ans Licht; angeblich wurde es dann auch sofort unterbunden und juristisch geahndet.

Plötzlich packt mich ein frecher Mittzwanziger am Arm und sagt laut in gebrochenem Deutsch: »Hey, hey, du bist schön, wollen wir heiraten? Nein? Aber Freunde sein! Du musst mir helfen, mein Geld zu bekommen, alle bekommen hier Geld, Hotel, nur ich nicht! Was ist los, geh mit mir rein!« Ich schaue den Typen schräg an und sage ihm testweise in ägyptischer Aussprache, dass ich verheiratet bin und er mich loslassen soll. Er juchzt ziemlich übertrieben: »Du sprichst Ägyptisch! Wie toll! Ich komme aus Ägypten!« Das war mir auf Anhieb klar, auch, dass er sicherlich vor Restaurants und Touristenshops als Kundenfänger gearbeitet hat. Er fühlt sich nicht ertappt, sondern bejaht, und legt mir ungefragt seine Sicht der Dinge und seine Lage dar.

Da kaum noch Touristen nach Hurghada, wo er tatsächlich als Kundenfänger gearbeitet hat, kommen, hat er sich mit ein paar Freunden in Alexandria nach Schleppern umgeschaut und schnell welche gefunden. Die Fahrt von Ägypten nach Griechenland hat 600 Dollar gekostet. »Deutschland ist einfach *the place to be,* wir sind alle hier!«, jubelt er mir entgegen. Anscheinend hofft er aufgrund meiner Sprachkenntnisse auf meine Willkommensfreude und Solidarität und bittet erneut darum, dass ich mit ihm ins Amt gehe, damit er »sein« Geld bekommt, er wisse gar nicht, warum er rausgeschmissen worden sei. Als ich ihm sage, dass er wahrscheinlich zu frech und zu fordernd aufgetreten ist, stimmt er zu, lacht ein wenig höhnisch. Dann versucht er mir leicht aggressiv zu erklären, warum ich verpflichtet sei, ihm zu helfen: »Der Westen hat doch zusammen mit Israel alles angezettelt, deshalb versinkt Arabien nun im Chaos. Es ist eure, auch deine Pflicht, uns, mir jetzt hier zu helfen!«, brüllt er mich an. Ich wende mich ab, gehe weg und rufe ihm noch zu, dass er mit dieser Einstellung hier garantiert nichts erreichen wird.

Kurz danach erblicke ich in der Menge eine metrosexuelle Lichtgestalt, mit säuberlich und aufwendig gestutztem Bart, goldenem Schmuck und Popstar-artigem Gebaren. Den Mann kenne ich! Im Libanon hat er mich mit einer roten Rose im Mundwinkel von großen Werbeplakaten angegrinst. Er ist ein berühmter Hochzeitssänger und steht nun live vor mir. Ich spreche ihn an, und er, der sanfte Mahmoud, freut sich, dass ich ihn erkannt habe. »Kannst du mir helfen, dass das hier alles etwas schneller geht? Aber sag bitte niemandem, dass ich Libanese bin, ich habe meinen Pass weggeschmissen und musste eine Woche lang mit dem Taxi durch ganz Europa fahren, um herzukommen!« Wie er darauf gekommen ist, dass Deutschland ihn aufnimmt, will ich wissen. »Na, meine Mutter kommt aus Syrien, und ich kann ihren Dialekt sprechen … verrate mich bitte nicht, ich muss hierbleiben …«

Seine Fans denken, dass er auf Europa-Tournee ist und hier vielleicht sogar eine Platte aufnimmt. Er hat schon oft vergebens versucht, ein Visum für Deutschland zu bekommen, da viele seiner Familienmitglieder seit Jahren hier leben und hier »alles« besser sei als im Libanon. Wir tauschen unsere E-Mail-Adressen aus, und ich verspreche ihm, seinen geplanten Asylbetrug nicht zu melden, ihm aber Bescheid zu geben, falls arabische Bekannte einen Hochzeitssänger suchen.

Als ein Tumult ausbricht – weil ein Syrer die endlose Schlange zu durchbrechen versucht –, rauscht ein Dutzend Polizisten in Kampfmontur an. Viele Syrer gehen sofort in aggressive Abwehrhaltung gegenüber der Staatsmacht, andere nähern sich neugierig den hübschen blonden Polizistinnen. Man steht sich ohne gemeinsame Sprache gegenüber. Die Syrer fordern in einem imposanten Sprechchor eine schnellere Bearbeitung, die Polizei versucht, die aufgebrachte Menge auf Deutsch zu beruhigen. Ein Refugee-Solidaritäts-Aktivist schmettert lautstark Beschimpfungen gen Polizei und wird sofort unsanft abgeführt, was die Syrer noch wütender macht. Zusammen mit einem ehrenamtlichen Koordinator der Gruppe »Refugees Welcome« beginnen Yahya und ich spontan zu deeskalieren. Nach zehn Jahren als Nahostberichterstatterin in Syrien und im Libanon traue ich mir zu, rund 300 aufgebrachte arabische Männer beruhigen zu können. Ich rufe vor den Augen der sprachlosen Polizei-Eingreiftruppe arabische deeskalierende Parolen in die Menschenmenge. »Seid lieb, wir haben alle die Hölle hinter uns, hier ist Frieden, es soll so bleiben! Geht zurück an eure Plätze, trinkt Wasser, es ist sehr heiß! Beruhigung.« Yahya macht mit und wiederholt meine Worte, bestärkt sie mit Gesten. Bald ist die Ruhe wiederhergestellt. Die Polizisten staunen.

Später beobachten wir, wie Salafisten unter Führung rhetorisch gewandter Konvertiten vor dem Amt auftauchen. Sie sind mit Koran-Exemplaren und Lebensmittelspenden, die sie ausschließlich an Muslime verteilen wollen, unterwegs und geben freundliche Hinweise, wo die nächste konservative Moschee zu finden ist. Wir melden den bösen Spuk den Sicherheitsmitarbeitern, teils sehr durchsetzungskräftigen arabischstämmigen Berlinern. Die Salafisten werden des Geländes verwiesen, umstehende Syrer rufen, dass sie keine Muslime seien, denn diese hätten alle Menschen, nicht nur ihre Glaubensbrüder, zu unterstützen. Nun müssen die Herren in langen weißen Kleidern ihre Missionierungsversuche neben den Zeugen Jehovas und Vertretern von Freikirchen im kleinen Park vor dem Gelände fortsetzen.

Kurz darauf treffen wir den spontan und alleine das Amt besuchenden Bezirksbürgermeister von Berlin-Mitte, Dr. Christian Henke (SPD), und stellen ihm Übersetzungshilfe. Nach seinem Besuch im LaGeSo kündigt er an, ein neues Konzept zur Aufnahme der Geflüchteten vorzustellen, damit Versorgung, Unterbringung und Bearbeitung der Asylanträge besser gestemmt werden können. Rückblickend betrachtet, hat Berlin es zwar geschafft, Obdachlosigkeit für Asylantragsteller zu vermeiden, doch auch anderthalb Jahre später leben Tausende Neuankömmlinge in der Hauptstadt in Turn- oder Traglufthallen, in alten Kaufhäusern oder auf dem Flughafen Tempelhof.

Als mein syrischer Kollege Yahya und ich weit nach Einbruch der Dunkelheit das Gelände verlassen, sehen wir im Park vor dem Amt immer mehr Berliner und vor allem Berlinerinnen ankommen, diesmal aber ohne Hilfsgüter. Es sind Hilfsbereite, die in Koordination mit einem Refugee-Welcome-Aktivisten obdachlosen Flüchtlingen ein Bett für die Nacht anbieten möchten. Dass Deutsche ihre Türen öffnen und vollkommen Fremde in Not aufnehmen wollen, beeindruckt uns. Amüsiert beobachten wir, wie eine Dame um die vierzig »ihren« Ahmad von letzter Nacht wieder beherbergen will, dieser sich aber sträubt, wegläuft und ihr dabei auf Englisch zuruft, dass er lieber unter freiem Himmel als erneut bei ihr zu nächtigen gedenke.

Beim Feierabendbier finden Yahya und ich die Gruppe der hilfsbereiten und aufopfernden Menschen auf Facebook und senden ihnen als auch anderen Facebook-Foren helfender Berliner Initiativen Beitrittsanfragen. Wer sich engagieren will, kann zum Beispiel der Facebook-Gruppe »Moabit hilft« beitreten. Auf dieser Seite kann man sich allgemein über Möglichkeiten zur Unterstützung der neu Angekommenen informieren. Es ist eine von und für Ehrenamtliche gemachte Seite, auf der über 15 000 gute Menschen einem überforderten Berliner Amt zur Seite stehen. Diese Aktivisten organisieren die täglichen Spendenlieferungen und damit alles, was Menschen, die nichts haben, brauchen. Hier wird in Windeseile alles zwischen Zwillingskinderwagen, Rollstühlen, Schlafsäcken oder einer schnellen, kostenlosen medizinischen Behandlung für den Großvater aus Aleppo, mit Bombensplittern in Auge und Bein, organisiert. Gelebte Willkommenskultur.

Yahya zeigt sich beeindruckt, was Einwohner seiner neuen Wahlheimat im Land von »Mercedes-Schumacher-Ballack« auf die Beine stellen, und ich staune kein bisschen weniger. Ein seltsames Gefühl beschleicht mich. Ist es – Stolz? Kann man stolz darauf sein, dass eine deutsche Kanzlerin die zutiefst menschliche Entscheidung gefällt hat, Hunderttausende Menschen in Not aufzunehmen? Da es in Berlins Verwaltung an allen Ecken und Enden an allem mangelt, beschließen wir, regelmäßig zum LaGeSo zu gehen und mitzuhelfen. Sei es auch nur, um Einzelnen Amtsbriefe zu übersetzen, irgendwem Wasser, 50 Cent oder ein wenig Hoffnung zu spenden.

Zu diesem Zeitpunkt weiß ich nicht, dass ich fünf Monate später für die Dauer von fünf Monaten unter rund 200 Menschen mit ähnlichen Problemen leben werde. In »Dunkeldeutschland«, in Sachsen, dort, wo die meisten Flüchtlingsheime brennen. Dort, wo die Flüchtlingskrise »Asylantenflut«, »Asylantenschwemme« oder »Umvolkung« heißt und der Beginn des »großen Austauschs« deklamiert wird. Dort, wo Syrer als »Flüchtigranten«, »Merkelanten« oder »Scheinasylanten« und Menschen schwarzer Hautfarbe als »stark pigmentierte Kulturbereicherer« verhöhnt werden.

Das Leben im Heim und das Geheimnis der verbundenen Buchstaben

Sonntagabend, Mitte Januar 2016: dichtes Schneetreiben auf der Landstraße. Ich befinde mich auf dem Weg nach Tipschitz, einem Dorf bei Bautzen. Im tiefsten Osten von Sachsen. Den Fahrer, ein langer und schmaler türkischstämmiger Mann mit außergewöhnlich vollem, rotem Haar, kenne ich nicht, und er kennt den Weg nicht. Er hat weder Autokarte noch Navigationssystem dabei. Die Akkus unserer Mobiltelefone sind leer. Egal, das Funknetz wäre in dieser Gegend ohnehin zu schlecht, als dass wir mit GPS und Smartphone fahren könnten. Wir fahren auf Sicht und suchen Straßenschilder. Schemenhaft tauchen hin und wieder ein paar Einfamilienhäuser auf, dann wieder nichts als Schwarz.

Mit uns reist Lara-Lisa, eine Arbeit suchende Designerin aus Berlin. Auf Bitten meines türkischstämmigen Auftraggebers, dem Initiator des Bildungsagentur-Startups »Deutschkurse für Araber«, habe ich sie als weitere Deutschlehrerin akquiriert. Sie wirkt fröhlich und geradezu abenteuerlustig ob der vor uns liegenden Monate in Sachsen.

Wir sind engagiert worden, weil die Regierung nach dem »Willkommenssommer« 2015 schnell viele Deutsch- und Integrationskurse für »Asylbewerber mit guter Bleibeperspektive« in den Heimen anbieten will. Einige Hundert Millionen Euro wurden freigestellt, damit Deutschsprachige, auch ohne Lehrerfahrung, den neuen

Mitbürgern eine Mischung aus Deutschunterricht und »So machen wir das hier in Europa«-Stunden geben. Unterrichtsaufbau, Inhalte, Lehrmaterial – dazu gab es keine Vorgaben. Zumindest wurden sie uns nicht mitgeteilt.

Lara-Lisa will alles, was sie bei einer Fortbildung zur Moderatorin gelernt hat, weitergeben. Saubere Aussprache, Zischlaute, Lernen mit Melodie und Rhythmus. Dazu schwört sie auf Yoga, die universelle Kraft der Liebe, und darauf, dass alle Religionen unnötig sind, wenn nur jeder Mensch auf seine innere Stimme hört.

Ich bin neugierig und gespannt – auf die Sachsen, die Syrer und die schöne Aufgabe, Menschen, die harte Zeiten hinter sich haben, via Sprachvermittlung die ersten Schritte in ein neues Leben zu vereinfachen. Da ich Syrien häufig bereist und lange in Damaskus und in Beirut gelebt habe, habe ich eine recht gute Menschenkenntnis, was Menschen aus dem Nahen Osten, Muslime wie Christen, angeht. Syrer der superreichen Oberschicht, Armeeangehörige, Beamte, Studierte und Facharbeiter sind für mich schnell von bitterarmen, analphabetischen und besonders Hilfsbedürftigen zu unterscheiden. Abgesehen davon, dass ich anhand der Dialekte, meist aber auch aufgrund des Auftretens, deutlich erkennen kann, ob jemand nahöstlichen oder maghrebinischen Hintergrund hat. Einen »falschen Syrer« würde ich relativ schnell enttarnen.

Mein Vater und meine Freunde in Berlin waren besorgt um mich, als ich ihnen von meinen »Sachsen-Plänen« erzählte. Sie gaben mir den Rat, immer mein Pfefferspray dabeizuhaben und stets auf der Hut zu sein. Vor Nazis, natürlich. Denn alle, die mich kennen, wissen, dass ich gut mit Arabern kann, weshalb ich ja auch den Job bekommen habe.

Nachdem sich unser Chauffeur dreimal verfahren hat, scheinen wir nun endlich richtig zu sein. Zu unserer Linken sehen wir einen Gewerbehof: Sonderposten- und Restemarkt, eine Logistikstation, ein paar Baracken ohne erkennbaren Nutzen. Und das Hotel »Haus am Wald«. Neun Jahre stand es leer, am nächsten Tag, bei Sonnenlicht, erkennen wir auch, warum: Wo nichts ist, will auch niemand absteigen oder Konferenzen halten. Die Besitzer wechselten, zu neuem Leben erwachte der Billigbau im November 2015, als 179 Asylbewerber aus Syrien, Afghanistan, Kurdistan, Pakistan, dem Irak und Iran einzogen. Aus den Notunterkünften und Erstaufnahmeeinrichtungen wurden sie hierhin verteilt. Ihre erste Meldeadresse in Deutschland ist nicht – wie von den meisten erhofft – München, Hamburg oder Berlin, moderne, multikulturelle Großstädte, die sie aus dem Fernsehen kennen, Sehnsuchtsorte Europas mit vielen arabisch geprägten Stadtvierteln – oder auch Orte, in denen bereits Familie und Freunde ansässig sind, sondern die hiesige Gemeinde: Lehnschütz. Hotel »Haus am Wald«, Industriegebiet 13, Lehnschütz. Polen und Tschechien sind näher als Dresden und Berlin, und falls jemand der Einheimischen eine zweite Sprache spricht, dann ist es meist nicht Englisch, Arabisch oder Russisch, sondern Sorbisch.

Das »Haus am Wald«

Der billige zweistöckige Bau des Industriegebiet-Hotels mit einem verwahrlosten, anderthalb Meter tiefen Pool im Vorgarten, umringt von ein paar Tannen, liegt an vorderster Front einer riesigen betonierten Fläche. Ein leichter Stahldrahtzaun umgibt das lang gezogene Gebäude. An ihm sind Sensoren angebracht, die die Sicherheitsangestellten des Heimes einmal pro Stunde ablaufen müssen.

Dass Heime für Fremde in dieser Gegend nicht beliebt sind, zeigen die zahlreichen Protestaktionen, die Anwohner noch im Sommer vor einer weiteren Asylbewerberunterkunft, dem »Spree Hotel« am nahe gelegenen Stausee, veranstalteten. Brüllende, besorgte Bürger vor Zufluchtsorten. Hier ist Kaltland, das Land, in dem Häuser für Schutzbedürftige brennen, Kaltland, wie die Punkband Toxoplasma 1995 im Nachklapp des tödlichen Brandanschlags von 1992 auf ein Asylbewerberheim in Rostock-Lichtenhagen sang. Hier treffen DDR-Tristesse, ein alles umgebendes Flair des Dörflichen und das internationale Flüchtlingsdrama täglich live, direkt und unmoderiert aufeinander.

Ein Dialog könnte natürlich helfen. Aber in welchen Sprachen? Um das voranzutreiben, sind meine Kollegin und ich hier. Wir sollen 69 Syrern und Syrerinnen, freiwilligen Schülern, die im Gegensatz zu Pakistanern und Iranern aufgrund ihrer Herkunft aus einem Kriegsgebiet »gute Bleibeperspektive« haben, vier Monate lang Deutschunterricht geben. Ich will mich dabei an dem Arabischunterricht orientieren, den ich zwei Jahre lang in einem Intensivkurs an der FU Berlin absolviert habe.

Meine Kollegin Lara-Lisa kann Englisch und Französisch und will ihr Übriges dazu tun, ihre Idee von Integration zu gestalten, mit Kindern tanzen, mit Frauen über die Erfahrung der Flucht und der Emanzipation sprechen.

An dem Abend unserer Ankunft stehen Lara-Lisa, der Fahrer und ich vor der offenen Tür der erleuchteten Hotellobby. Kein Heimmitarbeiter in Sicht. Es ist wohl zu verschneit und zu kalt für Nazi-Attacken, müssen sich die Sicherheitsangestellten, die nachts für Ruhe sorgen sollen, gedacht und sich in ihr Zimmer verzogen haben. Es liegt hinter der Rezeption, die Tür ist angelehnt, dahinter daddeln zwei schwarz gekleidete Jungs auf ihren Smartphones. Hatte der Fahrer nicht erzählt, dass auch die Sicherheit im Heim »irgendwie« von Cousins seiner Cousins gestellt wird? Mein erster Eindruck ist kein guter.

477 Fälle von rechter und fremdenfeindlicher Gewalt wurden 2015 allein in Sachsen registriert. Es gab 403 Körperverletzungen, Nötigungen und Bedrohungen sowie 74 Attacken auf Flüchtlingsheime. Also sollte die Security nicht nur wachsam, sondern auch auf ihre Gesinnung geprüft werden. Es dürfen sich keine radikalen Rechten oder Islamisten unter den Sicherheitsleuten befinden, es müssen weltgewandte, aufmerksame, muskulöse Menschenfreunde und keine ängstlichen Persönlichkeiten sein.

In vielen deutschen Flüchtlingsheimen gab es schon Ärger mit den Securitys, da gerade die Menschen, die sich um die Sicherheit anderer kümmern sollen, oft keine lupenreinen Lebensläufe oder eine gute Ausbildung mitbringen. In nahe gelegenen Heimen, so recherchierte das

ZDF, waren Sicherheitsmitarbeiter angestellt, die durch ihre fremdenfeindlichen Äußerungen auffielen. Sie blieben nach deren Bekanntwerden vorerst weiter angestellt – bei demselben Betreiber, der auch für das Heim in Lehnschütz verantwortlich zeichnet.

Aber muss an einem so fremdenfeindlichen Standpunkt wie Sachsen, wo schon offiziell von »rechtem Sumpf« die Rede ist, nicht besonders und auf alles, vor allem auf Mitarbeiter, Menschenleben und Gebäude gut geachtet werden? Doch wen müssen die Sicherheitsmitarbeiter vor wem schützen? Die Asylbewerber im Heim vor den Sachsen oder die Sachsen vor den Asylbewerbern? Die Menschen verschiedener Nationalitäten und Religionen im Haus voreinander? Frauen vor Männern, Kinder vor allen?

Unser Haus, sagte man mir, sei ein ruhiges, und es soll ein Vorzeigeprojekt werden, geführt von einem ehemaligen Mitglied des Bundestages. Wir wollen in die »guten Schlagzeilen«, sagte mir mein Auftraggeber, ob ich nicht bei der PR etwas helfen könne. Und dass er sich über mich erkundigt hätte: Es würde sich ja wohl von selbst verstehen, dass ich nicht als investigative Journalistin über die Zeit im Heim berichten dürfe.

So ist es in allen Heimen Deutschlands geregelt: Wer mit Geflüchteten arbeitet, muss die Verschwiegenheitsverpflichtung des Betreibers akzeptieren. Nichts soll an die Öffentlichkeit gelangen, zum Schutz der Asylbewerber, wie es heißt. Oder aber – auch zum Schutz der Öffentlichkeit vor den nicht immer ermutigenden Geschehnissen in den Heimen?

Mein Fahrer, der »eigentlich in Immobilien macht, aber jetzt auch irgendwie bei den Heimbetreibern mithilft«, will uns den Securitys kurz vorstellen. Wir spazieren unkontrolliert und ungesehen ins Heim und suchen uns unsere offiziellen Ansprechpartner.

Ein paar Asylbewerber schlendern in Jogginghosen und Shorts herum und schauen uns interessiert an. »Guten Abend«, sage ich auf Arabisch, nicke in die Lobby und grüße die Jungs der Sicherheitsfirma auf Deutsch. Sie sind vielleicht Anfang zwanzig, schmal und langhaarig. Bis sie reagieren, aufstehen und nachschauen kommen, wer sonntagabends um 22 Uhr einfach so ins »Haus am Wald« spaziert, sind wir schon umringt von Menschen, die seit zehn Wochen in diesem Heim zum Nichtstun verdammt sind und vor Neugier fast platzen.

Ein Dutzend Iraker und Syrer, die das Gespräch suchen, umringen uns. Trotz der späten Stunde sind zahlreiche Kinder dabei. Was ich denn hier mache, eine Deutsche, die Arabisch spricht, hier, am Ende der Welt? Ein Iraker fragt mich: »Hey, willkommen, wie kommt es, dass Sie Arabisch sprechen, wo hier doch sonst nicht mal irgendjemand Englisch kann? Bleiben Sie hier, können Sie uns helfen?« Eine vollkommen in Schwarz gehüllte und verschleierte Frau nähert sich Lara-Lisa und beginnt, in perfektem Französisch auf sie einzureden. Lara-Lisa steigt begeistert ins Gespräch ein, es geht gleich um Frauengruppen im Heim, die wir organisieren könnten. Und um Familienzusammenführung, die Sozialarbeiter würden sich nicht darum kümmern, dabei hätten alle hier im Heim noch große und weit verstreute Familien nachzuholen.

Die Sicherheitsjungs kommen angeschlurft. Unser Fahrer erklärt, dass er zur Heimbetreiber-Gesellschaft gehört. Die Security-Mitarbeiter fangen sofort an, über die Sozialarbeiter zu lästern, sie seien »absolut untätig«. Zudem wurden die Bewohner immer noch nicht vom Gesundheitsamt geprüft, es hat einen Fall von offener Tuberkulose gegeben, und das Heim stehe »kurz vor der Revolte«, es »brodele an allen Ecken«. Muss ich ihre Warnungen ernst nehmen, oder wollen sie nur davon ablenken, dass sie ihren Job nicht richtig machen?

Von einer etwa Fünfundzwanzigjährigen aus Afghanistan, in weiten Gewändern und mit Kopftuch, erfährt Lara-Lisa, dass sie Mutter von vier Kindern ist. Über zwei Jahre waren sie und ihre Familie auf der Reise, nun, endlich in Deutschland, haben sie alles probiert, um noch ein Kind zu bekommen. Aber es klappt nicht. Die Afghanin und die französischsprachige Syrerin suchen Aufmerksamkeit. Ich ziehe meine Kollegin weg, zu mitteilungsbedürftig und einnehmend erscheinen mir die beiden, zu verfrüht der Zeitpunkt, sich von den Bedürfnissen Einzelner vereinnahmen zu lassen und Hilfsversprechen zu geben.

Wir schauen uns ein wenig im Heim um. In den schäbigen Gängen stinkt es nach orientalischem Essen, altem Fett, abgestandenem Schweiß, nach zu vielen Menschen auf zu wenig Raum. Zum Glück haben Lara-Lisa und ich das Angebot, ein »eigenes« Heimzimmer im afghanischen Familientrakt zu beziehen, bereits abgelehnt und bekommen eine schöne große Ferienwohnung in der Nähe gestellt. Nicht aber, ohne uns vorher das drei mal drei Meter große Zimmer mit dem Doppelstockbett anzuschauen – um uns einen Eindruck davon verschaffen zu können, auf wie viel Platz drei oder vier Menschen untergebracht sind. Der Fahrer nuschelt Sätze wie »Is doch voll hübsch hier, sauber« und bietet uns erneut die für den Auftraggeber preisgünstigere Variante an: »Wollta nisch doch hier wohn, habtas morgens näher zur Arbeit, seida gleisch da«, doch wir lehnen freundlich ab.

Die Lehrerinnen-Unterkunft im Bauernhaus

Nach der Stippvisite im Heim bringt der Fahrer uns zu unserer Unterkunft. Die Vermieter der liebevoll, aber komplett überdekorierten Wohnung in einem alten Bauernhaus machen einen netten Eindruck. Beide schauen Lara-Lisa und mich betont freundlich, aber auch schräg an. Ob es nur daran liegt, dass sie schon ein paar Feierabendbiere getrunken haben? Oder finden sie uns, die Hauptstädterinnen, die es zur Flüchtlingshilfe aufs Dorf verschlagen hat, zu naiv?

Erster Kontakt zu Einheimischen. Ihr Lausitzer Sächsisch ist verständlich. Der Mann arbeitet beim Ordnungsamt und drückt mir ein dreiseitiges Informationsschreiben in die Hand. Es ist vom Gesundheitsamt – Maßnahmen zur Vermeidung von Infektionen und Seuchen für Menschen, die mit Geflüchteten arbeiten. »Das haben wa im Dienst bekommen, sollten die euch im Heim eigentlich geben«, sagt er trocken und ermahnt mich, mir während der Arbeitszeit oft die Hände zu waschen und niemandem zu nahe zu kommen. »Die sind doch längst nicht alle schon untersucht, geschweige denn gesund! Wo sollen denn bei unseren Ämtern nun all die Beamten herkommen? Nur weil Angie die ganze Welt zu uns eingeladen hat, heißt das ja nicht, dass hier irgendwas aufgestockt worden ist.«

Als ich im Doppelbett der Bauernhaus-Ferienwohnung liege und mich an die absolute, ungewohnte Stille zu gewöhnen versuche, denke ich daran, dass Lara-Lisa und ich am nächsten Tag als Lehrerinnen ohne Lehrerfahrung anfangen werden. Informiert über Seuchenschutz, aber ohne Lehrbücher. Warum traue ich mir das Experiment bloß zu, frage ich mich, denn mittlerweile bin ich ein wenig verunsichert.

Meine Eltern waren Sprachlehrer, meine Tanten sind Lehrerinnen. Ich selbst habe fünf Sprachen gelernt. Mein Vater, der in den Achtzigerjahren Deutsch für Ausländer an einer Berliner Hauptschule gelehrt hat und nie verstehen konnte, was mich am Leben in »primitiven arabischen Diktaturen und Gesellschaften« so fasziniert, hat mich davor gewarnt, zu viel Herzblut in die Sache zu stecken. Er glaubt nicht an Integration für alle, wurden doch zu viele seiner türkisch- und kurdischstämmigen Schülerinnen vor seinen Augen am Schulbesuch gehindert und in die Heimat zwangsverheiratet, um danach mit Mann und Kindern in unser Sozialsystem zurückzuwandern.

Der erste Arbeitstag im Heim

Am nächsten Morgen schlummert die kleine Ortschaft Tipschitz mit ihren paar Hundert Einwohnern unter der dichten Schneedecke. Weite Felder, Gärten mit Apfelbäumen, ein kleines Autohaus, eine Gaststätte, eine Wellensittichzucht. Keine Menschen, aber viele Lkws auf der schmalen Dorfstraße zwischen Tschechien und Westeuropa. Es gibt zwar eine Gaststätte, aber keinen Treffpunkt des öffentlichen Lebens, weder Kirche noch

Gemeinde- oder Begegnungszentrum, kein Internetcafé und nicht einmal einen Bäcker. Überall nur Einfamilienhäuser in der weißen Weite.

Wie würde ich mich als Syrerin hier fühlen? Wahrscheinlich würde ich in die nächste Großstadt weiterflüchten wollen. Weil ein Asylbewerber in der Zeit seiner Statusprüfung, bis zur Anerkennung seines Asylgesuchs, nach dem »Königsteiner Schlüssel« umverteilt wird, hätte ich mich aber mit meinem Wohnort schweren Herzens anfreunden müssen. Der »Königsteiner Schlüssel«, der jedes Jahr entsprechend der Bevölkerungszahl und der Steuereinnahmen der Länder neu berechnet wird, entscheidet über die Wohnorte der Asylbewerber. So müssen 5 Prozent der in Deutschland Zuflucht Suchenden in Sachsen untergebracht werden. Hier, wo die wenigsten Einwohner den Kontakt mit fremdländischen Menschen kennen und pflegen, denn in Sachsen beträgt der Ausländeranteil nur 3,9 Prozent – im Gegensatz zum bundesdeutschen Durchschnitt von 10 Prozent (laut Statistischem Landesamt Sachsen).

Im Heim angekommen, entschuldigt sich unser Fahrer nach ein paar Telefonaten mit seinen Cousins Richtung Berlin. Arbeitsmaterialien gäbe es noch keine, man würde sich kümmern. Er drückt mir 50 Euro in die Hand, um Schreibhefte, Stifte und Kreide zu kaufen. Dann ermahnt er uns, täglich Klassenbuch und Anwesenheitslisten zu führen, um so nachweisen zu können, dass wir 69 Schüler in drei Kursen jeweils 360 Stunden unterrichtet hätten, »sonst gibt's ja für keinen Geld«.

Schule ohne Bücher? 69 Schüler? Drei Kurse? Wie soll das für zwei Lehrerinnen zu stemmen sein? Egal, wird schon. Zunächst werden wir ja ohnehin, soweit es geht, die Schüler kennenlernen und versuchen, ihre Bildungsgrade zu erkennen. Und wir haben ja ohnehin die Aufgabe, nicht nur die deutsche Sprache, sondern auch die deutsche Kultur, den Alltag, die Werte und das politische System in Deutschland zu erläutern – was ja auch gut auf Arabisch geht. Und Lara-Lisa denkt ohnehin, dass allen ein wenig Yoga guttun würde.

Trotzdem mache ich mir Gedanken um den Unterricht, schließlich verlangt unser türkisch-deutsches Bildungs-Start-up Beschulung von 9 bis 21 Uhr. Die erste Woche werde ich wohl mit dem Alphabet und einfachen Vorstellungssätzen rumkriegen, und dann wird mir der Auftraggeber sicherlich Lehrbücher senden. Wie auch meinen Vertrag: Wir hatten uns auf 20 Euro pro Stunde geeinigt. Im Vertragsentwurf, der mich erst eine Stunde vor Abfahrt erreichte, waren dann nur 14 Euro aufgeführt. Zudem hieß es, dass die Bezahlung erst nach Ableistung ganzer Kurse mit der Dauer von 360 Stunden erfolgen könne. Darauf wollte ich mich nicht einlassen. Nach einer Beschwerde beim Justiziar der Firma vertraute ich darauf, dass alles in meinem Sinne klappen würde.

Die angebliche »Revolte«, von der die Securitys am Vorabend sprachen, entpuppt sich als Missverständnis. Die »Namensliste« gegen die »untätigen« Sozialarbeiter ist eine Solidaritätsbekundung mit den Opfern der Übergriffe der Kölner Silvesternacht. Auf einem auf Arabisch verfassten Plakat haben viele Heimbewohner unterschrieben. Ich lese es den Sozialarbeitern vor: Mit der Aktion wollen sich die Heimbewohner von den Ereignissen in Köln distanzieren und dem deutschen Volk und Staat ihre Dankbarkeit ausdrücken. Dutzende Unterschriften unter einem »Danke, Deutschland«-Plakat, mitnichten eine Unterschriftensammlung gegen die Angestellten.

Nachdem diese Spannung gelöst ist, nehmen die Sozialarbeiter Peter und Antje mich freundlich auf und drücken mir eine Tasse Instant-Kaffee mit Kaffeeweißer und Süßstoff in die Hand. Der sportliche, energetische Hausmeister Michael, der gleichzeitig auch eine halbe Stelle als Sozialarbeiter innehat, schimpft gleich los: Im Heim herrscht keine Disziplin, und niemand hat die Macht, sich durchzusetzen. Kaum ein Bewohner trägt seinen Müll zur Tonne, so kann man keine Mülltrennung einführen. Gespendete Klamotten werden nach dem Tragen nicht gewaschen, sondern einfach aus dem Fenster geworfen. Der Heimbetreiber hat aber auch nur drei Haushaltswaschmaschinen für 179 Menschen genehmigt. Und er, der Hausmeister, muss jeden Tag zwei Stunden lang die große »Männer-Küche« putzen. Die Männer würden immer alles anbrennen lassen, nach dem Kochen nichts wegräumen und nie einen Schwamm oder einen Besen in die Hand nehmen.

Warum gibt es überhaupt eine große Küche allein für die Männer und nur eine kleine für die Frauen, will ich wissen – schließlich braucht es keine allzu große interkulturelle Beflissenheit, um zu wissen, dass arabische Männer eher selten bis nie kochen können. Besonders in Syrien war vor dem Krieg alles in bester traditioneller Ordnung: Söhne wohnten bis zum Tag der Hochzeit bei ihren Eltern, danach übernahm die Ehefrau, bei Bessergestellten auch das philippinische oder malaysische Hausmädchen, die Versorgung des Mannes und der bald zu erwartenden Kinderschar.

Um Belästigungen durch allein reisende Männer vorzubeugen, hat man im »Haus am Wald« die Frauen- von der Männerküche getrennt, erfahre ich. »Die Frauen machen das gut, die sind viel sauberer in ihrer Küche«, ruft der Hausmeister. Dass er seit Eröffnung des Heimes Anfang November täglich die acht Herde, Öfen, die Spülen und den Boden schrubben muss, hat er mehr als satt. »Wie wollen die denn irgendwann mal selbstständig leben? In unseren schönen Sozialwohnungen, von unserem Hartz IV bezahlt!« Weiter will er von mir wissen, ob »die denn gar keinen Anspruch an sich selbst, an Sauberkeit, noch dazu in einem fremden Land, in einer Gemeinschaftsküche« hätten.

All meinen Erfahrungen nach ist die Antwort sehr einfach: nein. Bei vielen arabischen Männern ist der – sehr europäisch – gedachte »Anspruch an sich selbst« in Bezug auf Hausarbeit nicht vorhanden.

Ich erkläre dem Hausmeister freundlich, dass das Rollenverständnis bei »denen« ein traditionelles und islamisch geprägtes ist: »Vor Allah sind alle gleich, aber mit verschiedenen, klar definierten irdischen Aufgabenbereichen«, doziere ich islamisch politisch korrekt. Der Mann ist der Chef für alles außerhalb des Hauses, die Frau die Herrscherin über Küche und Kinder. Da Putzen als eindeutige Tätigkeit innerhalb des Hauses einzuordnen ist, könne er, vor allem, wenn alle hier nur auf seinen mittäglichen Putzeinsatz warteten, auf Mithilfe oder gar Übernahme der Pflichten nicht hoffen. Der arabische Mann ist es seit Jahrtausenden gewohnt, von Frauen bedient zu werden, die von Geburt an zum Dienen erzogen werden. Dieser Punkt steht also keinesfalls zur Diskussion. Kein Integrationskurs könnte den Männern das selbstständige, ordentliche Führen eines Haushalts je schmackhaft machen, denn eine devote Frau finden sie jederzeit. In den meist vielköpfigen Großfamilien hat irgendein Cousin immer ein braves Mädchen zu verheiraten, und ein Kandidat, der es schon nach Deutschland geschafft hat, muss sich selbstverständlich keine Sorgen um die Familiengründung machen. Irgendeine hübsche, dienstbereite, entfernt verwandte Jungfrau wird ihm zugeführt werden.

Lara-Lisa unterhält sich wieder auf Französisch mit Fatima, der schwarz gekleideten Frau, der »schwarzen Witwe«, wie Michael und die Sozialarbeiter sie nennen. Fatima war Französischlehrerin in Aleppo und würde gerne nach Frankreich überstellt werden, sie denkt, dort sofort Arbeit zu finden und sich leichter integrieren zu können als in Deutschland. Wir sollen ihr dabei helfen.

Zunächst bin ich misstrauisch: Wie viele gebildete, Schleier tragende französischsprachige Muslima mag es in Aleppo gegeben haben? Die Islamisierung Aleppos habe ich fast zehn Jahre lang miterleben dürfen. Immer mehr Frauen im schwarzen Gewand prägten das Stadtbild, nur im armenischen Stadtteil war es Ende 2010 noch möglich, Frauen ohne Kopftuch und den freien Ausschank von Alkohol zu erleben. Die Verbreitung des Kopftuchs war ein politisches Instrument im kalten Krieg der Sekten: Schiitische Organisationen versuchten mit Geld, Sunniten zur Konvertierung zu bringen, während saudische Organisationen sunnitischen Familien Geld versprachen, wenn nur die Frauen wieder mit dem Tragen des (Gesichts-)Schleiers beginnen würden.

Fatima scheint ihre Tracht aus Religiosität und zum Schutz zu tragen, denn sie reist allein. Nach einem kurzen Gespräch glaube ich ihr, dass sie als Lehrerin in

Aleppo gearbeitet hat, und freue mich, eine der wenigen Fremdsprachendozentinnen Syriens getroffen zu haben. Ich werde sie im Unterricht um Mithilfe beim Erläutern der komplizierteren grammatikalischen Besonderheiten der deutschen Sprache bitten, die dem Französischen deutlich näher sind als dem Arabischen.

Der Unterricht soll nun also beginnen – doch wir finden nur einen statt der versprochenen zwei Klassenräume vor. Wie sollen wir neunundsechzig Menschen in nur einem Raum mit zwanzig Stühlen unterrichten? Egal – wir wollen starten! Ich hänge einen Info-Zettel ans Schwarze Brett, laufe zum Restemarkt auf dem Gewerbehof und besorge Papier, Stifte und Kreide.

Die Information, dass es nun endlich Deutschunterricht für Syrer und Iraker direkt im Heim gibt, hat sich schnell herumgesprochen. Nach einer Stunde ist der ehemalige Konferenzraum voll. Die zwanzig Sitzplätze sind belegt, einigen dienen die Fensterbänke als Sitzbänke, andere hocken sich auf den Boden. Wir werden gemustert, und ich freue mich, dass ich eine weite Hose und ein sackartiges, knielanges Mantelkleid trage und auch meine Kollegin sich – nach großen Diskussionen – ebenfalls betont körperunbetont gekleidet hat. Ja, alle Asylsuchenden werden sich im Sommer an sexy Kleidung, Mädchen in Hot Pants und tiefe Dekolletés gewöhnen müssen – aber nicht mit uns als Anschauungsobjekt. Zum Glück scheinen wir recht asexuell zu wirken. Alle schauen uns freudig an: endlich ein Start in Richtung »Ankommen in Deutschland«!

Die verbundenen und die Internet-Buchstaben

Auf Arabisch stelle ich mich und Lara-Lisa vor, dann auch auf Deutsch. Nun sollen sich die Teilnehmer, unter ihnen vier Schülerinnen, vorstellen. Die Sätze »Ich heiße …/Ich bin …«, »Ich komme aus Syrien/dem Irak« schreibe ich an die Tafel. Schon bei der ersten Runde zeigt sich, wer mit dem lateinischen Alphabet und dem systematischen Lernen vertraut ist. Nur drei junge Männer haben ihr eigenes Schreibzeug dabei und notieren die Sätze sauber in ihre Hefte, in denen sie schon einige deutsche Vokabeln selbstständig gesammelt haben.

Hamid, Elias und Kamal, sauber gekleidet, ordentlich frisiert und aufgeweckt, werden unsere eifrigsten und besten – später auch meine einzigen Schüler sein, noch ahne ich das aber nicht. Auch die anderen Schüler geben sich motiviert, auch wenn man Schwierigkeiten sofort erkennen kann. Von den Älteren kneifen einige die Augen zusammen, als sie versuchen, »Ich heiße« zu entziffern, murmeln, die Brille würde fehlen, oder behaupten nicht zu wissen, was sie sagen sollen – auch wenn schon fünfzehn Schüler direkt vor ihnen und mit mir zusammen den Satz »Ich heiße …« wiederholt und ergänzt haben. Verständlich – wer gibt sich schon gerne selbst die Blöße, die Schrift der anderen Hälfte der Welt im Zeitalter von Smartphones nicht lesen oder, schlimmer noch, sich überhaupt nicht auf etwas konzentrieren zu können?

Nachdem mir klar geworden ist, dass wir dringend einen gemeinsamen Nenner – oder besser natürlich die Schüler in eine »lernerfahrenere« Gruppe und eine mit »weniger Lernerfahrung« einteilen sollten, will ich die unangenehme Situation des Unwissens um »unsere« Buchstaben auflockern. Die rund vierzig Schüler sollen sich Namensschilder basteln und mit ihren »schönsten Buchstaben« beschriften. Die Lehrerin Fatima schreibt ihren Namen in eleganter Schreibschrift, ebenso Elias, der einzige Christ und einer der wenigen, der Englisch kann. Einige krickeln »Mohammad«, der häufigste Name in unserem Kurs, in allen denkbaren, krakeligen, direkten Umschriften aus dem Arabischen: MhMD, MHMD, mHmD, Mhmmd, nur einer malt langsam und sorgsam, in nicht ganz perfekter Schreibschrift »Mohammad« auf sein Schild. Ähnliches passiert mit dem Namen Hamid.

Die verschiedenen Versionen des gleichen Namens hängen mit einem cleveren Trick der arabischen Schrift zusammen: Kurze Vokale werden nur in offiziellen Texten und im Koran durch kleine Striche ober- und unterhalb der Buchstaben angezeigt, bei der arabischen Buchstabenkombination MHMD weiß jeder, dass es eigentlich »M-kurzes u/o-h-kurzes a-m mit Dopplungszeichen-kurzes a« heißen muss. Die Unterschiede zwischen Groß- und Kleinbuchstaben kennt aber noch niemand.

Wunderbar, hier ist also unser kleinster gemeinsamer Nenner. Erst mal das Alphabet! Wir schreiben die Buchstaben A bis D in Groß- und Klein- sowie in Druck- und Schreibschrift auf DIN-A4-Blätter und reichen sie herum. Plötzlich beginnen alle, wild miteinander über die Blätter zu diskutieren, und Fatima will ungefragt als Lehrerin assistieren: »Pardon, ich darf doch – erklären?«, fragt sie Lara-Lisa und mich auf charmantem Französisch, dann steht sie auf, stellt sich vor die Klasse und spricht mit lauter Stimme und der selbstbewussten Körperhaltung, die sie im autoritär geprägten syrischen Schulsystem gelernt hat: »Passt auf!«, ruft sie auf Arabisch ihren Klassenkameraden zu. Sie nimmt die beiden Blätter mit den vier verschiedenen Schreibweisen des Buchstaben »A«. »So wie es in Arabien eine Druckschrift für Bücher gibt, gibt es hier diese Schrift. Und so, wie wir in Arabien auch mit der Hand ganz anders schreiben, gibt es hier diese« – sie zeigt die Schreibschrift-As – »verbundenen Buchstaben für die Schreibschrift. Wir sollten beide Schriften gut lernen, um alles hier in Deutschland lesen und verstehen zu können!« Einige Schüler scheinen glücklich zu sein über die Aufklärung des Mysteriums der »verbundenen Buchstaben«, wie sie die Schreibschrift nennen, und wollen sofort gezeigt bekommen, wie sie ihren Namen verbunden schreiben können. Trotzdem beginnt eine große Diskussion: Einige, meist ältere und autoritär wirkende Männer, die vielleicht zeit ihres Lebens in Assads Amtsstuben oder noch in Saddams Militär höhere Positionen besetzt haben mögen, wollen sich weigern, Schreibschrift zu lernen, »Wozu soll das gut sein?«, höre ich, und: »Das werden wir niemals brauchen, sag uns lieber, wie wir Arbeit, *Familienzusammenführung* und eine Wohnung in Duisburg bekommen!«

»Die Wohnung könnt ihr euch bald selbst suchen, und die Formulare für Familiennachzug auch bald selbst ausfüllen, wenn ihr hier gut aufpasst und mitmacht«, sage ich und frage die Gruppe, ob sie nicht gerne schnell in einem deutschen Betrieb Arbeit finden möchte. Alle bejahen, es wird gemurmelt, »dafür sind wir doch gekommen«, »wir wollen nicht eure Almosen, wir wollen arbeiten, irgendwas, dafür braucht man doch kein

Deutsch, zum Arbeiten« und »verbundene deutsche Schrift, so ein Blödsinn!«. Mit einem Trick bekomme ich sie dann doch zum Abschreiben der jeweils vier Buchstaben A bis D: »Schaut, wenn ihr immer nur so«, ich zeige ein MhMD-gekrickeltes Namensschild hoch, »schreibt, dann werden euch eure Kollegen und auch die Menschen, die eure Anträge auf den Ämtern bearbeiten, für sehr ungebildet halten. So schreiben in Deutschland vierjährige Kinder. Und ihr kommt doch aus Syrien und dem Irak, der Wiege der Kultur zwischen Euphrat und Tigris, es wäre doch gelacht, wenn ihr nicht ein neues Alphabet lernen könntet!« Abschließend mache ich ihnen Hoffnung: »Bei mir in der Universität haben wir das arabische Alphabet in zwei Wochen gelernt. Ich wette, das schafft ihr auch!« Plötzlich sind alle motiviert und voll bei der Sache und bewundern Elias' und Fatimas Namensschilder.

Alltäglicher Behördenwahn und ein Hausmeister am Rande des Nervenzusammenbruchs

In der Pause lädt mich der Hausmeister in den Sozialarbeiterraum ein, wieder trinken wir Instant-Kaffee. Ein enges Ein-Personen-Hotelzimmer dient drei Mitarbeitern als Büro und Aufenthaltsraum. An drei Schreibtischen, einem PC und einem Laptop, mit einem einzigen Drucker und nur einem Telefon werden hier die fast 200 Asylsuchenden, ihre Bedürfnisse und Wünsche verwaltet.

Ständig klopft es an der Tür, die, wie auf einem daran klebenden Zettel auf Deutsch und Englisch vermerkt ist, eigentlich nur von 10 bis 11 und von 15 bis 16 Uhr für die Belange der Heimbewohner geöffnet ist. Jetzt ist es 12 Uhr, und die drei Sozialarbeiter wollen kurz in Ruhe Pause machen und mit mir plaudern. Ich staune, dass sich drei deutsche Fachkräfte nicht sträuben und das winzige Büro akzeptieren. So richtig gut scheint es ihnen aber mit dem Mini-Raum nicht zu gehen, schließlich müssen die zahlreichen Anfragen und Bitten aufwendig übersetzt, niedergeschrieben, bearbeitet und weitergeleitet werden.

Wobei »übersetzen« hier folgendermaßen aussieht: Ein Sozialarbeiter und ein Heimbewohner sitzen zusammen vor dem Google-Übersetzer und geben ein, was sie voneinander wünschen. Die auf Deutsch gestellte Frage übersetzt Google ins Arabische, Farsi, Darsi oder Paschtu, dann wird geschaut, was der andere antwortet und in seiner Sprache eingibt und rückübersetzt. Mühselig und langsam, aber doch praktikabel, finden alle. Und ermüdend, da ständig verschiedene Menschen mit ähnlichen, wiederkehrenden Problemen ankommen, die immer neu eingegeben und übersetzt, oft auch mit Händen und Füßen erklärt werden müssen.

Das Englisch der Sozialarbeiter beläuft sich eigenen Angaben nach auf »better hear than speak« beziehungsweise »war auch schon mal besser, aber klappt irgendwie«. An eine große Community von Helfern, wie in Berlin, wo in jedem Heim nicht nur arabischsprachige Sicherheitsleute arbeiten, sondern auch überall Aushänge mit Informationen über Ärzte, Anwälte und weitere Helfer, die alle möglichen Sprachen sprechen, angebracht sind, ist in dieser Ecke Deutschlands nicht zu denken.

Peter, der jugendlich wirkende Mittvierziger, wirkt

schon am Montagmittag ein wenig fahrig, zu viele Leute haben seit 8 Uhr morgens mal wieder »alles Mögliche« von ihm gewollt. Dass es zwei Monate nach Eröffnung immer noch kein Internet im ganzen Heim gibt und Handyempfang nur auf dem nahe gelegenen Hügel möglich ist, macht ihm wie auch den meisten Bewohnern zu schaffen. Peter kann nachvollziehen, dass die meisten »wohl etwas anderes als das hier« vor Augen hatten, als sie ihre Reise nach Europa angetreten haben. Er ist überzeugter Christ, in einer freikirchlichen Gemeinschaft wie auch bei den lokalen »Linken« und den Pfadfindern aktiv und hat Verständnis dafür, dass die Asylbewerber sich täglich darüber aufregen, dass es in diesem Teil Deutschlands so schwer ist, eine funktionierende Internetverbindung bereitzustellen.

Hausmeister Michael will sich mit diesen Luxusproblemen überhaupt nicht auseinandersetzen, für ihn muss erst mal die »Basis« stimmen: »Es geht hier ums Zusammenleben, und ganz offensichtlich haben die meisten Herrschaften hier eine andere Auffassung von Ordnung und Sauberkeit, vom Leben und auch vom Zusammenleben mit uns Deutschen.« Und er fährt fort: »Man bräuchte eine irgendwie … militärische Disziplin!« Michael beschließt, den Küchenputzservice nicht mehr zu leisten. Er hat sowieso genug zu tun, den einen Mohammad fährt er zum Karatetraining, »der fängt sonst wieder mit dem Wodka an«.

Ich erfahre, dass der gerade achzehnjährige Mohammad, der alleine aus dem Irak nach Deutschland gekommen ist, schon mehrfach stark betrunken war, sodass sich die Sozialarbeiter seiner annahmen. In Gesprächen wurde klar, dass ihm sein geliebtes Karatetraining fehlt. Also haben sie ihn auf eigene Kosten in einem Karate-Verein in Bautzen angemeldet – unter der Bedingung, dass er die Finger vom Alkohol lässt.

Zusammen überlegen wir, wie man Ordnung und Sauberkeit in der Küche garantieren kann, natürlich ohne sie abzuschließen. Sie ist für die Gemeinschaft – egal, wie verdreckt sie auch sein mag – auch der Ort, wo ein junger Bäcker nachts Dutzende arabische Fladenbrote backt und für 50 Cent pro Tüte an die anderen verkauft. Sie ist der einzige für alle Männer immer zugängliche Ort, an dem sie auch gemeinsam Wasserpfeife rauchen und Musik hören können.

Da ich selbst immer wieder in Hostels und Wohngemeinschaften in Syrien gewohnt habe, meist in heruntergekommenen uralten Häusern ohne funktionierende sanitäre Einrichtungen und am Thema der Sauberkeit oder auch nur der Grundhygiene immer wieder scheiterte, habe ich erst mal auch keine Patentlösung für Michaels Problem. Eine Möglichkeit wäre, die Küche nur gegen Abgabe eines Pfandes betreten zu dürfen. Michael erklärt, dass bereits der teure Industriestaubsauger des Heims nur gegen Abgabe des Ausweises und eines Pfandes in Höhe von 20 Euro ausgegeben wird, da sonst der eine Benutzer das Gerät an den anderen Nachbarn weitergibt, bis es kaputt ist. »Die Sicherheitsangestellten sind so den halben Tag mit Ausgabe und Annahme des Staubsaugers beschäftigt – sollen wir das auch noch mit dem Küchenschlüssel, bei rund 150 Männern hier im Heim, versuchen? Das geht nicht, da werden wir ja wahnsinnig!«, erregt sich Michael erneut.

Einen heimeigenen Putzdienst zu organisieren, mit einem respektierten Bewohner als Chef? »Wie willste das denn durchsetzen, wir können die ja nicht verpflichten, mitzumachen und aufs Gemeinschaftseigentum zu achten, ach, und dann hat es einer immer im Rücken, und der Nächste hat Termine, und die anderen wussten von nichts. Ich bin es leid!«, sagt Michael und verlässt kopfschüttelnd den Raum. Sozialarbeiterin Antje scheint auch keine Lust mehr auf das Thema zu haben, wirft ihre langen schwarzen Haare ausdrucksvoll zurück und geht in den Vorgarten, »eene roochen«; das macht sie gerne zusammen mit drei angeblich strenggläubigen syrischen Brüdern, mit denen sie sich gut versteht.

Ich bleibe allein mit Peter zurück. Er hat vorher in einer betreuten Jugend-WG gearbeitet und sich bewusst auf die Stelle in dem neuen Heim in Tipschitz beworben. »Ich habe im Sommer einfach gespürt, dass eine ganz besondere Zeit für Deutschland angebrochen ist, und da wollte ich ein Teil davon sein.« Wir hätten die historische Aufgabe, den Menschen hier zu helfen. Er habe diese Aufgabe ernst genommen, »also ich bin echt stolz, jetzt dabei zu sein. Wir schaffen das!«, strahlt er mich an. »Auch wenn zugegebenermaßen noch längst nicht alles rundläuft – wir haben Ruhe im Heim, und auch von außen gab es bisher keine Drohungen oder was auch immer für Angriffe.« Immerhin schon etwas, worüber man sich in diesem Landstrich mit den zahlreichen verbalen und auch tätlichen Angriffen auf Heime freuen darf.

Peter zeigt sich glücklich, dass der Deutschunterricht nun endlich angefangen hat, und hofft, dass so der Druck auf sein Büro, vor allem die täglichen Internet-Anfragen ein wenig nachlassen werden. »Ist doch super, wenn die Bewohner endlich etwas zu tun haben, in dem sie Sinn sehen und das ihnen das Ankommen hier erleichtert, muss ja auch schlimm sein, einfach so hierhin verteilt zu werden, obwohl die Familien vielleicht schon irgendwo im Ruhrgebiet leben. Oder in irgendwelchen Zeltlagern in Jordanien, oder tot sind.« Ihm ist anzusehen, dass er ernsthaft betroffen ist und ihm die Schicksale der Bewohner nahegehen. Ihm ist klar, dass viel mehr getan werden muss, um mehr »Integration« statt nur »Verwaltung« zu leisten, aber wie, wo, wann und mit welchem Personal? »Dafür, dass wir das hier erst seit zwei Monaten und auch nur zu zweieinhalbt machen, läuft's eigentlich ganz gut«, stellt er fest.

Dann stelle ich eine Rechnung auf: Pro Bewohner bekommt der Heimbetreiber, dem das Haus gehört, rund 13 Euro täglich. Bei 179 Bewohnern sind das 2327 Euro pro Tag, 69810 Euro monatlich. Warum ist es bei solch einem einträglichen Geschäft nicht möglich, noch weitere Sozialarbeiter einzustellen? Peter zuckt nur mit den Schultern, er hat sich sicher seine eigenen Gedanken dazu gemacht, will sich seinem Arbeitgeber gegenüber aber loyal zeigen.

»Wir wissen ja nicht mal, wer hier ist«

Als Nächstes frage ich Peter, wie es um die Gesundheit der Bewohner steht und wie sich das Gesundheitsamt kümmert. In Berlin stand während der intensiven Willkommensphase ein riesiger Röntgen-Lkw vor der zentralen Erstregistrierungsstelle am LaGeSo, jeder, der sich registrieren lassen wollte, musste sich zunächst auf Tbc untersuchen lassen. Anders in Sachsen, erläutert Peter: »Ach, das läuft, aber langsam. Wir wissen ja oft nicht mal die richtigen Namen der Leute, die hier sind, schau mal«, und er zeigt auf eine Sammlung von Briefen, die die Bewohner ab 15 Uhr abholen können. »Diese ganzen Briefe hier sind die Antworten auf die ›Anträge zur Namensänderung‹, und wer weiß, wie viele wir und die vom Amt noch bearbeiten müssen. Die wenigsten haben sich hier unter ihrem echten Namen angemeldet, und manchmal erfahren wir erst Wochen später, dass ein Syrier doch ein Iraner ist oder ein Iraker.« Er nennt Syrer immerzu »Syrier«. »Und dass der gar nicht Ahmed oder Mustafa, sondern noch mal ganz anders heißt, aber kein einziges echtes Dokument dabeihat.«

Die meisten Geflüchteten wurden von den Schleppern angewiesen, sich mit falschen Namen und Daten bei der ersten Registrierung in Griechenland zu melden, das beschäftigt jetzt die Ämter in ganz Deutschland. »Klar müssen die auch vom Gesundheitsamt untersucht werden, aber erst mal müssen wir wissen, wer denn eigentlich hier bei uns ist!«, sagt Peter. Was mit der Tuberkulose gewesen sein soll, von der die Sicherheitsjungs gestern gesprochen haben, will ich wissen. »Ach ja, einer mit offener Tbc war da, den haben wir aber ins Krankenhaus gebracht, und seine Brüder, die engen Kontakt mit ihm hatten, die sind noch hier, aber also da hustet jetzt keiner, also 'ne Gefahr geht da von denen nicht aus, glaub ich.« Wenigstens halbwegs beruhigende Nachrichten für meinen Vermieter und meine Familie in Berlin.

Mittlerweile scheint in der Küche um die Ecke wie wild gekocht zu werden, es riecht angebrannt. Ich schaue nach. Rund zehn Männer stehen um die Herde herum, plaudern, ohne ihre Pfannen wirklich unter Kontrolle zu haben. Auf großen Flammen braten sie Eier oder erhitzen Tiefkühlkost. Ich rufe den Männern zu, dass der Unterricht gleich nach dem Essen und Putzen der Küche losgeht. Sie lachen – wohl wissend, dass sie auch heute nicht putzen, sondern auf Michaels Einsatz am kommenden Tag warten werden.

Derweil scheinen sich die jugendlichen Sicherheitskräfte eingeigelt zu haben und sich für nichts zu interessieren. Ich klopfe an ihrer Tür und erfahre, dass sie heute »in den Streik« getreten sind und nur »Dienst nach Vorschrift« machen. Warum? »Na, hier kann so viel passieren, aber unser Chef will nur noch für einen zahlen.« Ab der kommenden Woche soll hier »einer allein hocken« und den ganzen Dienst allein machen. Also rings um das Heim kontrollieren, für Ruhe sorgen, bei Vorkommnissen Buch führen, deeskalierend wirken, die Polizei holen. »Daher streiken wir jetzt, damit wir weiter zu zweit oder besser zu dritt unsere Arbeit hier machen können. Also Fakt ist, jetzt machen wir nichts, nur wenn es brennen würde, also dann würden wir die Feuerwehr rufen.«

Hausmeister Michael kommt vorbeigewirbelt und gibt mir ein Zeichen, ich folge ihm. Er schimpft wieder los: Ihm geht das Verhalten der Sicherheitsjungs wie auch das Anti-Putz-Verhalten der Bewohner gehörig auf den Geist, nun sei es Zeit, diese untragbaren Zustände zu ändern. Er kümmert sich zusammen mit dem Heimleiter, und schon am nächsten Tag wird es neue Kollegen für die Sicherheit und eine professionelle Putzkraft im Heim geben. »Aber das richtige Zeichen ist das nicht, dass jetzt noch mal extra Geld ausgegeben wird, um hinter denen herzuputzen. Was sollen die denn von Deutschland denken – dass hier alles einfach so läuft und bezahlt wird, ohne dass die irgendwas tun, außer in ihr Handy zu gucken und zu rauchen? Das ärgert mich!« Ich gebe ihm recht, »Fördern und Fordern«, die neue Integrationsmaxime der Bundesregierung, sehe wahrlich anders aus.

Ich erinnere mich an die Worte meines deutsch-arabischen Freundes Sharif, einem in Deutschland geborenen muslimischen Palästinenser, mit einer deutschen und einer arabischen Seele in seiner Brust. Abgesehen davon, dass ihn der innere Zwiespalt der Kulturen und des Glaubens klinisch in den Wahnsinn zu treiben droht, ist er ein knallharter Analyst und harter Kritiker der Araber und der Muslime. Er behauptet schamvoll, seine Ethnie sei das »schlimmste und kriegerischste, dreckigste und neidischste« Volk der Welt, weshalb die Araber mit dem Islam folgerichtig die »strengste Religion der Welt« auferlegt bekommen hätten und mit den harten Diktaturen genau die Staatsform hätten, die sie verdienen würden. Er wirft uns Deutschen vor, zu anständig, zu gutgläubig und zu gutmütig zu sein – und dass ebendieser humanistische Anstand gegenüber Menschen, die ihn nicht in sich trügen, als Dummheit oder komplett weltfremde Naivität interpretiert wird. Seiner Einschätzung nach wird dieser Anstand, unsere Willkommenskultur und Kompromissbereitschaft unserem Land noch »das Genick brechen, da die Araber und Afrikaner den Deutschen mit ihren frechen Forderungen auf dem Kopf rumtanzen« werden.

Gebetsruf mitten im Unterricht

Nach dem Mittagessen rufe ich die Herumstehenden zum Unterricht. Ein paar Schüler sitzen schon wieder auf ihren Plätzen, andere kommen erst und bringen jetzt ihre Frauen mit. Als sich endlich alle wieder auf ihren Plätzen eingefunden haben, erklingt ein Gebetsruf von einem Handy. Hafez, ein Endzwanziger mit blauen Augen und gepflegtem Bart, schaut mich entschuldigend an: Er ist Arabischlehrer und hat von allen hier den Koran wohl am intensivsten studiert, weshalb er im Heim als Muezzin und Vorbeter tätig ist. Fünfmal täglich ist es seine Pflicht, zum Gebet zu rufen und den anderen vorzubeten. Er kommt zwar aus Raqqa, der syrischen »Hauptstadt« des »Islamischen Staates«, den hier alle nur abwertend »Daesh« nennen, hat aber mit der ultrastrengen und falschen Auslegung des Korans nichts zu tun. »Im Gegenteil, wir sind ja geflüchtet vor den Kopfabschneidern, Gott sei Dank sind wir jetzt hier!«, erklärt er, bevor er sich auf höflichstem Hocharabisch entschuldigt. Es sei nun Zeit für den Adhan, den Gebetsruf, er hoffe, es sei kein Problem, er würde mit seinen Schützlingen gleich nach dem Gebet, in fünfzehn Minuten, wieder in den Unterricht kommen.

Hafez verlässt den Klassenraum, stellt sich auf den Treppenabsatz im ersten Stock und beginnt, laut und deutlich zum Gebet zu rufen: »Allah-u-Akbar! Gott ist der Größte! Ich bezeuge, dass es keinen Gott außer Gott gibt! Ich bezeuge, dass Mohammad Gottes Gesandter ist! Eilt zum Gebet, eilt zur Seligkeit, eilt zum besten Werk, das Gebet ist besser als der Schlaf! Gott ist der Größte, es gibt keinen Gott außer Gott!«

Lara-Lisa, die Ähnliches noch nie erlebt hat, ist fasziniert, aber auch verunsichert. Auch ich finde die Situation skurril – im heruntergekommenen, eingeschneiten »Haus am Wald« singt plötzlich ein junger Mann in Jogginghose und T-Shirt, mit einem Tuch auf dem Kopf, und als er seinen Ruf beendet, gehen fünfzehn unserer Schüler, leise Entschuldigungen murmelnd, aus dem Klassenraum.

Verdammt, das passt mir nicht! Wir sind hier in Deutschland, Religion ist Privatsache, es ist mitten am Tag, mitten im Unterricht! Wir tragen die Verantwortung dafür, dass etwas gelernt wird, dass auch gelernt wird, dass man in Deutschland Zeiten einhält, dass es Zeiten zum Lernen, zum Arbeiten und danach auch gerne zum Beten gibt. Aber wie soll ich die alten, vermeintlich gottgegebenen, Bräuche ändern oder unterbinden? Ich empfinde ja auch Mitleid mit den Syrern, die alles verloren haben. Menschen, die ohne Sprachkenntnisse, ohne Geld, meist ohne ihre Familien, ohne Kenntnis über die verschlungenen deutschen Behördenwege nun hier versuchen, etwas Neues zu beginnen. Doch noch längst nicht wissen, was das Neue sein und wie es vonstattengehen soll. Ihre in der Gemeinschaft zelebrierte Religion ist wichtig für sie, sie legen ihre Hoffnungen und Wünsche in ihre Gebete, vielleicht ist das gemeinsame Gebet, zusammen mit dem sicheren Dach über dem Kopf, das Einzige, was die Asylbewerber psychisch bei Gesundheit hält. Wer bin ich, es ihnen zu untersagen? »Ja, geht nur«, rufe ich den Gläubigen hinterher, »Deutsch lernen ist so eine schöne große Aufgabe, das schaffen wir hier in den fünfzehn Minuten eh nicht!«

Von den Verbleibenden will ich wissen, ob Samir ein

guter Imam ist oder ob er oder andere im Heim sie zum Gebet zwingen oder versuchen, die Nicht-Betenden unter Druck zu setzen. »Nein, nein«, ruft mir die Klasse zu, »hier ist es wie in Syrien vor dem Krieg. Wir sind alle Freunde, und man kann immer dann beten gehen, wenn man mag.« Viele beten nur freitags oder abends, nein, niemand habe Verbindungen zu radikalen Gruppen oder Gedanken, alles sei freiwillig.

Auch Elias, der Christ, stimmt zu: Er ist »selbstverständlich« noch nie angefeindet worden, dabei trägt er die ganze Zeit sein großes Kreuz gut sichtbar um den Hals und trinkt sogar Bier, allerdings nur in seinem Zimmer und auch nur mit seinen zwei modernen muslimischen Freunden, wie er mir später leise mitteilt. »Ein paar Leute gibt es hier auch, die nicht gut sind«, fügt er noch hinzu. Deshalb verlässt er nach 18, 19 Uhr, wenn die Sozialarbeiter im Feierabend sind, sein Zimmer nicht mehr. Die Sicherheitsleute würden nichts davon mitkriegen, was nachts im zweiten Stock passiere, manche feierten in Nachbarzimmern Partys, es würde in den Zimmern geraucht, trotz Alkoholverbot auch Hartes getrunken, und vielleicht würden noch andere Rauschmittel konsumiert, deutet er an.

Deutsche Schrift, schwere Schrift

Wir gehen erneut langsam das Schreibschrift-Alphabet durch. Es macht gar nichts aus, dass von den jetzt rund fünfundvierzig Schülern gerade fünfzehn beim Gebet sind, schließlich muss ich jedem Einzelnen – in Ermangelung von Arbeitsblättern – mehrfach langsam das kleine und das große Schreibschrift-»A« in ihre Hefte vorschreiben. Für die meisten ist es eine große Überwindung, den Stift am linken oberen Rand des Papiers anzusetzen und den Stift nach rechts zu bewegen. Sie können mit den Linien in den linierten Heften nichts anfangen und wissen auch nicht so recht, wie sie den Stift halten sollen. Nach mehrfachem Vormalen und Hinweisen, wie die Reihenfolge der Striche für das große Schreibschrift-»A« zu zeichnen ist, klappt es bei den meisten irgendwie.

Für mich ist es sehr interessant zu beobachten, mit welchem Elan und auch mit welchem Anspruch an sich selbst die Schüler an ihre Aufgabe gehen. Ein großer, kräftiger Mann um die dreißig malt drei »A«s, die mehr wie riesige Sterne als wie Buchstaben aussehen, in sein Heft und schnalzt laut: »Bin fertig!«, ein anderer nimmt sich alle Zeit der Welt und kopiert meine sauber vorgezeichneten Kinderschrift-»A«s, der Nächste kommt überhaupt nicht mit der Stifthaltung klar und fängt an zu pöbeln, was das alles soll, er will sprechen können und nicht wie ein Kind malen lernen.

Da der Großteil der Klasse aber offensichtlich Freude an den kleinen, langsamen Lernfortschritten hat – und ohnehin nichts weiter auf dem Heim-Programm steht –, lasse ich sie unter Aufsicht und mit stetiger Hilfe einfach nur versuchen zu schreiben. Denjenigen, die offensichtlich noch nie einen Stift in der von mir gewünschten Weise in der Hand gehalten haben, male ich kleine Wellen und kleine Schreibschrift-»u«s vor, die sie erst einmal seitenweise nachschreiben sollen.

Nachdem die meisten das große und das kleine »a« einigermaßen beherrschen, schreibe ich ihre Namen in

Erstklässler-Druck- und Schreibschrift in ihre Hefte und gebe die Hausaufgabe auf, den Namen so oft zu schreiben, bis er flüssig von der Hand geht. Dann ist Lara-Lisa mit ihren Ideen zur Unterrichtsgestaltung dran, wir tauschen Plätze, und ich setze mich, ein wenig beglückt, dass die Klasse so gut mitmacht und den Sinn unserer Schrift und der »verbundenen Buchstaben« akzeptiert.

Fremdartige Lernmethoden

Lara-Lisa bittet Fatima zu übersetzen. Auf Französisch beginnt sie: »So, nun wollen wir alle aufstehen und uns an den Händen fassen.« Die Schüler sind irritiert, machen aber mit. »Nun hebt alle die Hände und atmet tief ein, und dann mit einem lauten ›Huh‹ wieder aus! Macht das dreimal!« Niemand versteht, was diese Übung soll und was sie mit Deutschlernen zu tun hat. Trotzdem ist die Dynamik im übervollen Klassenraum beeindruckend, die jungen Männer tun alles, um kraftvoll und laut mitzumachen. Den Älteren und vor allem den Frauen scheint es einfach nur peinlich zu sein, sie machen vorsichtig und nicht sehr engagiert mit. Dann will meine Kollegin, dass sich alle strecken und räkeln und dabei tief ein- und geräuschvoll wieder ausatmen, die Arme schwingen und locker hüpfen.

Mein deutsches Ich freut sich, dass ich so eine hemmungslose und kulturell unbefangene Kollegin an meiner Seite habe. Denn auch ich glaube daran, dass entspannte Schüler besser lernen, eine stärkere Gemeinschaft durch gemeinsame körperliche Aktivitäten entstehen kann und dass moderne Lehrmethoden zu Deutschland gehören.

Mein arabisch denkendes Ich schämt sich für die Forschheit, mit der Lara-Lisa laut fordernd vor der Klasse steht. Zwar war die syrische Gesellschaft nicht die allerkonservativste der arabischen Welt, doch wer nicht zur kleinen Ober- oder der neuen Mittelschicht in den syrischen Großstädten gehörte, wer kein Geld hatte, für ein Wochenende ins mondäne Beirut, nach Dubai oder nach Istanbul zu reisen, der hatte höchstwahrscheinlich noch nie Kontakt zu einer bunt gekleideten und demonstrativ selbstbewussten Frau wie Lara-Lisa. Sie ihrerseits hatte noch nie Kontakt zu Menschen aus arabischen Ländern und ist mit den im Koran und den Hadithen, den Aussprüchen Mohammads zum islamisch geregelten Leben miteinander, nicht vertraut und wirkt ein wenig wie die überdrehte Heilsbringerin der westlich-esoterischen Szene.

Als ich in Damaskus einige Zeit lang bei einer christlichen Freundin in einem wunderbar pittoresk wirkenden, aber tatsächlich verkommen-unsanierten Haus aus dem 16. Jahrhundert wohnte, musste ich mich den Regeln des konservativen Viertels anpassen. Dazu gehörte zum Beispiel, nicht kurzärmlig oder gar schulterfrei das Haus zu verlassen, auch wenn wir danach im christlichen Viertel oder bei geheimen Privatpartys auf Mädchen in Miniröcken, mit knallengen Leggings und Riesendekolletés trafen, die tanzten, flirteten und Alkohol tranken. Meine Freundin bestand immer darauf, dass alle Westlerinnen, die bei uns ein und aus gingen, stets ein großes Tuch um die Schultern legten und das Haus nicht mit nassen Haaren verlassen durften, denn das gelte als Zeichen, gerade Geschlechtsverkehr gehabt zu haben. Auch sollten wir mit niemandem in der Straße sprechen, damit keiner merken könnte, wie viele verschiedene junge Frauen und Männer aller möglichen Herkünfte bei uns verkehrten. Hätten die Nachbarn mitbekommen, dass bei uns viele westliche und auch syrische Männer ein und aus gingen, manchmal sogar bei uns übernachteten, wäre meine Freundin aus dem Viertel vertrieben oder wegen Prostitution angezeigt worden.

In Syrien hätte ein Mann niemals versucht, einer Frau die Hand zu geben, es gilt als Selbstverständlichkeit, dass Männer und Frauen mit der Hand aufs Herz, sich leicht voreinander verneigend, respektvoll Begrüßungs- und Verabschiedungsfloskeln austauschen. Die ganze Diskussion, die nun in Deutschland um das Handgeben und die verschiedenen Deutungen des weiten und verschieden auszulegenden Begriffs »Respekt« geführt werden, war in Syrien durch einen unmissverständlichen Ausspruch des Propheten geregelt und akzeptiert. Da durch die Berührung der Hände zwischen Mann und Frau – eigentlich schon durch den Blick in die Augen eines oder einer Nicht-Blutsverwandten – Begierde entstehen kann, ist der gute Muslim gehalten, keine fremden Frauenhände zu schütteln, ebenso wie die gute Muslima sich natürlich nicht von einem fremden Mann anfassen lassen würde, und sei es nur an der Hand. Natürlich wurde all dies in Syrien nicht unter westlichen Anti-Diskriminierungs- oder Gleichstellungs-Gesichtspunkten betrachtet, sondern ganz einfach nur als die klar definierten, islamischen Anweisungen zu einem friedlichen und respektvollen Umgang miteinander gesehen und weitestgehend akzeptiert.

Nur ein paar Hundert junge Damaszener und Damaszenerinnen, englischsprachig, gebildet und rebellisch nach Westen orientiert, suchten die Nähe zu europäischen Sprachstudenten oder Mitarbeitern der illegal in Syrien operierenden NGOs und gewöhnten sich absichtlich und aus Protest gegen die verkrusteten muslimischen Regeln Umarmungen und Luftküsschen zur Begrüßung und Verabschiedung des anderen Geschlechts an. Diese Szene hatte feste, der Öffentlichkeit verborgene Treffpunkte und engagierte sich ehrenamtlich für die irakischen Flüchtlinge, die in Syrien seit dem Krieg gegen Saddam Hussein zunächst Zuflucht suchten und später dann auch die konfessionellen Verhältnisse vielerorts durcheinanderbrachten.

Aber junge Menschen aus dieser Szene scheinen nicht in diesem Heim untergekommen zu sein. Wohl vor allem auch deshalb, weil sich westliche Stiftungen wie die Beiruter Dependance der Heinrich-Böll-Stiftung schon bald nach Ausbruch der Krise stark dafür einsetzten, dass diese jungen Aktivisten schnell das Land verlassen konnten und Unterstützung im Exil erhielten.

In den meisten öffentlichen Verkehrsmitteln – nicht nur in den konservativen Gegenden – bestanden syrische Frauen darauf, getrennt von Männern im hinteren Teil eines Busses zu sitzen, schließlich ging es dabei nicht nur darum, Belästigungen vorzubeugen, sondern auch, immer und über allem: auf den eigenen Ruf und somit das Ansehen der Familie zu achten. Gemeinsamer Sport- oder Schwimmunterricht war komplett undenkbar. Dass Männer und Frauen gemeinsame sportliche Aktivitäten, oder auch nur wie hier jetzt im Unterricht, leichte Gymnastik zusammen ausüben, dazu noch laute, kraftvolle Geräusche in Anwesenheit des anderen Geschlechtes ausstoßen, wäre in Syrien unmöglich gewesen.

Kollegin Lara-Lisa beginnt dann endlich mit einer Übung, die mit der deutschen Sprache zu tun hat. Didaktisch ist sie vielleicht verfrüht, aber egal. Lara-Lisa spricht die besonderen deutschen Laute »ch«, »pf«, »st« rhythmisch aus, und die Klasse macht begeistert mit. Aber warum müssen sich weiterhin alle ihrem Wunsch nach an den Händen halten?

Ich beobachte die stehenden Schüler, die sich aufgrund der Enge des Raumes nun auch an den Armen und Schultern berühren. Viele kichern betreten, machen aber noch tapfer mit. Ob sie morgen wiederkommen werden, frage ich mich, lasse Lara-Lisa aber gewähren. Als alle ihrer Ansicht nach gelockert sind, wird es für mich, für mein respektvolles Grundverständnis Muslimen gegenüber richtig peinlich: Sie lässt Fatima eine große Rede zu Yoga und Spiritualität übersetzen, in der eine vegetarische Lebensweise und die Seelenverwandtschaft aller lebenden Wesen propagiert wird. Seit mehreren Jahren lebt Lara-Lisa vegetarisch bis vegan und engagiert sich online für die Rechte der Tiere – schaut oder liest aber prinzipiell keine Weltnachrichten, die sie aus dem inneren Gleichgewicht bringen könnten. Sie scheint nicht zu wissen, dass die meisten Araber gerne Fleisch essen, als teuren Festschmaus, die meisten unserer Schüler aber seit Monaten kein Fleisch mehr gegessen haben, da sie nur »Halal« – also durch Ausbluten getötetes, geschächtetes Rind oder Lamm – essen wollen, was aber in diesem Landstrich einfach nicht erhältlich ist.

Am Ende ihrer Rede spricht sie ein Gebet an die allumfassende Liebe, erklärt, dass es »den einen« Gott nicht gibt und wir alle hier »Gott sind«. Sie gibt den verwirrt wirkenden Schülern noch die Hausaufgabe auf, eine

»Dankbarkeitsliste« zu erstellen, egal, auf welcher Sprache, denn das würde sie auch immer abends machen – und es hätte sie zu einem glücklicheren Menschen gemacht. Wir beenden den ersten Schultag.

Der optische Clash im sächsischen Städtchen

Der engagierte Hausmeister Michael ist so nett, uns zu einem Supermarkt ins zwölf Kilometer entfernte Bautzen zu fahren, da es im Restpostenmarkt auf unserem Gewerbehof zwar allerlei Fertignahrung sowie Schweinefleisch und -wurst mit abgelaufenem Mindesthaltbarkeitsdatum, aber kein frisches Obst und Gemüse gibt.

Zum ersten Mal sehe ich das hübsche, historische sorbische Städtchen Bautzen und auch den sichtbaren Clash der Kulturen, den die Ankunft von Hunderten Arabern hier aufzeigt. Nahezu alle deutschen Frauen haben entweder blauschwarz, weißblond oder in poppigen Farben gefärbte Haare, tragen asymmetrische Frisuren und betont legere Freizeitkleidung mit knallengen Leggings oder Jeans, ungeachtet der Figur. Viele sind dramatisch mit dickem Lidstrich geschminkt und tragen lange, dicke falsche Wimpern unter zu dünnen oder balkenartigen Augenbrauen – ähnlich dem Make-up der Damen auf arabischen Hochzeitsgesellschaften oder dem der arabischen Popstars. Die wenigen Frauen mit Kopftuch bewegen sich durch den Markt wie schüchterne Geister, als hätten sie nicht nur Angst, versehentlich etwas mit Schweinefleisch oder Alkohol einzukaufen, sondern auch, angefeindet oder angegriffen zu werden. Die jungen arabischen Männer sind nur in Gruppen zu sehen, fast alle tragen Sweatshirt-Kapuzen tief ins Gesicht gezogen und geben sich betont lässig.

Nach dem Einkauf warten wir auf Michael, der uns nach Hause fahren will, und ich habe, während Lara-Lisa sich zum einzigen Bio-Markt begibt, Zeit, das Szenario auf dem Parkplatz vor dem Supermarkt, direkt gegenüber eines Sex-Shops, zu beobachten. Junge Araber stehen grüppchenweise in der Kälte herum, sprechen miteinander, haben dabei ihre Handys in der Hand, warten auf andere, die mit vollen Tüten aus dem Supermarkt kommen. Sie stehen vielleicht einfach auf der Straße, weil sie noch keine Lust haben, in die Enge ihres Heimes zurückzugehen, oder weil der Handyempfang dort gut ist. Aber welches Bild vermitteln sie jetzt hier – nur ein paar Wochen nach den Übergriffen von Köln? Welches Bild vermitteln die Deutschen hier, die sie absichtlich gar nicht zu beachten scheinen? Freundlich wirkt die Stimmung nicht. Aber jetzt zu den Jungs zu gehen, ihnen zu sagen, dass sie die Kapuzen besser abnehmen und den Einheimischen freundlich ins Gesicht lächeln sollen, dass es besser wäre, wenn sie nicht in Gruppen unterwegs sind, um nicht weitere Vorurteile und Ressentiments zu schüren, das traue ich mich nicht.

Austausch über professionelle Flüchtlingsbetreuung

Die Siedlung, in der Lara-Lisa und ich untergekommen sind, umfasst rund fünfzig Häuser. Manche sind ziemlich verfallen, andere saniert und bewohnt, hinter einigen erstrecken sich verschneite Felder. Um 19 Uhr im Winter sind alle Fensterläden heruntergelassen, es ist dunkel, bitterkalt, der Schnee rieselt im gelben Licht der wenigen DDR-Straßenlaternen. Während meine Mitbewohnerin eine ayurvedische Gemüse-Wassersuppe kocht, mummele ich mich dick ein und spaziere die einzige Dorfstraße auf der Suche nach Handyempfang auf und ab.

Ich habe das Bedürfnis, mich mit jemandem auszutauschen, der schon länger in der Asylbewerberhilfe arbeitet, und rufe meine Großcousine Gitta an. Sie betreut als Sozialarbeiterin in Westdeutschland unbegleitete minderjährige Asylbewerber (sogenannte UMA). Ich frage sie nach ihren Erfahrungen in der professionellen Flüchtlingsbetreuung. Sie und ihre Kollegen in der ganzen Republik haben viel zu tun: Allein 2015 kamen rund 42 300 Kinder und Jugendliche ohne Eltern nach Deutschland und somit in die Obhut der Jugendämter – 30 700 mehr als noch im Jahr zuvor, eine Steigerung von 263 Prozent. 91 Prozent der Minderjährigen sind männlich, viele davon besonders betreuungsintensiv (Quelle: BaMF).

Gitta ist schon seit Kindestagen in ihrer protestantischen Gemeinde engagiert, kümmert sich ehrenamtlich um eine blinde Frau, um kranke Angehörige und hat große Empathie für ihre Schützlinge. Junge Menschen, die sich durch ihre Ankunft in Deutschland automatisch unter dem Schutz des Staates befinden. Auch sie hat mit Verständigungsproblemen, die eher dem Islam als den sprachlichen Differenzen geschuldet sind, zu kämpfen. Manche Schutzbefohlenen schauen ihr oder ihren Kolleginnen nicht in die Augen, geben ihnen nicht die Hand, andere verstehen nicht, dass sie zur Schule gehen müssen und nicht arbeiten dürfen. Teenager, die von ihren Eltern aus Afghanistan zum Geldverdienen hergeschickt worden sind, würden die Schule nicht besuchen, sondern immer wieder aus der staatlichen Obhut abhauen und versuchen, einen Job zu finden. Die Uneinsichtigkeit, dass zunächst gelernt und dann erst Geld verdient werden kann, bereitet ihr Kopfzerbrechen. Auch sorgt sie sich um ihre »UMA«s, die psychische Probleme haben und intensiver Betreuung oder klinischer Behandlung bedürfen. Nicht immer wird sie respektiert, nicht immer wird ihren Anweisungen Folge geleistet.

Manche haben Probleme mit Alkohol und anderen Drogen, andere sind »richtige Aggressionsbolzen«, die in Einrichtungen für »Härtefälle« untergebracht werden müssen. Die Betreuung eines »UMA«s in einem Heim oder einer betreuten Wohngruppe kostet den Steuerzahler rund 150 Euro pro Tag.

Ob sie nicht mal wütend wird, frage ich sie. Ob sie es richtig findet, dass jeder Mensch aus einem schwierigen Herkunftsland ab Übertreten der Landesgrenze das Recht hat, betreut und behandelt zu werden, auch wenn es, wie in der Psychiatrie, die Krankenkassen 8000 bis 10 000 Euro monatlich kostet? Sie ermahnt mich streng. »Diese Frage dürfen wir uns gar nicht stellen. Unsere Gesetze und das Christentum verpflichten uns, zu helfen. Würde auch nur einer der von uns Betreuten aus dem System fallen oder Selbstmord begehen« – zwei Fälle, in denen minderjährige Flüchtlinge sich das Leben nahmen, sind ihr bekannt –, »dann hätten wir alle die Mitschuld an seinem Absturz oder seinem Tod auf uns geladen.«

Ich hake nach, ob sie Angst vor dem Erstarken des Islam hat, oder gar vor der Islamisierung des Abendlandes.

Ob sie sich als Christin nicht davor fürchtet? »Die Menschen, die so etwas sagen, verstehe ich nicht. Wenn man als Christ stark genug ist, dann kann man davor keine Angst haben. »Aber dass selbst ich als deutsche Christin mit einschlägigen Erfahrungen nicht mehr alles sagen darf, was mich am Auftreten muslimischer männlicher Teenager im Zusammenleben stört, das gibt mir für die Zukunft zu denken.«

Nach diesem nicht wirklich erhellenden Gespräch rufe ich noch bei besorgten Freunden an, erkläre, dass hier nichts zu sein scheint, nicht einmal Nazis, und spaziere gedankenverloren weiter auf und ab.

Wie integriert man sich in ein Dorf?

In welche Gesellschaft, in welche Dorfgemeinschaft, in welchen Sportverein könnten meine Schüler sich hier integrieren? Auch ich möchte Anschluss finden. Wäre ich hier für immer hergezogen – wie könnte ich es schaffen, Freundschaften zu knüpfen und ohne Auto mal einen größeren Einkauf zu machen?

Schnell schiebe ich die Gedanken weg und freue mich über das Privileg, als Journalistin über einen längeren Zeitraum im Freistaat Sachsen leben zu dürfen. In Berlin wohne ich direkt an der Friedrichstraße. Von morgens bis nachts ist die Gegend voller neugieriger Touristen, die aus der ganzen Welt anreisen und Kultur und Vergnügung suchen. Es gibt freies und schnelles WLAN, zig Galerien, Cafés, Bars, Restaurants, meine engsten Freunde wohnen um die Ecke, viele haben ihre Büros, Clubs oder Musikstudios im Kiez. Hier in Tipschitz ist … einfach nichts, außer Landschaft und den paar Häusern der Menschen, deren Eltern und Großeltern wahrscheinlich schon immer hier gewohnt haben.

Selten habe ich mich so allein und fremd gefühlt, da ich ja noch nicht einmal weiß, wem oder was ich mich hier anschließen könnte. Sicherlich wird es in Bautzen Vereine oder Treffpunkte geben, aber der letzte Bus dorthin fährt um 17.30 Uhr – und der letzte Bus aus Bautzen in meine Siedlung um 18.30 Uhr. Wie kann ich es jemals dahin schaffen, wo ich doch täglich bis 21 Uhr arbeiten soll?

Am Schwarzen Brett des Dorfes hängt ein Aushang, dass das »Haus am Wald« nun wie angekündigt als Asylbewerberheim genutzt wird und bald eine Ortschaftsratsversammlung ansteht, auf der die Bürger ihre Fragen und Sorgen stellen und äußern können. Eine gute Chance, die Dorfbewohner kennenzulernen, denke ich mir.

»Das hier ist nicht das richtige Deutschland!«

In den kommenden Tagen ist Lara-Lisa zu heiser, um zu unterrichten. Mich stört das überhaupt nicht. So kann ich wenigstens versuchen, mit ein wenig mehr Empathie auf die Syrer und Iraker einzugehen, und sie nicht weiter mit fremdartigen und für sie unangenehmen Anfass-Gruppenübungen verstören. Natürlich sind moderne pädagogische Konzepte zur Entwicklung von allerlei Fähigkeiten toll, doch rückblickend habe ich bei meinen strengsten und altmodischsten Sprachlehrern am meisten gelernt. Mit meinem Lateinlehrer und meinem Arabischprofessor als Vorbildern will ich Vokabeln und Konjugationen im Chor sprechen lassen. Auch in Syrien war das gemeinsame laute Sprechen der Schüler eine beliebte Unterrichtsmethode, und vielleicht werden die Heimbewohner so die Ernsthaftigkeit meines Anliegens, ihnen Deutsch zu vermitteln, hoffentlich noch besser aufnehmen.

Wenn ich morgens um halb neun das Heim betrete, ist noch nicht besonders viel los. Meist stehen Afghanen in kurzen Hosen und Badelatschen im Schnee. Kleine afghanische Kinder, ohne Jacken, ohne Strümpfe, schieben ihre Fahrräder mit Stützrädern durch den Garten. Meist komme ich unbemerkt ins Heim. Zunächst inspiziere ich die Küche, in der noch Chaos vom Vortag herrscht, ähnlich einer Teenager-Wohngemeinschaftsküche von schwer Erziehbaren. Rund um die Mülltonne verstreut sind die Verpackungen vieler, auch teurer Tiefkühlmahlzeiten.

Riesige leere Pappschachteln, Alupfannen, nichts zerkleinert, nicht getrennt.

Ob die neuen Mitbürger es je schaffen werden, sich in einer ostdeutschen Wohnsiedlung zu integrieren, anzupassen, zu assimilieren? Kommen sie überhaupt mit ihren knapp 400 Euro pro Monat aus? Für jeden Einkauf, den sie außerhalb des Restpostenmarkts tätigen, müssen sie noch 3,60 Euro für Hin- und Rückfahrt nach Bautzen berechnen, Busfahrkarten zu den Ämtern oder zu Arztterminen noch nicht eingerechnet. Die meisten Männer sind Raucher und Kaffeetrinker. Dazu brauchen sie alle noch Handykarten mit mobilem Internet – auch nicht ganz billig.

Mangelnde Kommunikation

An einem der nächsten Tage entdeckt mich Herr Krüger, der Heimleiter, und bittet mich zu sich. Die anderen Kollegen sitzen schon in seinem Büro bei ihrem Instant-Kaffee und schauen betreten. Herr Krüger möchte wissen, wie ich heiße und was mit dem Deutschunterricht ist. Er hat einen aufgeregten Anruf meines Auftraggebers erhalten, in dem er energisch dazu aufgefordert wurde, »nun endlich« den zweiten Klassenraum zur Verfügung zu stellen. Leider wusste er aber bis dato nichts von dem in seinem Heim geplanten Unterricht eines Bildungs-Start-ups. Ich könne hier nicht einfach so unangekündigt auflaufen – und wenn ich alleine bin, brauche ich auch nicht zwei Klassenräume. Die drei Gemeinschaftsräume werden im voll belegten Heim auch in Zukunft genauso genutzt wie bisher: ein Kinderzimmer, ein Gebetsraum, und ja, wenn alles seine Richtigkeit hat, kann ich im ungenutzten Konferenzraum unterrichten.

Wir rufen meinen Auftraggeber an, der umständlich erklärt, dass er als »Cousin des Chefs« der Heimbetreibergesellschaft den Auftrag bekommen hat, extra ein Bildungs-Start-up gründen musste und dass »das alles schon okay« ist. Herr Krüger besteht auf einer schriftlichen Erklärung, er will Ansprechpartner, E-Mail-Adressen und den Firmennamen wissen. So etwas Wichtiges – zwei Frauen, die zwölf Stunden täglich für Monate in seinem Heim ein und aus gehen – muss doch offiziell angekündigt, besprochen, genehmigt und geplant werden! Mein Auftraggeber verspricht zu liefern, und Herr Krüger genehmigt den Unterricht.

Die Situation bringt mich zum Lachen: In Syrien war es tatsächlich so, dass es meist reichte, einen Namen als Empfehlung zu nennen. Auch bei offiziellen Angelegenheiten wurde es so gehalten. Einen Brief, eine Akkreditierung oder ein Empfehlungsschreiben konnte man auch vor dem Krieg in Syrien einfach fälschen – wenn aber ein wichtiger, angesehener und gut vernetzter Herr den Kontakt herstellte oder einen Auftrag gab, so reichte meist die Nennung seines Namens, um willkommen geheißen zu werden, oder auch, als Journalistin Einblicke in Verborgenes zu erhalten. Immerhin konnte ich in Damaskus, nur durch die Empfehlung eines Hoteldirektors, einmal mit dem Präsidenten Bashar Al-Assad und dem saudischen Prinzen Walid Bin-Talal zusammentreffen – und das, obwohl ich nicht offiziell als Pressevertreterin eingereist war, um der ständigen staatlichen Überwachung durch das Informationsministerium für ausländische Presse zu entgehen. Vitamin B, auf Arabisch »Wasta«, scheint hier in Sachsen zumindest für mich Neuankömmling noch nicht zu funktionieren.

Kurz nach 9 Uhr sitze ich im Klassenraum und warte auf die Schüler. Aber nur eine Stunde nach Sonnenaufgang scheint es noch zu früh für Unterricht zu sein. Als um 9.30 Uhr immer noch keiner da ist, beschließe ich, den Aushang am Schwarzen Brett des Heims auf »Beginn Deutschkurs 10.30 Uhr« zu ändern, und gehe zu den Sozialarbeitern.

Sozialarbeiterassistenz statt Unterricht

Die Sozialarbeiter haben schon alle Hände voll zu tun, denn die tägliche Lieferung an Briefen für die Bewohner ist bereits eingetroffen. Vor dem Büro stehen rund zehn Menschen, die Hinweise zum langwierigen Ankommensprozess in Deutschland brauchen. »Hier, bitte, kannste das mal übersetzen, ich hab hier grad den … Ahmed, nee, den Mohammad sitzen, da geht es um das Interview zur Überprüfung, dass er hierbleiben darf, dem muss ich was Wichtiges erklären …«, wendet sich Peter zu mir, »übernimm du mal dieses andere Problem«, und drückt mir einen Brief in die Hand. In schönstem Amtsdeutsch wird darin erklärt, dass die Kinder der Familie Mohsen das Schulbusticket zum reduzierten Preis erhalten und das Geld dafür stets am Anfang des Monats bei einem Amt in Bautzen einzuzahlen ist, unter Vorlage einiger Dokumente. Dazu stellt mir Peter Frau Mohsen vor – eine hübsche Frau, vielleicht Mitte zwanzig, die mit vier Kindern im September 2015 in Deutschland angekommen ist. Sie hat brünettes, blond gesträhntes langes Haar, trägt Overknee-Stiefel mit Absatz, einen schicken kurzen Wollrock und ein passendes Jäckchen. Schon am frühen Morgen hat sie dickes Make-up aufgelegt und ihre Kinderschar im Alter von acht bis siebzehn Jahren um sich versammelt. Sie sieht nicht aus wie eine syrische Mutter von vier Kindern! Das können nicht ihre Kinder sein, keines hat ihren hellen Teint, keines sieht ihr auch nur ein bisschen ähnlich – die müssen ihr mitgegeben worden sein, denke ich. Frau Mohsen erklärt mir: »Ich bin sechsunddreißig, komme aus Damaskus, mein Mann ist tot, das sind meine Kinder.«

Als ich mit der Übersetzung des Schulamt-Briefes für Frau Mohsen fertig bin, umringen mich zahlreiche Heimbewohner, die irgendetwas fragen oder mitteilen wollen. Ein paar Männer pakistanischer Herkunft bitten mich um Hilfe. Sie sind zu fünft auf dem Zimmer, haben aber nur eine Schlüsselkarte. Der Sicherheitsmitarbeiter sagt dazu: »Da kann isch nun ooch nüscht für«, wenn »die mit unserem Eigentum« so umgehen. »Fakt ist«, dass das Schließsystem nicht mehr hergestellt wird und es somit auch keinen Nachschub an Schlüsselkarten gibt, die Anlage kostet 10 000 Euro, »und isch kann mir kaum vorstellen, dass der Heimbetreiber hier das mal so locker springen lässt«. Schließlich hat der sich noch nicht mal bereit erklärt, die offiziell dringend benötigten Brandschutzmaßnahmen einzubauen.

Wie bitte? Dass ich meinen Auftraggeber weder nach Brandschutz noch nach den Gesundheitskontrollen und der Sicherheit im Heim gefragt habe, lässt mich angesichts meiner eigenen Gutgläubigkeit erschrecken. Natürlich bin ich davon ausgegangen, dass alles seine Richtigkeit hat, selbstverständlich habe ich gedacht, dass hier in Deutschland diese Grundsätzlichkeiten zunächst geklärt sein müssen, bevor fast 200 Menschen auf engstem Raum untergebracht werden. Die Heimbetreibergesellschaft will ich mir bei nächster Gelegenheit so genau wie möglich anschauen, auch, wer diese »Cousins vom Chef« sein sollen, die mich praktisch auf Zuruf engagiert haben und den Heimleiter herrisch per Telefon anschnauzen.

Sozialarbeiter Peter winkt mich wieder zu sich: Es geht nun darum, einem vielleicht fünfzigjährigen Iraker zu erklären, dass die Krankenkasse nicht für die Operation seines Mittelfingers zahlen wird. Das Asylbewerberleistungsgesetz beschränkt die medizinische Versorgung innerhalb der ersten fünfzehn Monate auf das Nötigste. Das bedeutet: Impfungen sowie die Behandlung von Schmerzen und akuten Erkrankungen sind vorgesehen, aber nur Schwangere erhalten den vollen Umfang der Leistungen. Dazu variieren die medizinischen Angebote für noch nicht anerkannte Flüchtlinge von Bundesland zu Bundesland. Während sie in Bremen beispielsweise fast alle Leistungen der gesetzlichen Krankenversicherung erhalten, sind die Bedingungen für einen Arztbesuch in Sachsen strenger. Vom Sächsischen Staatsministerium für Soziales und Verbraucherschutz gibt es eine »Interpretationshilfe des Asylbewerberleistungsgesetzes«, die vorsieht, dass die meisten Untersuchungen, auch Krebsbehandlungen und gynäkologische Vorsorgeuntersuchungen, beim Amt angefragt und von Sachbearbeitern, also medizinisch nicht geschultem Personal, genehmigt werden müssen.

Michael und ich sind uns ziemlich sicher, dass ein leicht schief stehender Mittelfinger nicht als akuter Notfall operiert werden wird, also erkläre ich es dem Iraker

Omar. »Aber der ist mir auf der Flucht kaputtgegangen, und nun ist er schief, und ich kann ihn nicht mehr richtig bewegen, was soll ich denn machen?«, fragt er und erläutert mir, wie er sich den Finger in der Tür eines serbischen Taxis eingeklemmt hat. Ich bespreche mit Michael, ob wir den Patienten nicht zum Physiotherapeuten schicken können – er müsste aber die Therapiesitzung selbst bezahlen. Das Amt oder die Kasse zahlt nicht, da er schon ein paar Mal beim Arzt war, immer mit Extra-Antrag, dieser konnte jedoch nicht bestätigen, dass es sich um eine neue Verletzung handelt, die er sich auf der dramatischen Flucht um sein Leben zugezogen hat.

Als ich fertig übersetzt habe, winkt der Iraker ab: Das Gleiche haben die Sozialarbeiter ihm schon zig Mal erzählt, also hier in diesem Heim scheint wirklich nichts zu laufen, keiner hat Ahnung, er weiß einfach, dass ihm medizinische Versorgung in Deutschland zusteht. Und die Ärzte, die hier empfohlen werden, sind auch nicht gut. »So ist es nicht in Deutschland wie hier! Das hier ist nicht das richtige Deutschland!«, ruft mir der ansonsten kerngesund und gut genährt wirkende Mann im Weggehen zu. Er kommt aus Bagdad und kann gute von schlechten Ärzten sehr wohl unterscheiden.

»Wir sehen uns gleich in der Klasse, sag allen anderen Bescheid!«, rufe ich ihm hinterher. Eine halbe Stunde verbringe ich noch im Sozialarbeiterraum und im Pulk vor der Tür und erhalte einen eindrucksvollen Einblick in den täglichen postalischen Behördenkampf, der sich so oder so ähnlich täglich in Tausenden Erstaufnahmeeinrichtungen und Übergangswohnheimen in der gesamten Republik ereignet.

Jeder eingegangene und ausgehende Brief wird in einem

Büchlein notiert, die Adressaten haben per Unterschrift zu quittieren. Jeder Briefinhalt wird von Antje und Michael erklärt, so gut es geht; einfache, von den Asylbewerbern zu erledigende Amtsgänge erläutert und durchgespielt. Die Standorte von Ämtern und Busstationen werden anhand von Google Maps gezeigt, Einladungen zu Amtsärzten, Optikern, Zahnärzten, gewünschten psychologischen Behandlungen (können nicht klappen, da kein arabischsprachiger Therapeut im Umkreis praktiziert). Informationen, die Kindergarten- und Schulbesuch der Kinder betreffen, werden mit dem Google-Übersetzer erläutert.

»Hier, vom Anwalt. Erklärste ihm mal bitte, dass er die 200 Euro für den Anwalt zahlen muss?«, spricht mich Antje an. Mansour, ein Syrer, hat sich in einem überfüllten Erstaufnahmelager in Bayern, als für ihn nichts voranzugehen schien, von einem Anwalt überzeugen lassen, ihn anzuheuern, damit er sein Asylverfahren beschleunigt. »Er hat aber bis heute nichts für mich getan! Ich sitze seit Monaten hier, nichts tut sich für mich, meine Frau und die Kinder sitzen in der Türkei, und erst, wenn ich einen *Ausweis* habe, kann ich beantragen, dass sie kommen!«, echauffiert sich Mansour. Er hat das von allen Geflüchteten in Deutschland nur Ausweis genannte Personaldokument, eine vorläufige Identitäts- und Aufenthaltserlaubnis, auf dem der Wohnsitz vermerkt wird, und auch, wie weit das Asylverfahren fortgeschritten ist, noch nicht erhalten.

Obwohl er Deutschland im September 2015 erreicht hat, wurde er bislang noch zu keiner Überprüfung seiner Personalien, noch nicht zum Interview über die Flucht- und Asylgründe und auch nicht zur Abgabe der Fingerabdrücke geladen. Seit fünf Monaten bekommt er Geld, Unterkunft und medizinische Versorgung in Deutschland aufgrund eines Zettels, den er in Griechenland bei der Erstregistrierung in der EU bekam. Natürlich auf Griechisch. Die Griechen wollten oder konnten die Angaben nicht prüfen, die Deutschen hatten anscheinend bei all der Ämterüberlastung noch keine Zeit dazu. Vor allem, da die drei verschiedenen Schreibweisen eines arabischen Namens mit arabischen, griechischen und lateinischen Lettern für viele Behördenmitarbeiter verwirrend sind. Kann ein Anwalt helfen, wenn das größte Problem der Stau in deutschen Amtsstuben zu sein scheint?

Antje sagt mir: »Musste ihm halt sagen, dass er den Anwalt um Ratenzahlungen bitten kann, aber dass er es zahlen muss, egal, wie.« Er soll später wiederkommen, dann würden wir zusammen einen Brief an den Anwalt schreiben, mit der Bitte, eine monatliche Ratenzahlung von 20 Euro zu gewähren. Unkommentiert übersetze ich diesen Handlungsvorschlag, trotzdem sieht Mansour nicht ein, warum er zahlen soll. Wir erläutern, dass Anwälte das erste Geld bekommen, bevor sie tätig werden, und dass alles Weitere, jeder Brief, jede telefonische Beratung, extra kostet. »Hey, das war doch in Syrien nicht anders, bei so vielen Sachen musste Vorkasse an alle möglichen, meist korrupten Handlanger geleistet werden!«, hole ich Mansour in Erinnerung. Nur weil es hier nicht nur um Bargeld ginge, heißt es nicht, dass irgendwas, das jemand anbietet, umsonst ist – vor allem, wenn etwas unterschrieben wurde. »Also: Bitte nichts mehr unterschreiben, was du nicht ganz verstehst und im Zweifelsfall nicht zahlen kannst. Tut mir leid …«, erkläre ich ihm. »Aber es gibt doch hier bei euch Versicherungen, die mir bei so etwas beistehen können, kannst du mir helfen, so eine Versicherung abzuschließen?« Kurz erläutere ich, dass Rechtsschutzversicherungen so einfach nicht funktionierten, er aber Einspruch gegen die Rechnung erheben kann, falls wir nachweisen können, dass er den Vertrag unterzeichnet hat, ohne über die Konsequenzen informiert zu sein. Dann fühle ich mich auch noch verpflichtet, ihm zu sagen, dass er notfalls, wenn er hier in einen Rechtsstreit verwickelt werden würde, auch Amtsbeihilfe beantragen kann, aber das sei kompliziert und langwierig, und wir wollten doch erst mal das Beste hoffen und mit dem Anwalt sprechen, vielleicht sei er ja schon tätig geworden und habe vielleicht ja schon etwas erreicht? Mansour zeigt sich ob der auf ihn zukommenden Zahlung bedrückt, aber angesichts der nun für ihn nachvollziehbaren Geschäftsregeln einsichtig.

Jeden Tag haben Sozialarbeiter unzählige solcher kleinen, ähnlichen, erklärungsintensiven Vorgänge, aber auch die großen internationalen Dramen auf dem Schreibtisch. Unter reduzierten und erschwerten Kommunikationsmöglichkeiten passiert hier ein nicht zu kleiner Teil der historischen neuen Aufgabe Deutschlands: Integration. Es ist spannend, die Schritte der formellen Eingliederung der Menschen hier live und direkt mitzuerleben. Mein Blick fällt auf einen herumliegenden Laufzettel, den jeder neu in Deutschland anerkannte Flüchtling, der in Bautzen bleiben will, mithilfe von einem Sozialarbeiter abzuarbeiten hat. Bei 179 Asylbewerbern müssen Michael und Antje somit Dutzende Male Folgendes beachten und erbringen:

1. verbindliche Unterschrift der Anerkannten, in Bautzen bleiben zu wollen (setzt ausführliche Informationsgespräche über die Wohnungssituation in Berlin, Hamburg, dem Ruhrgebiet und München – die Wunsch-Destinationen der meisten – voraus)
2. Erhalt des Einstellungsbescheides
3. Fingerabdruck-Registrierung in der Ausländerbehörde Kamenz (Sachsen)
4. Antrag beim Jobcenter/Antrag auf Erstausstattung ausfüllen
5. Beherbergungsvertrag inkl. Abtretungserklärung
6. Antrag Krankenkasse inkl. Passbild/-er (Familie)
7. bei Bedarf: Antrag Kindergeld/Erstellt an/Rück an
8. Bankkonto/Einrichtungsdatum/Angabe Kontodaten
9. Wohnungssuche: Besichtigungstermin/Angebot an Jobcenter/Mietvertrag
10. Kontakt zu einer Patenfamilie/Daten, Ansprechpartner

All diese Stationen können erst abgearbeitet werden, wenn das sogenannte Interview, das Gespräch mit den Beamten der Ausländerbehörde, für den Bewerber gut gelaufen ist und ihm das auf ein bis drei Jahre begrenzte Aufenthaltsrecht zugesprochen wird.

Das Interview mit der Ausländerbehörde

In den Berliner Flüchtlings-Hilfs- und Willkommensgruppen auf Facebook, in denen sich rund 35 000 Ehrenamtliche und regelmäßige Spontanhelfer zusammengeschlossen haben, sind viele Deutsche aktiv, nur um Bewerbern beim Bestehen dieses Interviews im Vorfeld beratend zur Seite zu stehen. Wenn es unklar ist, ob der Asylsuchende glaubhaft Gründe vortragen und vorweisen kann, die ihn zum Bleiben berechtigen, wenden sie sich an Pro Asyl und an Anwälte, die sich auf das Ausländerrecht spezialisiert haben und zum Teil ebenfalls ehrenamtlich arbeiten. Wenn der Fall kompliziert ist und nur mit einem Experten-Anwalt, der ein Honorar fordert, zu bewältigen ist, starten Unterstützer Spendenaktionen. Aber nicht nur für Syrer und Iraker wird Hilfe arrangiert. Auch für Nigerianer, die angeblich vor Boko Haram den weiten Weg nach Europa fliehen mussten, für polizeilich misshandelte Ghanaer, für verfolgte oder unterdrückte schwule Marokkaner und Algerier, für Pakistani oder Angolaner. Es sind meist Männer, auch aus Regionen, die zwar als arm gelten, doch auf einen Krieg in ihrem Heimatland können sie sich nicht berufen. Natürlich gibt es auch für Libyer Hilfe, selbst dann, wenn sie dreist auftreten und ihre Identitäten, Geschichten und Fluchtgründe in den Kriegswirren des zerstörten Landes bürokratisch nicht nachvollziehbar sind.

Deutsche organisieren und engagieren sich fast rund um die Uhr, um allen zu helfen, die es, wie auch immer, hierher geschafft haben. Manchmal frage ich mich, ob sie nicht auch ein wenig zu gutgläubig sind. Ob sich die jungen Männer das Geld für die Überfahrt nach Europa durch Söldnertum für eine Terror-Miliz, neben dem (Menschen-)Schmuggel derzeit das einzige einträgliche Geschäft in Libyen, verdient haben, ob sie gar von so einer Miliz oder dem IS als Schläfer hergeschickt worden sind, scheint zu diesem Zeitpunkt noch keiner zu hinterfragen.

Mir fällt ein Facebook-Post ein: »Suche nette Menschen mit Couch für Hamid aus Ghana, seine Duldung ist abgelaufen, und meine Zwei-Zimmer-Wohnung wird nach drei Monaten für uns beide zu klein, aber er ist ein netter Zeitgenosse und fast nie da, bitte melden, wer helfen mag …«. Auf solch eine Suchanzeige melden sich regelmäßig fünfzehn bis vierzig Mitglieder der Gruppe, um Schlafmöglichkeiten aufzuzeigen, anzubieten oder auch Anwaltskontakte für das Erstreiten des Bleiberechts zu vermitteln. Jeder, der den Touchdown in Europa beim Run auf die deutschen Sozialleistungen geschafft hat, findet in Berlin bedingungslose informelle Unterstützung. Notfalls auch, indem der neue Zufluchtsort, der deutsche Staat oder das Land Berlin verklagt werden. Über 36000 für ein Jahr anerkannte Asylbewerber mit subsidiärem Schutz klagen derzeit (Stand Dez. 2016) auf ihr Recht, als Kriegsflüchtlinge drei Jahre bleiben und ihre Familien nachholen zu dürfen. Daneben gibt es natürlich viele andere, besonders die minderjährigen unbegleiteten Flüchtlinge, die besondere Hilfe und Paten brauchen. In jedem Bezirk ist Bedarf, und in jedem Bezirk gibt es Menschen, die sich vernetzen, um anderen zu helfen.

Muss wirklich jeder hierbleiben dürfen?

Beim Blick in diese Gruppen, in denen sich Tausende Menschen über ihre Schützlinge austauschen, erkennt man leicht, dass es nicht für jeden Geflüchteten, auch nicht für jeden Syrer, einfach ist, das dreijährige Asyl zu bekommen. In den Online-Gruppen erläutern die Experten die Fallstricke beim Interview. Man sollte ehrlich seine Fluchtgründe und seine Herkunft darlegen, denn vieles kann überprüft werden. Die Antragsteller sollten sich, so gut es geht, auf das wichtige Gespräch, das ja auch Konsequenzen für die oftmals erhoffte Familienzusammenführung haben wird, vorbereiten. Die Experten, meist Mitarbeiter von Pro Asyl, gehen alles, was bei der Anhörung, auf die manche Menschen in Heimen und Hallen Deutschlands schon neun Monate oder länger warten, detailliert durch. Auch Fragen nach dem Wohnort in Syrien, die anhand von Google Maps gestellt werden. Die Beamten bitten oft, das heimatliche Haus oder das, was davon übrig ist, zu zeigen und die Umgebung und das Kriegsgeschehen der letzten Jahre vor Ort zu schildern. Die Beamten erwarten auch, dass der Asylsuchende Fotos oder Dokumente liefert, etwa den Einberufungsbescheid der syrischen Assad-Armee, die Geburtsurkunde, den Nachweis über die Studienabschlüsse, alles, was belegen kann, dass er tatsächlich aus der angegebenen, umkämpften Gegend kommt und derjenige ist, der er vorgibt zu sein. Über clever gestellte Fangfragen wird man leicht beim Lügen erwischt.

Das weiß ich alles aus Berlin, aber wie ist es hier in Sachsen? Gibt es kostenlose juristische Beratung zum Bleiberecht durch Freiwillige? In welchen Sprachen wird beraten? Das muss ich herausfinden. Haben die 2,5 Sozialarbeiter bei all ihrer Verantwortung überhaupt die Zeit und die Nerven, jeden Einzelnen intensiv zu beraten? Auch müssen sie passende Patenfamilien finden, die sich um die Schützlinge dann später, außerhalb des Heimes, kümmern. Hat Peter, der zuvor mit deutschen Problemjugendlichen arbeitete, das juristische Hintergrundwissen zur ausführlichen Beratung? Oder ist es so, wie es hier läuft, vielleicht dem deutschen Staat gegenüber nicht sogar fairer? Der Geflüchtete muss seine Fluchtgründe ja einfach nur ehrlich darlegen und idealerweise belegen, um auf Jahre hinweg ein gesichertes und versorgtes Leben in Deutschland führen zu können.

Ich suche bei Facebook nach Gruppen und Menschen im Landkreis Bautzen, denn ich will wissen, zu welchen Themen sie sich zusammenfinden. Finde ich vielleicht Organisationen für Flüchtlingspaten, die einzelnen Familien helfen wollen? Gibt es auch hier den Übergang von staatlicher Verantwortung zur Zivilgesellschaft, *damit wir das schaffen?* Oder werde ich eher auf besorgte Bürger treffen, die sich bei Pegida und AfD-Ortsverbänden zu Themen-Stammtischen »Überfremdung«, »Wirtschaftsflüchtlinge« oder »Bürgerwehren« versammeln?

Hamid, Elias, Kamal und ihre Geschichten

Zunächst heißt es aber: Die Schüler einsammeln und motivieren – oder auch erst mal aus ihren Betten holen und zum Kaffeetrinken schicken? Die drei Freunde Hamid, Kamal und Elias treffe ich beim Rauchen vor dem Heim und will sie zum Unterricht mitnehmen. Doch die Jungs sind aufgebracht und wollen mit mir über Syrien sprechen. Mit unseren Kaffeetassen stehen wir dann im Schnee. Sie zeigen mir die neuesten Handy-Bilder, die sie von Verwandten bekommen haben. Es sind Bilder der Zerstörung, die nur noch selten in der *Tagesschau* zu sehen sind. Wir sprechen über die aktuellsten Ereignisse in Syrien, es gab wieder schlimme Kämpfe in Homs, Elias'

Heimatstadt, und der Krieg scheint langsam auch ins kurdische Qamishli, die Heimat Kamals, zu kommen. Sie sind beunruhigt, sorgen sich um ihre Verwandten und schimpfen, dass sie an diesem Tag schon wieder keine Post vom Amt bekommen haben, nichts scheint voranzugehen bei den deutschen Behörden – so haben sie sich Deutschland nicht vorgestellt.

Hamid stammt aus einer wohlhabenden Familie in Lathakia, dem Heimatort der alawitischen Familie Al-Assads. Er ist somit der Einzige, der nicht aus einer Bombentrümmer-Stadt kommt. Seine Familie lebt, bis auf einige entfernte Verwandte, die bereits Entführungsopfer krimineller Banden oder terroristischer Gruppen wurden, noch verhältnismäßig unbehelligt vom Kriegsgeschehen in ihrem Haus. Lathakia ist als Clan-Sitz der Assads von der Zerstörung durch Luftschläge und auch durch terroristische Attacken verschont geblieben. Regierungstreue Truppen sichern alle Zufahrtsstraßen in der bergigen Gegend. Im Internet wirbt die Küstenstadt im Nordwesten Syriens gerade damit, weiterhin ein Urlaubsort zu sein. Zahlungskräftigen Gästen bietet sie schöne Strände, Wassersportmöglichkeiten, Discos und ein brandneues, exklusives Shopping-Center. Ich frage Hamid, warum er fliehen musste. Der sehr ernst wirkende, hochgewachsene Dreiundzwanzigjährige will mir seine Fluchtgründe ausführlich schildern, nicht aber ohne vorher zu verdeutlichen, dass er nicht für deutsche Almosen (er benutzt die Wörter »state salary«, also »staatliches Gehalt«) wie so manch anderer hergekommen ist.

Kamal und Elias stimmen ihm zu, auch sie stammen aus guten Familien, sind ehrgeizig und wollen ihre Chance hier nutzen. Sie wollen, so schnell es geht, von der staatlichen Hilfe wegkommen und auf eigenen Beinen stehen. »Aber so sind nicht alle Araber«, erläutert Elias. Er ordnet sich selbst als syrischen Christen ein, als ethnischen Assyrer mit Wurzeln im Zweistromland und nicht als Araber. »Es gibt so viele, hier im Heim würde ich sagen, die meisten, die hergekommen sind, um nur noch ›so‹ zu machen.« Was er unter dem »so machen« versteht, zeigt er uns mit einer halb akrobatischen Körperhaltung, in kurzer Hose im Schnee: Im Stehen legt er seinen Unterschenkel angewinkelt auf das Knie des anderen Beins und kratzt sich mit großer Geste im Ohr. Wir lachen über sein körperlich dargestelltes syrisches Pendant zum deutschen »Füße hochlegen«. Dazu reibt er den Daumen am Zeigefinger: das internationale Zeichen für das arabische Wort *Fuluus* (Geld). Elias meint, Deutschland muss verrückt sein, dass es jedem, der weismachen kann, dass er verfolgt wird, Hilfe gewährt, »aber für uns junge Leute, die wir noch was im Leben erreichen können und das vor allem wollen, ist Deutschland das Beste!«. Er will so schnell wie möglich sein Fachhochschulstudium als Textiltechniker fortsetzen, doch ihm ist klar, dass eine Anerkennung seiner bisherigen Studienleistungen nicht möglich sein wird. Natürlich hat er seine Uni-Unterlagen mit auf die Reise nach Europa nehmen wollen, schließlich ist er stolz auf seine bisherigen Lernerfolge. Eine Fassbombe der Assad'schen Luftwaffe, die über dem elterlichen Haus in Homs abgeworfen wurde, zerstörte aber nicht nur den Familienbesitz, sondern auch seine Studienunterlagen und somit die Chance auf eine schnelle Studienaufnahme in Deutschland. Er bedauert, dass er das Vordiplom noch nicht hat, dann müsste er »nur« Deutsch lernen und könnte »sofort« weiterstudieren.

Dass es ganz so einfach für syrische Studenten meist nicht läuft, muss ich also nicht ausführen. Das letzte Kriegsjahr hat er nicht studieren können, da der Unterricht ausgesetzt wurde, stattdessen hat er Modeschmuck und Accessoires in dem kleinen Laden eines Freundes verkauft. Unvorstellbar, im Krieg? Keineswegs!

Ich hatte schon früher von älteren Libanesinnen, Überlebende des ewig andauernden Bürgerkrieges gehört, dass vermeintlich überflüssige Luxusgüter wie modische Hüte, Lippenstifte und Croissants, wenn dann mal eine Lieferung kam, einen wichtigen Teil zum Überlebenswillen beitrugen. Diese Luxusgüter wirkten ermutigend, weil sie die Erinnerung und den Glauben an bessere, zivilisierte Zeiten hochhielten, in denen eine Frau sich leisten konnte, eine Dame zu sein.

Warum also nicht auch im Krieg ein kleines, aber, wie Elias beteuert, gut laufendes Accessoiregeschäft in einer der noch nicht ganz zerstörten Straßen Homs führen? Begeistert zeigt er mir Fotos der kleinen überflüssigen Dinge aus seinem Shop, die vor allem den weiblichen Teenager-Kriegsalltag verschönern sollten: bunte, handgefertigte Handy-Täschchen, Anhänger für diese Täschchen, rosa und glitzernd, Ohrringe, billige, niedliche Kleinigkeiten, die man so oder ähnlich auch in Europa bekommen kann.

»Irgendwann ging es aber nicht mehr weiter«, sagt er und blickt traurig auf seine Produkt-Fotos. Er wurde mehrfach von Islamisten bedroht. Sein Vater, der nach der Zerstörung des Hauptwohnsitzes nun zusammen mit Mutter und Tochter in seiner Dienstwohnung bei den Ölfeldern im syrischen mittleren Osten lebt, gab ihm Geld und schickte ihn los.

Elias bittet mich, mit ihm auf den Hügel zu gehen, wo sein Internet funktioniert. Per Google Maps zoomt er nah an einen viereckigen Grundriss, auf dem Trümmer und Reste von Pfeilern zu erkennen sind. »Hier, das war unser Haus, direkt am Friedhof. Immer schon eine christlich geprägte Gegend war das. Aber schon vor zehn Jahren haben die Saudis bei uns alles aufgekauft, was sie kriegen konnten, sogar den Friedhof, weil da angeblich Gefährten vom Propheten liegen sollen«, regt er sich auf. »Aber auch jetzt kaufen sich andere Leute, die bei uns Krieg führen, schon schön für später ein«, bemerkt er trocken. Dann zeigt er mir noch die Dienstwohnung seines Vaters: Mitten in der Wüste, in einer hoch gesicherten Siedlung, fördern regimetreue Angestellte und Beamte weiterhin Öl. Dort ist es sehr sicher, es gibt auch genügend Lebensmittel, und die sind im Gegensatz zu dem Angebot auf den paar Märkten, die in Homs noch funktionieren, billig. Der Staat subventioniert Lebensmittel, Strom und Benzin für seine treuen Staatsdiener. Elias hätte mitgehen und mit seinen Eltern in der Wüste leben können. »Aber für mich wäre da kein Leben«, sagt er traurig. Natürlich vermisst er seine Familie, aber dort gibt es nur Jobs für Ölarbeiter und Ingenieure. Keine Ausbildungsmöglichkeiten, nur langsames, vom Geheimdienst zensiertes Internet und immer wieder Stromausfälle. »Dazu ständige Überwachung und das Gefühl, dass ringsherum überall Krieg herrscht … brr!«, er schüttelt sich. »Gott sei Dank bin ich nun hier!«, ruft er freudig aus.

Er bibbert vor Kälte, und wir scherzen, lange Hosen, Strümpfe und Winterjacke gehörten auch zur Integration. Ob ihm das noch nicht aufgefallen sei, dass Deutsche im Winter keine Sommerkleidung trügen? Wir lachen und laufen schnell zurück ins Heim.

In der geheizten Lobby, die sich aufgrund der acht Sofasessel in bequemer Nähe zum Heimausgang (Rauchen) und der Küche (man riecht, wenn es anbrennt oder der Kaffee fertig ist) mit immer mehr Männern füllt, will Hamid nun seine Geschichte erklären. Der sunnitische Mechatronik-Student, der im Gegensatz zum Christen Elias und zum neugierigen sunnitischen Kurden Kamal niemals Bier oder Schweinefleisch probieren würde, wirkt trotz seiner dreiundzwanzig Jahre sehr ernst und erwachsen. Er war aufgrund seiner Teilnahme an regimekritischen Demonstrationen seit 2011 schon mehrfach im Gefängnis und deutet an, dass er gefoltert wurde, mich aber mit den Details verschonen wolle. Als ihn der Einberufungsbescheid zur Armee erreicht hatte, wussten er und seine Familie, dass sie sich voneinander verabschieden mussten. Sein Bruder hätte zwar seinen Militärdienst schon vor dem Krieg abgeleistet und fertig studiert, sei im Sommer 2015 aber wieder einberufen worden. Sein Vater bekam eine warnende Nachricht von einem informierten Bekannten. Es hieß, am nächsten Tag würden Soldaten kommen, seine Söhne zu holen. Wahrscheinlich wären die beiden als sunnitische Moslems schnell zum Kanonenfutter in der alawitisch dominierten Armee geworden. Vielleicht wäre Hamid auch wegen seiner Demonstrationsteilnahmen gleich wieder in den Knast gesperrt worden – Militärgefängnisse galten in Syrien schon immer als die schlimmsten. Mein Freund und Kollege Yahya war als regimekritischer Journalist über Monate hinweg immer wieder in einem flachen, kaum 80 Zentimeter hohen Erdloch in Sargform eingesperrt.

Ich muss kurz tief Luft holen. Wenn die Jungs sprechen, ist der Krieg ganz nah, meine Erinnerungen an das alte Vorkriegssyrien ebenfalls. Ich kann mir kaum vorstellen, wie das historische Land mit seinen jahrtausendealten Bauten nun aussieht. Die Bausubstanz ist mittlerweile zu rund 80 Prozent zerstört. Natürlich kennen wir alle die Bilder des Krieges, aber die Vorstellung, einmal wieder durch dieses Land zu reisen und nichts wiederzuerkennen – dazu der Versuch, mich in die Jungs hineinzuversetzen –, macht mich schmerzlich betroffen. In diesem Moment sehe ich es als menschliche Pflicht und auch als Ehre an, diesen jungen Menschen helfen zu können.

Ich denke mich fünf Jahre zurück. Als Reiseleiterin habe ich die Touristengruppen immer gerne mit meinen jungen syrischen Freunden zusammengebracht, Begegnungen initiiert, damit die Reisenden aus erster Hand erfahren konnten, wie es sich im real existierenden arabischen Sozialismus lebt. In einer Mangelwirtschaft ohne Sozialsystem, aber mit starkem, nahezu unerschütterlichem Familienzusammenhalt. Bei so vielen Familien, die ich kannte, waren ein oder mehrere Söhne zum Arbeiten nach Saudi-Arabien oder in die Golfstaaten gegangen – nicht, um ein gutes Leben für sich zu suchen, sondern um monatlich Geld für die Familie aufzubringen. Die Reisegäste fanden es auch immer wieder spannend und bewundernswert, wie sich mutige junge Frauen ihre Wege aus der familiären Kontrolle gesucht hatten.

Hamid, Kamal und Elias hätte ich gerne mit einer meiner Gruppen zusammengebracht. Wir hätten Wasserpfeife geraucht, Tee getrunken, einige Reiseteilnehmer hätten von meinen Freunden die syrischen Spielarten des Backgammon gelernt. Als Kulturjournalistin glaubte ich jahrelang tatsächlich daran, dass ich mit sensiblen oder aufklärenden Berichten zur Verständigung der Welten beitragen könnte. Ein komisches Gefühl beschleicht mich in der Erinnerung. Es ist eine Mischung aus Bedauern und Hilflosigkeit, und die durch die Jungs und die Überlegungen geschürte Empathie schnürt mir die Kehle zu.

Meine Aufgabe kann es also nicht nur sein, die Sprache zu unterrichten, sondern auch Moral und Hoffnung zu stärken. Es wäre nur allzu verständlich, wenn die Jungs dabei wären, sie zu verlieren. Aktivität kann helfen, gegen die Lethargie anzukämpfen. Und das Letzte, was meine Schüler und alle anderen brauchen, ist eine in Sentimentalität versinkende Deutschlehrerin. »Leute, was soll ich machen? Zurück könnt und wollt ihr nicht. Schaut nach vorne, Deutschland wird euch bald Spaß machen und Hoffnung geben, sobald ihr die Sprache könnt. Los geht's!«, rufe ich in gespielter, hoffentlich motivierender Fröhlichkeit.

Die Jungs bekommen den Auftrag, das Klassenzimmer um 10.30 Uhr so schnell wie möglich zu füllen. »Jalla, los, holt eure Kollegen, lasst uns alle Deutsch lernen!«, rufe ich ihnen zu und schicke sie los, in die Gänge des Heimes, um an die Türen ihrer Landsleute zu klopfen.

Gestern gelernt, heute vergessen

Es trudeln mehr oder weniger verschlafene Schüler im Klassenzimmer ein. Viele der Männer betreten den Klassenraum ungeduscht, unrasiert, in Badelatschen und knielangen Boxershorts, fast so, als wären sie im Urlaub, in einem panarabischen Hotel in sächsischer Winterfrische. Über die Hälfte muss ich wieder zurückschicken, da sie ihre Hefte vergessen haben. Die Deutschstunden stellen zwar das einzige greifbare und sinnvolle Entertainment dar, aber die meisten nehmen sie nicht ernst. Das Warten und ereignislose Verleben der Tage, bürokratisch und finanziell an den Ort gebunden, macht sie lethargisch. Wie es genau um ihren Anspruch an sich selbst, gepflegt und zielstrebig in ein neues Leben zu starten, steht, kann ich nur mutmaßen.

Nachdem wir uns alle wieder gegenseitig vorstellen, erkläre ich auf Arabisch das Prinzip der Konjugation, die im Hocharabischen ebenfalls existiert. Ein wichtiger Moment, der erkennen lässt, wer in der Klasse Hocharabisch spricht und in dieser komplizierten und seit Jahrhunderten unreformierten Schriftsprache denken und konjugieren kann. Ein klares Anzeichen dafür, wer Zugang zu höherer Bildung hatte und dazu meist auch aus einem gebildeten Elternhaus stammt. Drei vorne sitzende ältere Herren verstehen sofort, was ich meine. Sie beginnen, es den anderen zu erklären. Eine Diskussion beginnt, es stellt sich heraus, dass neun junge Männer überhaupt nicht verstehen, worum es gerade geht. Unter ihnen sind vier Teenager aus den irakischen Gebieten Kurdistans, aus Dörfern bei Mossul, das der IS im Frühsommer 2014 eingenommen hat. Die irakische Armee, die die Stadt beschützen sollte, streckte einfach die Waffen und desertierte. Es stellt sich heraus, dass zwei von ihnen noch nie eine Schule besucht haben und aus kleinbäuerlichen Familien kommen. Zwei andere geben an, vier Jahre lang die Dorfschule besucht, aber sich nicht so viel gemerkt zu haben. Auf Arabisch können sie gerade mal ihren Namen schreiben. Es ist ungewohnt für sie, einen Stift in der Hand zu halten.

In ihrer Heimat hätten sie Kleinbauern und Ziegenhüter werden sollen, das setzte keine großen intellektuellen Fähigkeiten voraus. Doch als der IS den Krieg in den Norden Iraks trug, standen dort alle jungen Männer vor wichtigen Entscheidungen. Sollten sie sich einer Miliz anschließen, ein paar Hundert Dollar monatlich verdienen und so versuchen, die Familie zu unterstützen? Das war eine Option, Davonlaufen die andere. Als die Kämpfe rings um ihre Dörfer immer schlimmer wurden, sammelten ihre Verwandten Geld und schickten sie los, der Zeitpunkt war günstig, die Grenzen offen. Mit großen traurigen Augen erzählt Ziad seine Geschichte. Seine Eltern haben ihn mit den Worten »Lauf los, Junge, schlag dich durch, mit Gottes Hilfe wirst du es nach Deutschland schaffen, dann holst du uns nach, so Gott will, lauf« verabschiedet.

Vor meinem geistigen Auge läuft ein Schnell-Scan der Jungs ab, ich stelle sie mir in ihrer Heimat, in heißer, ländlicher, wüstenartiger Umgebung vor. Es gab auf den Studienreisen, die ich für *Zeit*-Leser durch Syrien leitete, immer mal wieder Zwischenstopps in ärmlichen Hüttensiedlungen in der Wüste. Die Menschen lebten dort ohne Strom und ohne fließendes Wasser. Die deutschen Reisenden wollten den zahlreichen Kindern in diesen trostlosen Ortschaften oft Stifte und Malblöcke schenken, aber die Kinder riefen immer nur nach »Bonbon« oder »Money«. Im besten Fall hatten ihre Eltern einige Ziegen, die sich von trockenen Sträuchern und Müll ernährten. Als die jahrelange Dürre, die den Nordosten Syriens ab 2006 erfasste, die Bewirtschaftung der Felder unmöglich machte, wurden Millionen Menschen schon Jahre vor Kriegsausbruch zu Binnenflüchtlingen, die in die Städte drängten. Ich stelle mir vor, wie die Eltern, wahrscheinlich einfachste Menschen, ihre Söhne losschickten – damit sie zunächst einfach nur überlebten.

Doch was kann nun aus ihnen in Deutschland werden, was sollen sie arbeiten? Wie lange mag es dauern, bis diese Analphabeten überhaupt eine Schrift lernen – und werden sie dann jemals in der Lage sein, eine Ausbildung zu absolvieren? Wie toll wäre es, wenn es umgehend ein Trainingsprogramm, vielleicht von der Bundeswehr oder vom Technischen Hilfswerk, geben würde, um ihnen Straßen- und Häuserbau beizubringen und sie damit so schnell wie möglich für den Aufbau ihrer zerstörten kurdisch-irakischen Heimat zu qualifizieren. Drei Monate THW-Kurs in ihrer Sprache in sicherer, abgeschiedener und friedlicher Umgebung – dann ab mit Presslufthammer statt Kalaschnikow in die befreiten und friedlichen kurdischen Gebiete. Diszipliniert, unter der Leitung vom THW und der NGO »Ingenieure ohne Grenzen« die Länder wiederaufbauen.

Hoffentlich werden Deutschland und die EU auf die Idee kommen, solche Programme aufzusetzen. Ansonsten … wird es Jahre dauern und Unsummen verschlingen, bis alle so weit alphabetisiert und auf ein Bildungsniveau gebracht sind, das ihnen erlaubt, in unserer industrialisierten Gesellschaft einen halbwegs lohnenden Job auszuüben. Können, müssen, wollen wir das schaffen?

Hinter den vier Fellachenjungs, auf der Fensterbank, hocken fünf teils verwegen aussehende Syrer, die dem ersten Eindruck nach unsympathisch wirken. Zwei haben blutunterlaufene Augen, wie nach durchgemachten

Nächten und einigen Joints. Einer trägt eine Lederweste, ein rotes T-Shirt und unprofessionell gestochene Knast-Tätowierungen. In Syrien waren nur Christen tätowiert, und es war meist nur ein kleines Kreuz auf dem Handrücken, auf dem Arm, der Brust oder dem Rücken. Solche schlimmen schwarz-blauen Stichwerke wie bei den jungen Männern hier können nur im Gefängnis entstanden sein. Ob die Männer vielleicht Shabiha waren? Die Schläger des Regimes: Kriminelle, die vorzeitig aus der Haft entlassen wurden und dann in einem der bezahlten Schlägertrupps Assads seit Anfang des Aufstandes mit dabei waren, wenn es darum ging, prügelnd Angst und Schrecken unter den Demonstranten zu verbreiten.

Mein Gefühl sagt mir, dass mit diesen Typen etwas nicht stimmt. Diese Twens auf der Fensterbank schauen mich unverständig an. Auch sie verstehen nicht, was ich mit »ich, du, er, sie, es« von ihnen will.

Mittlerweile redet die ganze Gruppe durcheinander. Französischlehrerin Fatima bittet um Ruhe, sie will erneut erläutern, um was es denn eigentlich geht. Gemeinsam schreiben wir an die Tafel, auf Arabisch und Deutsch: »Ich heiße/ich komme. Du heißt /du kommst. Er /sie/es heißt/kommt. Wir/ihr/sie …« Ich spreche vor, und die Klasse spricht mit, doch die Chance, die Aussprache einzeln zu kontrollieren, habe ich nicht.

Mir wird klar, dass das alles so nicht gehen kann. Sechsundvierzig Menschen unterschiedlichster Bildungsniveaus in einem übervollen Raum. Wir brauchen dringend zwei Räume, und wenn das nicht geht, dann eben mindestens zwei Gruppen – eine für bildungsnähere, eine für bildungsfernere Schüler. Oder, wie es in den Berliner Hilfsgruppen so schön auf korrektem Neudeutsch heißt: eine Gruppe für Schüler mit, eine für Schüler ohne Lernerfahrung. Eine morgens, eine nachmittags. Hamid, Kamal, Elias und Fatima scheinen mir die Einzigen, die Engagement mitbringen, die ich fördern und hier rausholen, am liebsten so schnell wie möglich in eine berufsbildende Maßnahme stecken möchte.

Hamid hat eine Fachhochschule für Mechatronik besucht, er will unbedingt schnell zu Ende studieren und Werkstudent bei Mercedes, Porsche oder einem Autoindustriezulieferer bei Stuttgart werden. Ehemalige Kommilitonen von ihm hatten Glück und sind dort schon als Praktikanten tätig. Sie können auf Übernahme in Werkstudentenprogramme hoffen. Sein Bruder ist schon anerkannt, hat sogar ein Zimmer in Berlin gefunden.

Kamal, achtundzwanzig, studierter Rechtsanwalt aus dem kurdischen Qamishli und gelernter Buchhalter, hat die sauberste Heftführung von allen und merkt sich jedes Wort, das ich sage oder anschreibe. Die beiden haben zusammen mit Elias als Einzige die Hausaufgaben vollständig gemacht. Während fast alle anderen, wie von mir gefordert, mehrfach ihren Namen und einzelne Buchstaben seitenweise in ihre Hefte gemalt haben, haben die drei Jungs tatsächlich auch die von Lara-Lisa gewünschten Dankbarkeitslisten geschrieben. »Danke, Gott, dass wir in Deutschland sicher leben können, danke, Deutschland, dass wir hier Schutz und ein Haus für uns bekommen haben. Danke Gott für jede Nachricht, die wir aus der Heimat bekommen, jede Nachricht, die uns Hoffnung gibt, dass unsere Familien noch am Leben sind und wir die Hoffnung, sie bald in Syrien im Frieden wiederzusehen, nicht verlieren.« Ich muss schlucken. Die Dankbarkeitslisten der drei sind berührend. Obwohl sie nicht zuerst Deutschland, sondern vor allem Gott danken.

Ich lasse die Gruppe weiter konjugieren, dann machen wir einfache Übungen. »Er kommt aus Syrien«, »sie kommt aus dem Irak«, »wir kommen aus …« und so weiter und so fort. Nach neunzig Minuten machen wir passend zur Gebetszeit eine kleine Pause, nach der Pause haben sich die hinteren Reihen gelichtet. Dafür strömen nun neue Schüler, die den Vormittag über geschlafen, ihre Amtsgeschäfte oder Einkäufe erledigt haben, oder auch Heimbewohner, denen nun einfach langweilig ist, in die Klasse. Wir wiederholen die einfache Konjugation, sprechen minutenlang im Chor, wiederholen die Vorstellungsübungen.

Wie wird mein Lehrbuch, das ich hoffentlich bald bekomme, aufgebaut sein? Welche Wörter brauchen meine Schüler am dringendsten, um sich hier zurechtzufinden? Ich fange beim Einfachsten an: den Grundnahrungsmitteln. Wir schreiben auf Arabisch und auf Deutsch, sprechen im Chor, dann erkläre ich nach dem Beispiel der »ich komme«-Konjugation das Wort »kaufen«.

Als es gegen 17 Uhr dunkel wird und die Gruppe mir signalisiert, dass sie nun Abendessen kochen oder auf den Hügel steigen will, um Angehörige anzurufen, können alle Teilnehmer des Nachmittagskurses zumindest einen Apfel, Brot, Milch, Obst, Gemüse, Saft und Joghurt benennen und »kaufen«. »Die Hausaufgabe ist klar: alles wiederholen, bis es sitzt! Schreiben hilft beim schneller Lernen – mehr als nur die Wörter anschauen, schreibt sie wieder und wieder ab, sprecht sie laut vor euch hin! Bildet Gruppen, fragt euch ab! Wir sehen uns morgen!«

Als ich alleine im Raum stehe, befallen mich Zweifel. Ob ich hier vernünftig vorankommen werde, ob ich irgendeinem Anspruch unter diesen Umständen gerecht werden kann? Wir sind in einem Heim, alles ist neu, nichts geplant oder organisiert. Dann werden die Stunden fortan ein improvisierendes, fortlaufendes Lehrangebot, ähnlich dem Unterricht in behelfsmäßigen Lagerschulen in Flüchtlingslagern der Dritten Welt. Oft werden diese improvisierten Schulen von Freiwilligen aus Europa oder den USA geleitet. Da die Schüler nicht regelmäßig am Unterricht teilnehmen und oft wechseln, wird immer wieder Einfachstes gelehrt. Wer den Weg in den Klassenraum findet, wird, ohne dezidierten Lehrplan, seinem Niveau entsprechend beschult. Das kann auch einfach immer wieder Buchstaben oder Zahlen lernen bedeuten.

Ich finde mich damit ab, dass ich hier ebenso vorgehen muss und nur vorbereitend tätig sein kann. Trotzdem appelliere ich immer weiter an die Schüler, zu lernen. Sie können doch die ansonsten hier im Heim verschwendete Zeit nutzen! Viele können aber anscheinend nicht verstehen, warum sie jetzt schon lernen sollen. Wenn ihre Aufenthaltsgesuche anerkannt werden, sind sie ohnehin verpflichtet, an offiziellen Deutschkursen teilzunehmen und so mindestens das Zertifikat »Deutsch als Fremdsprache, Niveau B1« zu erwerben. Ich erkläre ihnen, dass meine Stunden ihnen helfen können, sich auf diesen Sprachkurs vorzubereiten und sie sicherer im Alltag werden zu lassen, und sei es nur beim Einkaufen oder Busfahren.

Wenn man den offiziellen Zahlen des Bundesamts für Migration und Flüchtlinge (BaMF) Glauben schenken darf, wird aber klar, dass viele Asylbewerber (24 Prozent) nur Grundschulen besucht haben und 8 Prozent überhaupt keine Schulbildung vorweisen können. Die 13 Prozent der Zuwanderer, die höhere Bildung genießen durften, werden hier im Heim wohl von meinen vier Vorzeigeschülern repräsentiert.

Ich setze mich hin und gestalte ein Arbeitsblatt für den nächsten Unterricht, male Nahrungsmittel und schreibe einfachste Lückensätze. Um 18 Uhr bin ich fertig, zufrieden und gehe zu den Sozialarbeitern. Ich bitte sie darum, das Blatt vierzig Mal kopieren zu dürfen. Dass Peter sofort »Keine Chance!« antwortet, halte ich zunächst für einen schlechten Scherz. Aber er begründet seine Ablehnung nachvollziehbar: Die Heimbetreibergesellschaft bewilligt nur schleppend das Geld für neue, teure Druckerpatronen, und bei dem bürokratischen Schriftverkehr, der hier zu bewerkstelligen ist, läuft man praktisch immer auf Tinten-Sparflamme. Ich soll nach Bautzen fahren, dort kopieren, oder aber meine Cousins vom Heimbetreiber bitten, mir Geld für Patronen und Papier zu senden.

»Übrigens, hier, das ist sicherlich interessant, aber ich kann da morgen nicht hin, also, wenn du nach Bautzen zum Kopieren fährst, dann schau dir das mal an«, sagt Peter und zeigt mir eine E-Mail mit der Einladung zu einer Versammlung: »Bürgeranhörung zum Thema Unterbringung von Asylbewerbern im Hotel Husarenhof« im Deutsch-Sorbischen Theater. Ich nehme mir vor, hinzugehen und zu versuchen, die Stimmung in der Bevölkerung zu ergründen und es vielleicht sogar zu schaffen, erste Kontakte für mein persönliches »Ankommen« in Sachsen zu etablieren.

Schimpfen auf die Kanzlerin

Als ich zu Hause ankomme, sitzen die heisere Lara-Lisa, unser Vermieter Willi und einer seiner Freunde aus einem benachbarten Dorf gemeinsam in der Küche. Willi hat ihr gerade die beiden Fahrräder, die wir benutzen dürfen, gezeigt – wie schön, ich freue mich, denn so werde ich es am nächsten Abend wohl zur Bürgerversammlung schaffen.

Willi und sein Freund Erich haben offensichtlich schon ein paar Feierabendbiere genossen und sind in Plauderlaune. Ihre Einladung zum Biertrinken nehme ich gerne an. Lara-Lisa hat kein Interesse, und nach ein paar witzig gemeinten, aber abfällig klingenden Bemerkungen der beiden über Abstinenzler (denen sie nicht über den Weg trauen, weil sie das Leben ihrer Ansicht nach nicht genießen) verzieht sie sich in ihr Zimmer. Der Vermieter, sein Freund und ich setzen uns in die Küche der Ferienwohnung. Klar, dass es jetzt um Politik gehen muss, die beiden haben offensichtlich einen großen Mitteilungsbedarf.

Erich kommt aus einem Nachbardorf und arbeitet seit den Neunzigern in der JVA Bautzen. Er erzählt, dass seine »Marok-Jungs« im Bau glücklich sind, »so viel nackte Weiber« wie bei uns nachts in der Glotze zu sehen sind, da bekommen »die 'ne Sehnenscheidenentzündung in beiden Händen vor Begeisterung über eure Emanzipation« und lacht. Und dann beginnt er zu schimpfen. Zunächst auf die Kanzlerin und ihre Politik der offenen Grenzen. Als Aufseher in der berühmten Justizvollzugsanstalt Bautzen wird ihm jeden Tag vor Augen geführt, wen wir hier aufnehmen und auf unsere Kosten »rundum versorgen«. Die Hälfte der Plätze in der Haftanstalt ist von Marokkanern und Algeriern belegt, die sich »zu blöde« angestellt haben und bei mehreren, meist kleineren Verbrechen wie Diebstahl oder Drogenhandel erwischt wurden.

»Denen geht es bei uns im Knast besser als in Freiheit in ihrem eigenen Land«, ist sich Erich sicher. Für ihn ist aber nicht nur die Knastunterbringung, auch die ganze »Willkommensscheiße« am Ziel vorbeigeschossen. Wer aus einem schönen Urlaubsland wie Marokko herkommt, der soll sofort zurückgeschickt werden, wer straffällig wird, soll im Steinbruch arbeiten. Es gebe viele schöne Steinbrüche in der Umgebung, leider wurden sie alle geschlossen, und leider, leider ist unsere Politik der Volksverräter der Meinung, dass man niemandem harte körperliche Arbeit zumuten kann. Zur Armee oder in den Knast in ihren eigenen Ländern kann man sie auch nicht schicken, »angeblich wegen der Menschenrechte«. »Die armen, armen Jungs«, fügt er ironisch hinzu. Stolz sagt er, dass er natürlich, wie viele hier, ein »Nazi« sei, aber im betont »nationalen« und »sozialistischen« Sinn. Das hat für ihn nichts mit »längst abbezahlter Geschichte«, Juden und Lagern zu tun, sondern nur damit, dass er seine Heimat liebt und die Regierung der eigenen Nation und ihrem sozialen Wohlergehen verpflichtet sein muss, »bevor der Rest der Welt gerettet wird«. Erich und seine Kollegen müssten nun den »Salat, den Mama Merkel« angerichtet hat, ausbaden. Die Typen sind frech, nehmen weibliche Aufseher nicht ernst, bespucken die Wärter oder randalieren wegen nichts. Sie machen Stress, wenn ihnen das Essen nicht passt oder wenn die Batterien für ihre TV-Fernbedienung leer sind.

Die offiziellen Zahlen unterstreichen seine Beobachtungen: Laut dem sächsischen Innenminister Marcus Ulbig (CDU) verübten nur 664 Nordafrikaner 36 Prozent aller 14 043 aufgeklärten »Zuwanderer-Straftaten« in 2016. 2214 Fälle von Körperverletzung und 169 Sexualstraftaten wurden verübt. Noch 2013 hatte die Polizei in Sachsen nur 25 Fälle registriert. Bei allen Straftaten stechen Algerier hervor: So seien drei Viertel aller algerischen Zuwanderer in Sachsen als Tatverdächtige aufgefallen. Im ganzen Freistaat sind 24 Prozent der Inhaftierten ausländischer Herkunft – bei nur 3,9 Prozent Ausländern in der Bevölkerung. In der Bilanz des Justizministeriums heißt es, dass vor allem Tunesier, Marokkaner, Russen und Tschechen wegen Diebstahls-, Drogen- und Betrugsdelikten sitzen würden. Im Jahr 2015 wurden laut der Erhebung des Justizministers in den zehn Haftanstalten 17 Attacken auf Wachpersonal registriert, 83 Körperverletzungen und Schlägereien wurden unter Gefangenen angezeigt.

Erich meint, das seien »alles Jungs wie die in Köln«, und spielt auf die Übergriffe der Silvesternacht an. Offensichtlich Kriminellen würde der deutsche Steuerzahler »Urlaub in unserem schönen Knast mit Rundumversorgung« finanzieren.

Was ich von Marokko und den Marokkanern weiß, fragen Willi und Erich. Ich erkläre, dass es ein schönes Land ist, in dem man als wohlhabender Europäer auch wunderbar urlauben kann. Das heißt aber nicht, dass jeder Berber in seinem Bergdorf einer prosperierenden Zukunft entgegenblickt. Analphabetismus ist besonders bei der ländlichen Bevölkerung weitverbreitet, und es gibt riesige bergige Regionen im Land, dazu noch viele vorstädtische Slums, die als unterentwickelt und sehr arm gelten. Da auch das Wissen um Verhütung mit dem Bildungsgrad einhergeht, gibt es viele arme kinderreiche Familien, die sich nicht um alle Kinder gut kümmern können. Wenn es Mädchen sind, bemühen sich die Eltern darum, sie früh zu verheiraten. Sind es Jungs, für die kein Geld mehr da ist, werden sie oft einfach weggeschickt, oder sie laufen weg, in die großen Städte wie Marrakesch, Tanger und Casablanca. Haben sie dort genug vom elenden Leben als Kleinkriminelle oder Haschisch-Dealer für Touristen, den Schlafplätzen in den Straßen, auf Baustellen oder Müllhalden, versuchen sie, sich nach Europa durchzuschlagen, erläutere ich den beiden. »Beziehungsweise wollten ›die‹ es eigentlich immer nur nach Spanien oder Frankreich schaffen, bevor die Spanier begonnen haben, nicht nur ihre Enklaven in Marokko, sondern vor allem ihre Seewege gegen illegale Immigranten gut zu sichern«, füge ich noch hinzu.

»Na siehste, ›Festung Europa‹, wie es die Pegida und die AfD fordern, geht also doch!«, ruft Erich. Dabei sind sie überhaupt keine »alten braunen Nazis«, dieses ganze »Sachsen sind Nazis«-Gequatsche gehe allen hier ziemlich auf den Geist. Niemand hat etwas gegen Frauen und Kinder als Kriegsflüchtlinge, rufen beide zeitgleich aus. »Für die muss man die Grenzen öffnen, aber dann wieder zumachen, sonst passiert das, was gerade hier passiert.«

Als ehemalige DDR-Bürger waren Willi und Erich früher Grenzsoldaten. Ihnen geht nicht in den Kopf, dass manche Politiker behaupten, dass es nun plötzlich unmöglich sein soll, die Grenzen zu schließen. »Natürlich kann man Grenzen sichern. Zu Polen. Zu Tschechien. Einfach wieder Grenzer an die Straßen stellen, alles, was reinkommt, kontrollieren«, konstatiert Erich. Seiner Meinung nach hat die Kanzlerin ihren Namen nicht verdient, wer offene Grenzen veranlasst, ist fremdgesteuert, vom Ami oder von den Saudis oder sonst wem. Für ihn steht fest, dass Merkel ihr Volk verraten hat, damit sie »später mit ihrem Friedensnobelpreis« UN-Chefin werden kann. »Aber wir kleinen Leute hier, wir kriegen immer noch mehr Probleme aufgebrummt, dabei haben wir es nach der Wende schon alle schwer genug gehabt. Und viele, viele, die wir kennen, haben den Sprung in die neue Zeit nicht geschafft, weißte, wie wenig Rente die bekommen?«, fragt er mich. Es sei eine Schande, für Deutsche ist kein Geld da, aber für das »Gesocks«. Immerhin kostet ein Tag im Knast den Steuerzahler 180 Euro, um die »alle unterzubringen, mit ihrer islamischen Nahrung und dem Gebete«.

Erich braucht einen großen Schluck Bier, um seinen Ärger runterzuspülen. Er doziert noch über »den Sumpf Berlin«, und dass das ganze »Politikerpack« schon lange keine Bodenhaftung mehr hat.

In Gedanken reise ich ins Berliner Regierungsviertel. Im teuren »Café Einstein«, wo es keine Kaffeespezialität unter vier Euro gibt, dem Tagessatz eines Hartz-IV-Empfängers, kann man mittags viele Politiker beim Lunch beobachten. Ja, wer ständig nur erster Klasse reist, Chauffeure beschäftigt und 17 Euro für einen Salat mit frisch gebratenem Thunfischsteak als Vorspeise bezahlen kann, hat vielleicht die Bodenhaftung verloren. Aber sind die Volksvertreter deshalb gleich fremdgesteuerte Volksverräter? Ich frage mich, woher Erich diese eigenartigen Begriffe hat und ob in Sachsen alle so denken.

Zum Abschluss unserer engagierten Diskussion zeigt

mir Gefängniswärter Erich noch ein paar »lustige« Hitler-Bilder, die er »immer« von »irgendwem geschickt« bekommt. Eines zeigt den Führer mit einem diabolischen Lächeln: »Na, vermisst ihr mich?«, steht in Frakturschrift unter dem Bild. Er amüsiert sich über meine Schreckreaktion, dann verabschiedet er sich. Vermieter Willi lässt mir noch ein warmes Bier da und wankt in seine Wohnung.

Ich fahre meinen Computer hoch und gehe auf Facebook. Gibt man »Bautzen« ins Suchfenster ein, erscheint nicht nur das lokale Willkommensbündnis »Bautzen bleibt bunt«, allerlei geschlossene Gruppen mit Namen wie »Bautzen sieht rot«, »Widerstand Sachsen«, »Sachsen steht auf« werden angezeigt. Es gibt »Bürgerbewegungen«, aber auch »Bürgerwehren«. Dazu auch gleich mit einer konkreten Forderung als Namen: »Merkel muss weg«. Ich sende allen Gruppen Beitrittsanfragen, um mir ein besseres Bild machen zu können.

»Ich kann mit solchen Typen wie dem Willi und diesem Erich nicht«, höre ich meine Kollegin aus dem Nebenzimmer krächzen. »Ich kenn nicht einen solchen in Berlin, und ich will die auch nicht kennen. Und jetzt stinkt alles nach Bier. Kannste nächstes Mal mit deinen neuen Freunden woanders trinken gehen?«, meckert sie.

Was man nicht alles melden müsste

Die kommenden Heimtage im »Haus am Wald« beginnen mit ähnlichen Problemen wie die ersten Tage. Morgens schlafen die Schüler lange, die Küche ist verwüstet. Es ist immer das gleiche Bild, wenn ich um kurz vor neun das Heim betrete. Meine Kollegin bleibt vorerst krank daheim. Der neue Sicherheitsdienst – zwei gestandene, vollbäuchige Männer zwischen fünfunddreißig und fünfzig und eine kleine und mütterlich wirkende Frau um die fünfundfünfzig – beklagt, dass es in einem »bereits aktenkundigen Zimmer« wieder »Party bis 3 Uhr morgens gegeben« habe. Wodka- und Bierflaschen seien gefunden worden, bei lauter Musik wurde im Zimmer geraucht. Natürlich ist Alkohol, wie in allen Heimen, verboten, ebenso wie das Rauchen, was, wenn es aus dem Fenster heraus geschieht, hier aber stillschweigend geduldet wird.

Hausmeister Michael kommt aufgeregt auf mich zu. Er hat mitbekommen, dass ein stadtbekannter Pädophiler sich auffallend um die Familie Mohsen, die hübsche junge Witwe mit den vier Kindern, kümmern will. Der Typ hat sie mit den Kindern auf dem Weihnachtsmarkt angesprochen und fährt seitdem manchmal hier vorbei. Michael weiß, wovon er spricht, sein Kind war im Schwimmverein, als er als Trainer das erste Mal auffällig wurde. »Der kriegt jetzt 'ne polizeiliche Verfügung, der darf sich hier nicht mehr nähern!« – ein Problem mehr, das man nicht haben möchte.

Vor dem Sozialarbeiterbüro hat sich, wie immer um diese Uhrzeit, die übliche Menschentraube versammelt. Antje erzählt mir, dass manche offiziell – mit Residenzpflicht! – angemeldete Bewohner sich nur einmal pro Monat, am Zahltag, blicken lassen und längst woanders wohnen. »Müsste man eigentlich melden«, sagt sie ein wenig nachdenklich, »offiziell müssen die sich bei uns abmelden, wenn sie mal woanders schlafen oder verreisen wollen. Und wir müssen die Abwesenheit eigentlich dem Ausländeramt melden. Aber wir wollen hier keinen Ärger, und wem kann man es verübeln, lieber bei Freunden oder Angehörigen als hier wohnen zu wollen?«, zeigt sie sich verständnisvoll. Ob sie sich auch darüber Gedanken macht, dass die hiesigen Bewohner nicht nur hier, sondern noch in vielen anderen Heimen unter anderen Namen angemeldet sein könnten?

Die Vormittags- und die Nachmittagsklasse

Um 10.30 Uhr kann der Unterricht starten. Hamid, Kamal und Elias warten seit 10 Uhr mit ihren aufgeschlagenen Heften. Als noch der Kurde Dilman dazukommt, beginnen wir. In einer Stunde bekommen wir eine leichte Konversation in Gang. Die vier sind lernbegierig, merken sich jedes Wort und notieren alles sauber. Hamid fragt mich nach Fachvokabeln für Mechatronik. Kamal möchte wissen, wie er seine Ausbildung zum Buchhalter hier anerkennen lassen kann. Er hat sich wohl damit abgefunden, dass er trotz kompletter schriftlicher und digitaler Dokumentation seines syrischen Jurastudiums hier nie als Anwalt arbeiten können wird.

In ihrer Freizeit haben sich die Jungs ein wenig deutsche Grammatik mit ägyptischen YouTube-Lehrvideos beigebracht und wollen nun wissen, was der Akkusativ ist. Ich bitte die drei, so lange zu warten, bis die Lehrbücher kommen, es würde kaum Sinn machen, jetzt hier einfach so mit der Erläuterung der Fälle zu beginnen. Vor allem auch deshalb, weil ständig neue Schüler hereinkommen, die ich stets mit »Guten Tag, wie heißen Sie, woher kommen Sie?« begrüße. Die meisten haben die am Vortag gelernte Begrüßungsfloskel längst wieder vergessen. Bis 12 Uhr ist die Gruppe auf dreißig angewachsen, viele neue Gesichter, nun ist nichts anderes mehr möglich, als die Schüler Namensschilder schreiben zu lassen und »Guten Tag, ich heiße Mohammad/Ahmad/Fatima. Wie geht es dir/Ihnen?« zu üben.

Die bald nachlassende Konzentration der Schüler hilft mir dabei, die Schüler in eine Vormittags- und eine Nachmittagsklasse einzusortieren. Um 13.30 Uhr tritt bei vielen, die natürlich noch nicht gefrühstückt haben, Erschöpfung ein, sodass ich bis 14 Uhr Pause machen lasse, damit sie in der blitzsauber geputzten Küche wüten können. (Mittlerweile kommt täglich eine professionelle Reinigungskraft, was Hausmeister Michael natürlich schrecklich ärgert, da es seiner Meinung nach ein »Zeichen in die falsche Richtung« ist.)

Um 14 Uhr stehen dann schon wieder neue Schüler vor der Tür, diejenigen, die bereits in der Vormittagsklasse waren, setzen sich oder hocken sich wieder auf den Boden und wiederholen so oft »Guten Tag, mein Name ist …«, bis es sitzt. Insgesamt sind nur vier Frauen dabei, vier weitere, die an zwei Tagen gekommen waren, sittsame Teenager mit weißen Unter- und schwarzen Oberkopftüchern, lassen sich nicht mehr blicken. Mustafa, ein gut aussehender Damaszener Anfang zwanzig, der neben seiner hübschen, ebenso brav bedeckten angehenden Verlobten, siebzehn, sitzt, erklärt mir, dass zwei Frauen wegen eines Kursteilnehmers nicht mehr kommen wollen. Sie seien belästigt worden und möchten sich von den »nicht guten« Männern fernhalten. Die anderen beiden müssen auf die Kinder aufpassen, keine Zeit für Deutschunterricht.

Die Frauen hatten sich große Mühe bei der Schreibschrift gegeben und waren um saubere Aussprache bemüht. Was, wenn sie mit ihren Ehemännern so schnell wie möglich ins Ruhrgebiet oder nach Berlin-Neukölln ziehen, wo sie in syrischen, palästinensischen, libanesischen Geschäften einkaufen können, arabische Nachbarn haben und keine Berührungspunkte zu Deutschland oder der deutschen Sprache? Leben diese Frauen jetzt schon den Beginn der nächsten Parallelgesellschaft? Doch es ist keine Zeit, um sich um jede Einzelne zu sorgen.

Die Schulstunden vergehen wie im Flug. Es ist schön zu sehen, wie nach Dutzenden Wiederholungen den Schülern immerhin die leichten Vorstellungssätze gut über die Lippen gehen. Der nächste Schritt kann folgen: »Er kommt/sie kommt; er/sie heißt; ihm/ihr geht es gut/nicht gut.« Nach kurzer Erläuterung auf Arabisch sprechen die Schüler munter vor sich hin. Es scheint ihnen Spaß zu machen, sie korrigieren sich schon gegenseitig, es wird viel gelacht. Wenigstens etwas!

Trotzdem geben mir die riesigen Unterschiede im Bildungsniveau zu denken. Vielleicht ist es ganz gut, dass wir noch keine Lehrbücher haben, sonst würden die Analphabeten wahrscheinlich gar nicht mehr kommen. Oder – sollte ich versuchen, die Analphabeten gesondert in einer Klasse zu unterrichten? Aber wie sollte der Unterricht zeitlich ablaufen? Die Klasse mit schulischer Vorbildung ab 10 Uhr, die Bildungsfernen ab 14 Uhr?

Brüllende, besorgte Bürger

Ich fahre nach Bautzen, in die historische Hauptstadt der Sorben. Seit Jahrhunderten sind die Sorben in der Region ansässig, in der NS-Zeit wurden sie zwangsgermanisiert, konnten ihre Sprache und ihre Traditionen dennoch bis in die heutige Zeit retten. Noch leben rund 60 000 von ihnen in Deutschland, in der Lausitz stellen sie in manchen Gemeinden 12 Prozent der Bevölkerung. Alle Straßenschilder hier sind zweisprachig, es gibt sorbische Traditionsvereine und Schulen. Trotzdem läuft längst nicht alles friedlich und geregelt ab. Immer wieder kommt es zu Anfeindungen und Angriffen gegen sorbische Jugendliche. Diese Attacken gehen von Beschimpfungen und Pöbeleien bis hin zur Zerstörung von sorbischen Kruzifixen und dem Übersprühen der sorbischen Ortsbezeichnungen auf Straßenschildern, manchmal auch mit Hakenkreuzen. Mittlerweile ermittelt das Operative Abwehrzentrum (OAZ), die in Sachsen für extremistische Gewalt zuständige Polizeieinheit, da sogar vermummte Gruppen gezielt an Treffpunkten der sorbischen Jugend auflauerten.

Sollte die Bundespolitik angesichts dieser regionalen Besonderheiten den »Königsteiner Schlüssel« für diesen Landstrich, in dem sogar die eigene, jahrhundertealte Minderheit angegriffen wird, aussetzen – zumindest, bis die Polizei und die Geheimdienste die Gewaltbereiten unter Kontrolle haben? Selbstverständlich wäre das ein Zeichen in die falsche Richtung – vielleicht könnte der Landkreis oder der gesamte Freistaat Sachsen aber so dem hohen Aufkommen ausländerfeindlich motivierter Gewalt vorerst Einhalt gebieten.

Der Bürgerdialog im Deutsch-Sorbischen Theater

Das Landratsamt Bautzen hat in das Deutsch-Sorbische Theater geladen. In der historischen Institution zur Pflege der deutsch-sorbischen kulturellen Beziehungen soll mit Anwohnern und Bürgern über das Asylbewerberheim, das im neu verpachteten »Hotel Husarenhof« entstehen soll, gesprochen werden. Das geplante Asylbewerberheim liegt unweit des Theaters, es grenzt an einen Parkplatz und ist in einer recht guten Wohngegend gelegen. 300 Geflüchtete sollen darin unterkommen.

Im Theater sind alle Sitzplätze besetzt, auch in den Gängen und auf den Treppen stehen Menschen. Es sind über 450 Bürger im Saal, ihr Gemurmel bildet eine Grundrauschkulisse. Auf der Bühne sitzen der parteilose Oberbürgermeister Alexander Ahrens, der Leiter des Ausländeramtes Lars Eibisch, Udo Witschas von der CDU, als Beigeordneter im Landratsamt, und Sven Forbriger von der Polizeidirektion Görlitz.

Herr Witschas vom Landratsamt rechnet damit, auch 2016 wieder genauso viele Asylbewerber wie im Vorjahr – 2400 Menschen – aufnehmen zu müssen. Geeignete Objekte zu finden ist schwer, man ist dankbar für den »Husarenhof«. Der Polizeivertreter betont, »gut aufgestellt« zu sein. Rings ums Heim wird natürlich Streife gelaufen, und man will »engen Kontakt« zur Heimleitung halten.

Der Ton auf der Bühne soll beschwichtigend wirken, doch die Statements der Politiker, die Daten und Fakten erscheinen dem Publikum zu pauschal. Die Bürger haben sehr viele Fragen zum »Asylheim«, wie Asylbewerberheime hier genannt werden. Auf die meisten Fragen haben sie auch schon Antworten, es sind rhetorische Fragen, die dazu dienen, sich in Rage zu reden. Denn die Bautzener sind besorgt und legen in einzelnen Wortmeldungen ihre Gedanken- und Angstwelten dar. Sie haben Angst, dass vor allem Männer wie »die aus Köln« ihre Nachbarn werden. Sie fürchten sich vor einer Riesengruppe brutaler Krimineller, durchsetzt von Extremisten, Terroristen und Kriegsverbrechern aller Couleur. Kaum ist eine Wortmeldung beendet, rufen und pöbeln die Gäste mit lauter Stimme ihre Ängste auch ohne Mikrofon in den Saal. Die Stimmung wirkt gereizt, angespannt, explosiv.

»Das ist doch logisch, dass Menschen aus dem Krieg den Krieg mit sich tragen und weiterführen, wenn sie alle hier auf einem Haufen sind!«, wirft ein Mann ein. »Die wenigsten sind echte Syrier!« Ein circa Zehnjähriger grölt: »Jahaha, Pass-Syrier sind se jetzt alle!« Sein Vater klopft ihm laut lachend auf die Schulter. Andere rufen dazwischen: »In der Türkei und in Marokko ist kein Krieg!« Und: »Schickt se zurück!«

Die junge Frau, die das Mikrofon hin und her tragen soll, kommt nicht mehr hinterher, es sind zu viele Wortmeldungen. Der Geräuschpegel ist enorm angestiegen, der Stimmung nach müssten bald faule Tomaten auf die Bühne fliegen. Die Podiumsteilnehmer lehnen sich zurück, um Gelassenheit zu demonstrieren. Doch sie wirkt aufgesetzt, als wollten sie ihre Unsicherheit überspielen und auch das sicherlich sehr unangenehme Gefühl, hier für Merkels Alleingang der offenen Grenzen geradezustehen.

Eine Frau hat Angst, dass die Polizei bei 300 Menschen ihrem versprochenen »flexiblen Einsatz« und »unangekündigten Kontrollen« im Gebiet rings ums Heim nicht nachkommen können wird. Denn schließlich wird es bald zwanzig Heime in der ländlichen Gegend, aber nicht mehr Polizisten geben. Daraufhin mahnt der Polizeivertreter alle anwesenden Bürger zur »konstruktiven Mitarbeit« und zum Melden von Vorfällen, aber auch, »damit es gar nicht so weit kommt«, zum Melden von »allem, was komisch oder verdächtig scheint, auch Asylanten-Ansammlungen«. Man müsse nun in dieser Situation, da die Politik das Heim verordnet hat, umso mehr zusammenhalten.

Ein Anwohner ist der Meinung, die Asylbewerber würden sich bestimmt auf dem kleinen Spielplatz sammeln, dort Alkohol trinken und danach Frauen anmachen. Das hätten schon deutsche Halbstarke gemacht, die hat er aber erfolgreich vertrieben. Gegenüber einem Dutzend Marokkaner fühlt er sich jedoch wehrlos. Zwischenrufe. »Also, ich lass meine Kinder da nicht mehr spielen, das ist vorbei!«, »Is' doch nur eine Frage der Zeit, bis da was passiert«, und »Wenn das so weitergeht, dann müssen wir auswandern, aber wohin denn nur, wenn wir hier aus der Heimat vertrieben werden, von denen, und uns die Regierung nicht schützen kann oder will!«

Doch nicht alle schreien nur spontan-panisch durcheinander. Ein Redner hat sich schon vorher etwas überlegt: den Bau eines Zauns, der das Hotel von dem Einkaufsplatz und dem Spielplatz trennt. »Ja, aber raus ausm Heim können se, wann und wie sie wollen, oder? Dann bleibt ja die Bedrohung bestehen!«, echauffiert sich eine Frau. Das LKA habe auch einen Zaun vorgeschlagen, meldet der Moderator, allerdings sagt er nicht, um wen vor wem zu schützen. »Dann auch einen Zaun um den Spielplatz, mit festen Schließzeiten!«, »Tun Sie es für unsere Kinder!«, überschlägt sich eine hysterische Frauenstimme.

»Schließzeiten«. Dieses Wort weckt Assoziationen in dieser Stadt. Denn Bautzen ist seit über hundert Jahren ein Gefängnisstandort. Zu Kaisers Zeiten gebaut, lief der Knast unter Erich Honecker auf Hochtouren, und er hat auch die Wendezeit überlebt. Eine seltene Kontinuität in den neuen Bundesländern. Seit einem Jahrhundert prägen natürlich auch Gefängnisbeamte das Leben in der Stadt. Jeder ist mit jemandem verwandt oder kennt jemanden, der sein Geld durch das Gefängnis verdient. Verändert das die Menschen auf Dauer oder über Generationen, wenn sie den ganzen Tag streng, kontrollierend und disziplinierend auftreten müssen? Der Ruf nach Schließzeiten, nach einem Zaun, deutet darauf hin. Gefängniskultur.

Der Polizeivertreter müht sich nun, deeskalierend zu wirken, und erklärt, den LKA-Empfehlungen nachkommen zu wollen. Er betont, dass »nur 10 Prozent der Ausländer in den umliegenden Heimen bislang straffällig« geworden sind. Der Halbsatz, dass sich »90 Prozent an unsere Gesetze halten, wie Sie der Presse entnehmen können«, geht im aufbrausenden Gebrüll der Bürger fast unter. Dass sich die Polizeistation direkt um die Ecke des Hotel-Heims befindet, will niemand mehr hören.

Jetzt richten sich die Rufe der Menschen, einem verbal angefixten Mob im edlen Theatersaal, der der Kunst und der Völkerverständigung gewidmet ist, gegen die Lügenpresse und gegen Staatsanwälte, die angeblich zig »Ausländerverbrechen« nicht ahnden. Mit der Information, dass zwar 76 Prozent Männer, insgesamt aber 50 Prozent der Heimbewohner Familien sein werden, kann der Polizeisprecher das Publikum kurz beruhigen. Eine Friseurin kündigt trotzdem wutentbrannt an, ihren Salon mit einer Angestellten nahe des »Husarenhofs« schließen zu werden, da die Bedrohung wächst und es »klar« ist, dass die Angestellte da irgendwann zum »Opfer« wird. Und Kunden hätten dann auch »berechtigte« Angst, den Weg zum Salon entlangzugehen, direkt am Heim vorbei. Dabei zahle sie als mittelständige Unternehmerin doch hier die Steuern, und nicht »die Scheinasylanten«!

Die nächste Rednerin pflichtet ihr bei. Die Anmachen und Diebstähle seien jetzt schon so bedrohlich, dass unmöglich weitere Fremde dazukommen könnten. Wenn sie abends die Kasse in ihrem Schuhladen abrechnet, kommen »die« einfach ins Geschäft, stellen »ihre ollen Latschen ins Regal« und gehen mit neuen »einfach raus«. Die Besucher des Theatersaals toben, viele nicken demonstrativ, winken ab, stehen auf, fuchteln mit geballten Fäusten, stoßen Schreie oder Beleidigungen gen Bühne aus.

Der Moderator versucht zu beschwichtigen. »Liebe Bautzener, es ist ja nicht so, dass man sich wegen 300 neuer Nachbarn nur noch bewaffnet aus dem Haus trauen kann.« Lautes, höhnisches Gelächter: »Doch!«; »Na klar, was denken Sie?«; »Wir Verkäuferinnen haben alle schon Pfefferspray«, wird aus dem Publikum geschrien. Die Forderung wird laut, dass, wenn »so was« wie in Köln passieren würde, »alle abgeschoben werden« müssten, ein Mann mokiert sich, da er als Besitzer eines Mietshauses nun mit bis zu 70 Prozent weniger Einnahmen rechnen müsse, ein »Fakt«, denn »niemand« wolle mehr hier wohnen. Es kommt mir unwahrscheinlich vor, dass er das, zwei Monate vor dem geplanten Einzug der Asylsuchenden, so sicher wissen kann.

Eine junge Frau ist um die lokale Jugend besorgt, die ohnehin keine Chance hat, nun aber noch dic Eritreer, zu 45 Prozent Analphabeten (die offizielle Zahl lautet: zwischen 30 und 35 Prozent), hier durchgefüttert werden müssen. Und was passiert überhaupt, wenn Dresden wieder unter Hochwasser steht und man auf die Schnelle 200 000 Deutsche, Sachsen (!), erst mal retten und unterbringen muss und alles ist voll mit »denen«?

Man merkt den Anzugträgern auf dem Podium an, dass ihnen die Vorwürfe unangenehm sind, ihnen die richtigen Worte und anscheinend auch die passenden Argumente zur nachhaltigen Beruhigung aber fehlen. Der Polizeivertreter biedert sich nun für die große Politik fast entschuldigend an. Er erklärt, er wäre privat und dienstlich froh, wenn Frau Merkel einen anderen Kurs fahren würde. Da das Objekt aber 300 Menschen vertrage und die Politik diesen Standort bestimmt hätte, müsse es nun so auch kommen. Vielleicht wäre es an dieser Stelle gut und wichtig gewesen, zu erwähnen, dass der Bund dem Landkreis monatlich 670 Euro pro Asylbewerber zahlt, dass der Leerstand minimiert und der Einzelhandel angekurbelt wird und Kindergärten und Schulen nur durch den Zuzug erhalten bleiben können. Doch um Geld, um tatsächliche Fakten, geht es hier schon längst nicht mehr. Die brüllenden Bürger sind einfach wütend. Nun richten sich die Rufe gegen den Bürgermeister: Wer ihn gewählt habe – die Asylanten? Warum man sich auf diese Ausländer einstellen müsse? Warum sie nicht »zu disziplinieren« seien, will ein Mann mit hochrotem Kopf wissen.

Disziplinieren. Das, was Hausmeister Michael und ich denken, wenn wir die alltäglichen Verwüstungen in der Heimküche sehen, was ich mir für meine Schüler wünsche, die mittags in den Unterricht schlurfen. Aber wie soll das gehen? Durch ehrenamtliche Knast-Wärter, die in ihrer Freizeit ihren Kulturbegriff durch Disziplinieren weitergeben wollen? Durch die Polizei oder militärisch gar? Eigentlich warte ich nur auf den Zwischenruf, der große Stasi-Knast Bautzen II, der in der gesamten DDR berüchtigt war, solle wiedereröffnet werden, diesmal aber als Disziplinierungsanstalt für Ausländer.

Wieder gibt ein Gast einen »Fakten«-Kommentar von sich: Er behauptet, dass in Berlin 61 Prozent der Intensivtäter orientalische Männer sind – »Fakt«. In Statistiken zu jugendlichen Intensivstraftätern erscheinen seit mehreren Jahren tatsächlich erschreckende Zahlen: Um die 80 Prozent dieser Tätergruppe hat einen vornehmlich türkischen oder arabischen Migrationshintergrund. Der Kommentierende behauptet, es existiere eine Parallelgesellschaft der Gastarbeiter, die ihre kriminellen Großfamilien nachgeholt hätten. Aus den Fehlern der Vergangenheit müsse man doch lernen. Man kann doch nicht die »Wirtschaftsschädiger und die Frauen- und Kinderschänder hier reinstecken«. Ob die da oben wollen, dass es hier durch Multikulti genauso kaputtgeht wie in Westdeutschland. Ich schrecke auf: Ist diese Meinung landläufig? Sehen Sachsen oder Ostdeutsche den wirtschaftlich so viel machtvolleren Westen als »durch Multikulti kaputt gemacht« an? Der Moderator versucht, diese Politiker- und Menschenbeschimpfung nach zweieinhalb Stunden elegant zu beenden. Er kündigt an, dass es weitere »Bürgerdialoge« geben wird, dass die Stadt versuchen wird, alle Betroffenen so früh wie möglich in geplante Entscheidungen einzubeziehen. Das Wort »Bürgerdialoge« zieht besonderen Zorn auf sich, die Anwesenden scheinen an diese Form des demokratischen Austauschs nicht zu glauben. Sie kommentieren unisono mit höhnischem Gelächter.

Sichtlich erschöpft versucht der Moderator gegen die Pöbeleien weiterhin politisch korrekt und optimistisch anzukommen: Er betont, dass das Heim in zwei Monaten eröffnen wird, und ruft die Anwohner dazu auf, sich ehrenamtlich zu engagieren, denn auch das kann ein Weg sein, auf die Entwicklungen mit den neuen Mitbürgern einzuwirken. Jeder kann sich auch jetzt schon informieren und vielleicht sogar in einem anderen der sechzehn umliegenden Heime aktiv werden.

Selbstverständlich wird dieser Versuch eines versöhnlichen Abschlusssatzes mit Gelächter und Buhrufen quittiert. Ein kleiner Sprechchor skandiert spontan: »Disziplin, Disziplin, Disziplin!«, unterbrochen von einem lauten Zwischenruf: »Ach ja, die sechzehn Heime, was kosten die uns Steuerzahler denn bis jetzt, hier im Landkreis?« – »Also hören Sie bitte, der Landkreis bekommt das Geld vom Freistaat rückerstattet, und der bekommt sein Geld vom Bund, also es sind nicht – ich betone –, N I C H T Ihre Gelder, die hier für die Unterbringung von Fremden ausgegeben werden, haben das alle verstanden?! Dann machen wir hier für heute Schluss, und ich danke Ihnen für Ihr Engagement!«

Die Veranstaltung ist beendet, trotzdem verlassen

viele ihre Plätze nur widerwillig, schimpfen vor sich hin oder diskutieren lautstark mit ihrem Sitznachbarn weiter. Hier muss noch viel Wut artikuliert werden, am 26. Januar 2016, zwei Monate bevor die »schmutzige, höchst kriminelle Scheinasylantenflut«, angezettelt von Merkel und »den weltfremden Volksverrätern in Berlin, direkt vor meiner Haustür ausgekippt wird«, sagt mir ein fremder Mann beim Rausgehen und fügt noch hinzu, dass er vorgesorgt hat, er hat eine Waffe, denn schließlich ist er nicht blöd.

Vor der Tür des Theatersaals geht die Diskussion aufgeregt weiter. Ein vielleicht Mitte Vierzigjähriger mit einem »Wir sind Deutschland«-Button am Revers spricht mich an. Wenn ich Interesse am Thema, an Deutschland habe, soll ich sonntags in der Altstadt, am Kornmarkt vorbeischauen. Dort kommen Bürger unter dem Motto: »Nicht ganz rechts, nicht ganz links, nicht ganz Gutmensch, nicht ganz Pack«, zusammen und jeder kann, wie bei den Pegida-Versammlungen, auf der Bühne seinem Unmut Luft machen. Aber eben ohne gleich Pegida zu sein. Ich gebe an, neu als Lehrerin in Bautzen zu sein und Interesse an der noch offenen Heimleiterstelle für den »Husarenhof« zu haben. Er blinzelt mich an: »Damit werden Sie kein Glück haben«, flüstert er fast verschwörerisch, »keiner kann sich vorstellen, dass das Ding tatsächlich aufmacht.« Er hat da so ein Gefühl, das letzte Wort ist sicher noch nicht gesprochen.

Eine Mittdreißigerin, die auch ein Informationsblatt von »Wir sind Deutschland« in der Hand hält, spricht mich von der Seite an. Sie fragt mich, ob ich aus Sachsen komme, scheint die Antwort aber schon zu wissen. Sie stammt auch nicht von hier und will sich ein wenig austauschen, zu viele hässliche Gefühle, zu viel Fremdschämen stand da gerade im Raum. Wie treffsicher sie mich aus der Menschenmenge heraussortiert hat. Falle ich unter Sachsen auf? Wirke ich als Einzige verwundert statt wütend? Ist es meine Kleidung?

Ich schaue mich um. Ausnahmslos alle Frauen, die keine Wollmützen tragen, haben praktische Kurzhaarfrisuren mit mindestens zwei intensiven Farbtönungen, oft auf der längeren Seite der schräg geschnittenen Frisur. Meine Haare sind einfarbig in einer natürlichen Farbe, halblang, geföhnt. Ich trage Parka statt dicker grellbunter Daunenjacke. Festes Schuhwerk statt Turnschuhe. Winterliche Stoffhose statt Leggings.

Es tut gut, mit einem Menschen aus meiner Welt zu plaudern. Die Eltern der Frau sind vor zehn Jahren als Unternehmer hergekommen, seit vier Jahren wird ihre Arbeitskraft im Betrieb gebraucht. Ursprünglich aus Hamburg stammend, habe sie lange mit den Sachsen gefremdelt. Fast, so dachte sie, hätte sie sich eingelebt, aber die Veranstaltung und die salonfähige Fremdenfeindlichkeit hätten sie schockiert, obwohl sie schon vorher, seit dem Beginn der Flüchtlingswelle, gespürt hat, dass die Bevölkerung hier nicht »auf den Willkommenszug aufspringen« wird. Dabei hat sie eigentlich, logischerweise, historisch bedingt, Solidarität mit dem syrischen Volk, das sich eines vermeintlich sozialistischen Diktators zu entledigen versucht, erwartet. Als weltoffene Hanseatin hat sie sich an vieles gewöhnen müssen. An die andere Kultur, die sie kaum zu entdecken vermag, weil sich diese »Kultur« für sie nur durch warmes Bier und die Verschlossenheit der Sachsen darstellt. Sie erklärt, dass sie die Einwohner als misstrauisch empfindet, und dass sie als Liebhaberin der klassischen Kultur alles Mögliche, was eine hoch- und auch multikulturell geprägte Stadt wie Hamburg anbietet – und somit ihre Bewohner und auch die Gäste prägt –, schmerzhaft vermisst. Trotz der schönen sächsischen Landschaft sind viele Kurzurlaube ihre Lösung, am Wochenende verlässt sie Sachsen immer, als Single will sie keinen Mann von hier kennenlernen.

Das lokale Rechts-Außen in den sozialen Medien

Ich fahre zurück nach Tipschitz und versuche, den Kopf freizubekommen. Was habe ich da gerade erlebt? War das eine Versammlung von aufgedrehten Locals, die Xenophobie als eine Art Volkssport betrachten? Lautstarke Panikmache als eine Art Dichterwettstreit, um sich in der Gemeinschaft zu profilieren? Woher kommt diese riesige Angst vor dem Fremden?

Kein einziger Gut- oder Christenmensch ist aufgestanden, nicht ein Gast hat versucht, der Panikmache zu widersprechen. Gibt es sie hier nicht, die »Bunten«, die Freunde des Multikulturellen, die Mitmenschen, die wenigstens syrischen Familien helfen wollen? Haben die Menschen so wenig Vertrauen in den Staat und in die Polizei, dass sie sich – von wem auch immer – verrückt machen lassen, nur weil der Ausländeranteil von 1,9 Prozent auf 4,4 Prozent angestiegen ist? Und warum schimpfen die Bautzener, wie auch Pegida, auf die »Lügenpresse«? Wer ist in ihren Augen die »wahre Presse«?

Fragen, auf die ich nur dann Antworten finden kann, wenn ich mich unter die Leute mische. Zu Hause angekommen, stelle ich eine Anfrage an den einzigen Sportverein in meinem Dorf. Und ich schaue wieder bei den sozialen Medien ins lokale Rechts-Außen rein. Viele Gruppen haben meine Beitrittsanfragen angenommen, so kann ich nun mitlesen, worüber sich Teile der hiesigen Bevölkerung austauschen. Über Facebook kündigen sächsische »Widerstandsgruppen« für die kommenden Wochenenden in allen kleinen Dörfern Demonstrationen, Kundgebungen und Spaziergänge gegen die »Asylantenflut« an. Gegen »Umvolkung« und »Scheinasylanten«, »Flüchtilanten« und »Kulturbereicherer«. Auch die Veranstaltung beziehungsweise die Diskussionsteilnehmer im Theater werden in einigen Kommentaren auseinandergenommen. Die Mitglieder posten viel Ablehnendes, gegen Politiker, Ausländer und Muslime, meist in gruseliger Rechtschreibung. Oft lese ich die Wörter »Lager«, »KZ«, »Ofen«, »abschieben« und »Gesocks«.

Von einem Facebook-Moderator oder Zensor ist in den geschlossenen Gruppen nichts zu merken. Viele veröffentlichen ungehemmt und aggressiv formulierte Strategien zur Rettung Deutschlands – und erstaunlicherweise wünschen sich viele dabei Moskaus Hilfe. »Russland-Sanktionen stoppen!«, aber auch den Pegida-Schlachtruf »Merkel nach Sibirien, Putin nach Berlin« und auffallend viele Posts, mit denen Gruppenmitglieder auf Texte der Webseiten von RT (*Russia Today*), *Epochtimes*, *Sputnik News* und des *Compact Magazins* verweisen. In den Artikeln geht es immer wieder um »Asylantenschwemme«, »Islamisierung«, den Merkel'schen »Volksverrat«, und alles liest sich so dramatisch, als ob Europa schnurstracks auf den Dritten Weltkrieg zusteuere.

Die Ortschaftsratsversammlung in Tipschitz

Gemeinsam mit dem Sozialarbeiter Peter gehe ich einige Tage später zur Ortschaftsratsversammlung in der Vereinsgaststätte des Dorfes. Diese gewählte Versammlung hat in ländlichen Gebieten die Aufgabe, die Interessen der Ortsteile gegenüber der gesamtgemeindlichen Verwaltung zu vertreten. Das Lokal, in dem die Sitzung stattfindet, wäre in Berlin sicherlich ein beliebter Treffpunkt für Ostalgiker oder US-Touristen auf der Suche nach dem echten DDR-Gefühl. Gelbliches Licht, Heimatbilder an den Wänden, Tischdeckchen. An einer langen Tafel sitzt der Ortschaftsratsvorsitzende, der sich hier, vor seinen Wählern, nicht über die mangelnde Disziplin der Kinder im Heim aufregen wird. Neben ihm sitzen weitere Offizielle des Dorfes, ein Protokollführer, und auch der Vorsteher der gesamten Gemeinde Lehnschütz hat sich hier in Tipschitz eingefunden, um sich die Erlebnisse und Sorgen der Dorfbewohner nach zwei Monaten als Asylbewerberheim-Standort anzuhören. Anhand der rund vierzig Anwesenden bekomme auch ich einen Einblick, wer meine direkten Dorfnachbarn sind.

An die zwanzig meist ältere Männer sitzen an großen Tischen vor großen Biergläsern, der halbe Liter zu 2,40 Euro. Die anderen Gäste sind Paare zwischen vierzig und siebzig.

Zunächst berichtet der Gemeindevorsteher, dass »das mit dem Asylheim jetzt ja erst mal ganz gut funktioniert« und man »Glück habe, eben nicht solche wie in Köln« in der Nachbarschaft zu haben. Das »Konzept«, eher Familien mit Kindern und nur »Syrier«, keine Marokkaner oder Libyer »genommen« zu haben, zahle sich nun aus. Die Polizei schaue regelmäßig im Heim vorbei, und auch die Sozialarbeiter hätten nur Gutes zu berichten.

Der ebenfalls am Vorsteher-Tisch sitzende Hausmeister Michael übernimmt das Wort und bestätigt in einer unglaublich liebevollen Art, die wirklich nur überzeugte Christen glaubwürdig transportieren können, dass »im Großen und Ganzen wirklich alles laufen und vorankommen« würde. Er spricht verständnisvoll von einigen Stolpersteinen, die es noch gibt, Mülltrennung, die deutsche Sprache, und dass viele durch die Trennung von ihren Familien psychisch stark belastet sind. »Ich bin aber zuversichtlich, dass sich bald alle verständlich machen können, wir haben jetzt eine Deutschlehrerin im Heim« – er zeigt auf mich –, »die ja Arabisch spricht und auch Syrien vor dem Krieg bereist hat, also vielleicht kann die jetzt was sagen.«

Gerne übernehme ich und frage die Runde, was sie über die Bewohner wissen möchte. Der Herr, der sich als Erster meldet, will wissen, warum die Kinder immer so lange wach sind, warum so viel nach 22 Uhr krakeelt wird, wie man denn da im Sommer noch einen gemütlichen Grillabend machen kann? Neutral versuche ich, den Unterschied in der Lebensweise zu erklären: Da es in arabischen Ländern tagsüber meistens sehr heiß ist, findet das eigentliche Leben nach Einbruch der Dunkelheit statt. Wer nicht arbeiten muss, schläft tagsüber eher, und die Hauptaktivität entfaltet sich dann eben erst nach dem Abendessen, dem Höhepunkt des Tages, vor allem jetzt, wo die Syrer in einer Übergangsphase sind, in der außer Warten nichts passiert – doziere ich, bemüht, keine parteiische Angriffsfläche zu bieten. Nur sehr ungern würde ich hier bei meinem Erstkontakt mit den Nachbarn als naive, gutmenschliche Flüchtlingshelferin verurteilt werden.

»Ja, überhaupt das Warten!«, ruft ein Gast in den Raum, ob es nicht geheißen hätte, dass »die« alle nur kurz im Heim leben und dann, gleich nach der Registrierung, wegziehen? Warum denn noch keiner weggezogen sei? Michael antwortet: Da die Behörden überfordert sind, würden die amtlichen Dinge noch dauern. Es ist also gut möglich, dass manche noch bis zum Frühling oder länger bleiben, bevor sie sich am besten in der Gegend eine Wohnung suchen.

Der Gemeindevorsteher setzt ein charmantes Lächeln auf und freut sich ostentativ: »Dank des Heimes haben wir uns von der Einwohnerzahl her verdoppelt, und Schulklassen sind wieder voll, bald können Ausbildungsplätze besetzt werden …«, schwärmt er. Eine Anwohnerin fragt, wie denn das mit den Schulbussen nun einfach so klappen konnte. Schließlich sei jahrelang kein Geld für die Busse zum Transport »unserer« Kinder bereitgestellt worden, und nun würden »denen« einfach so neue Linien eingerichtet«, empört sich die kräftige Dame um die vierzig.

Ruhig wird erklärt, dass im Heim viele Familien, also auch viele Kinder, leben, und dass perspektivisch dreißig bis fünfzig Kinder täglich zu Schulen kommen müssen. »Jahaaa«, ruft eine andere Frau, »aber meine Tochter fährt da nicht mehr alleine Bus, ich muss sie jetzt immer bringen, die Busse sind voller Schwarzer!«, man wisse doch, was da bei der erstbesten Gelegenheit mit »unseren« Mädchen passiere. Man sei doch Freiwild! »Und ich als Begleiterin muss selbst 'ne Karte lösen, nur um meine Tochter zu schützen, das zahlt mir niemand, und die Schwarzen kriegen ihre Monatskarte und alles vom Staat!«

Der Satz, der anscheinend den Knoten platzen lässt. Unmut bricht aus. Im Sportlerheim beginnen die Anwesenden nun alle, mehr oder weniger angeregt miteinander oder mit sich selbst zu sprechen. Viele stoßen einzelne Sätze oder Laute aus, untermalt von einer ruckartigen Bewegung des Oberkörpers und einer kraftvollen Arm- und Handbewegung.

»Also ich gehe jetzt nur noch mit meinem Mann und dem Hund rund um den See, eine Schande, das in unserer Heimat!«, meckert eine Frau, ist sich aber nicht sicher, ob der eine Schäferhund sie zu schützen vermag. Ironisch fragt sie in die Runde, ob der Staat in seiner Willkommenspolitik auch Geld vorsehen würde, damit sie sich einen dressierten Rottweiler holen kann. Vor dem Sommer am Badesee habe sie einfach nur Angst.

Ein Mann fragt, was denn mit den Bewohnern des zweiten, nahe gelegenen Heims im alten »Spree Hotel« passieren soll, ob die denn bis zum Sommer da weiterhin am schönen Stausee auf »unsere« Kosten Urlaub machen würden. Da, bei »den ganzen Maroks und Tunesiern«, seien ja schon einige Vorfälle gewesen, ein Vater sei vor seinen Kindern von drei »Nafris«, wie die Nordafrikaner hier in Polizeisprache genannt werden, »fast totgeprügelt« worden. Er sieht nicht ein, auch im nächsten Sommer wegen denen nicht baden zu gehen. Er sei nicht unbewaffnet: »Was soll ich machen, wenn die mich angreifen, dann muss ich zum Äußersten greifen und mache mich strafbar, ohne es zu wollen!« Viele nicken.

Allgemeine Zustimmung, allgemeiner Missmut liegen unverkennbar in der Luft. Hier die Einwohner, die in Angst vor importierter Gewalt, Arbeitslosigkeit oder Kürzungen ihrer Sozialleistungen leben, dort die »Schwarzen« (womit die Haarfarbe gemeint ist, im Heim gibt es nur einen pakistanischen Mann mit dunklerem Teint), die in ihrer ländlichen, strukturschwachen Idylle, von ihren Steuern finanziert einen auf »Hartz und dann die Beine hoch, in unserem schönen Sachsen« machen wollen, wie ein Mann sich nun aufgeregt zu Wort meldet.

Ich erkläre, dass die meisten bald in ihre Heimat zurückwollen, unsere Disziplin und unsere Gastfreundschaft bewundern, dankbar sind und so schnell wie möglich für ihr Geld arbeiten und keinesfalls »hartzen« wollen. Erneutes Raunen, Arbeit sei doch genau das, worum es ginge! Die sollten dahinten bei sich kämpfen oder das Land wiederaufbauen. Schließlich sei allgemein bekannt, dass es da Teile gibt, in denen der Russe schon längst Frieden gemacht hat! Im Gegensatz zu hier sei »da« Arbeit ohne Ende. Anständige Syrer, fährt der Mann fort, würden jetzt schon wieder zurückgehen, bevor hier der Mindestlohn gesenkt und »die« wenige Arbeit weg ist. Erneut: allgemeine Zustimmung. Meine neuen realen Nachbarn scheinen sich, genau wie meine neuen Internet-Freunde, ihre Informationen nicht von der »BRD-Lügenpresse« zu holen, sondern der internationalen Propagandamaschine ihres alten DDR-Brudervolkes, den Russen, zu vertrauen.

Braunes Facebook, Lügenpresse und russische Propaganda

Ich begebe mich wieder in die unzensierte Welt der digitalen sächsischen Xenophobie und allgemeinen Panikmache. In der mit über 6000 Mitgliedern recht großen Gruppe »Wir für Sachsen« hat jemand ein zweifelhaftes Gedicht auf dem Hintergrund einer Deutschlandflagge veröffentlicht: »Lieber Gutmensch! Wenn deine Tochter vergewaltigt wurde, wenn dein Sohn zu Tode getreten wurde, wenn dein Haus leer geräumt wurde, wenn deine Kirche abgefackelt wurde, und wenn dein Kopf vom Rumpf getrennt wurde, muss dein letzter Gedanke also sein: Ich bin tolerant. Ich bin offen. Ich bin bunt. Ich bin kein Nazi. Ich bin gut.«

Dazu sind auf der Seite noch ein paar nach Klicks schreiende Schlagzeilen der Seite *Sputnik News* zu finden, die sich allesamt um die permanent anschwellende Asylantenflut und damit angeblich einhergehende Asylantenkriminalität drehen.

Als aufmerksamer Nachrichtenkonsument der neuen Medien mag man diese Seite schon kennen und als kritischer, vielleicht auch selbstständig nachrecherchierender Leser bereits als unseriös, boulevardesk und politisch eingefärbt klassifiziert haben. Eine kleine Recherche ergibt: *Sputnik* wird, genau wie *Russia Today Deutsch*, direkt von der russischen Regierung finanziert. Das Nachrichtenportal wurde 2014 vom staatlichen russischen Medienunternehmen *Rossija Sewodnja* (Russland heute) gegründet und will darüber berichten, »worüber andere schweigen«. Auch RT sieht sich als Aufdecker und Aufklärer: Die tägliche, deutschsprachige Internet-Stream-Sendung »Der fehlende Part« suggeriert, objektiv zu enthüllen, was den deutschen Mainstream-Medien angeblich nicht in ihre Agenda passt. Durch die RT- und *Sputnik*-Redaktionen an zahlreichen internationalen Standorten werden nicht nur mehrsprachige Webseiten, sondern auch Radio- und Video-Beiträge produziert und in über dreißig Ländern und Sprachen publiziert. Die Inhalte sind positiv gegenüber der russischen Politik. Der Westen, die deutsche, besonders die Sanktions- und Asylpolitik und natürlich auch die USA werden meist in diffamierender Weise dargestellt, Ängste vor Überfremdung und der Islamisierung Europas geschürt.

Die Medien, die von meinen über zehntausend neuen Internetbekanntschaften offensichtlich akzeptiert und nicht als Lügenpresse gescholten werden, sind also russisch finanziert, die *Epochtimes* ist chinesischen Ursprungs und bekommt ihre zahlreichen Klicks hauptsächlich durch die dramatisch überspitzten Schlagzeilen zur Flüchtlingskrise. Dem Macher des *Compact Magazins*, Jürgen Elsässer, konnten bislang noch keine Finanzverquickungen mit Russland nachgewiesen werden, aber das in Sachsen an jedem Kiosk erhältliche Monatsmagazin gibt sich bekennend AfD-nah. Eine dieser Webseiten will weismachen, dass das russische Militär »längst« Frieden in Syrien geschaffen hat und daher die »Rückführung der Flüchtlinge SOFORT« zu beginnen sei. Die sächsisch-russische Völkerfreundschaft scheint über ein Vierteljahrhundert nach dem Mauerfall und dem Abzug der sowjetischen Befreier- oder Besatzermacht noch sehr lebendig zu sein. Dennoch kann ich nicht nachvollziehen, warum *Russia Today*, dem offiziellen russischen, deutschsprachigen Staatsmedium so viel mehr Glauben geschenkt wird als der ARD, FAZ, der *Welt* oder SZ?

Ich erinnere mich, wie ich schon 2007 die Einführung und den Aufstieg des Satellitensenders RT auf Arabisch *(Rusiya al-yaum)* in Syrien miterlebt habe und wie sich viele meiner dortigen Freunde über die sich vermeintlich öffnende Medienlandschaft freuten, denn damals gab es – wie in der DDR – nur regimegesteuerte, keinesfalls kritisch berichtende Medien. Zeitgleich nahm auch der staatliche iranische Auslandssender *Press TV* seine Arbeit auf. Beide Länder wollten ihre weltpolitische Sicht international darstellen – schließlich sendeten die Qataris (mit BBC als Partner) durch *Al Jazeera*, die Saudis mit *Al Arabiya* und die US-Amerikaner mit CNN schon lange ihre je nach Interessen gefärbten Berichte und Nachrichtenauswahl in die Region.

Gesteuerte Medien und »Flüchtlingsinvasion«

Was aber in Europa kaum bekannt ist: *RT Arabisch* und *Press TV* wurden zum Höhepunkt der irakisch-syrischen Flüchtlingskrise gelauncht – denn nach der US-Invasion des Iraks flüchteten bis 2007 rund zwei Millionen Irakis ins Nachbarland Syrien. Diese Menschen suchten zumeist im Großraum Damaskus Zuflucht, was in einigen Gegenden der syrischen Hauptstadt das oft nach Stadtteilen fein austarierte Miteinander der Religionen durcheinanderbrachte. Im Damaszener Stadtteil Jaramana bevölkerten immer mehr schwarz gekleidete, verschleierte irakische Schiitinnen mit ihren zahlreichen Kindern die engen Straßen. Der Vorort war vor 2006 ein christlich-drusischer Bezirk gewesen, in dem Frauen selbstverständlich kurze Shirts und Röcke trugen und im Gegensatz zu den Muslimen nur zwei bis drei Kinder hatten. Denn gute Bildung, und darauf legen die Anhänger dieser Konfessionen traditionell Wert, kostete. Der Stadtteil prosperierte in bescheidenem Maß – was zum Verhängnis wurde.

Im Ausland zu Geld gekommene Rückkehrer bauten dort, nach kleinen Zugeständnissen an die Privatwirtschaft durch das Regime, zahlreiche mehrstöckige Häuser. In den Rohbauten, meist an den Außenrändern des Vororts, aber auch in guten Wohngegenden, nisteten sich irakische Flüchtlinge ein. Sie hängten sich in den zukünftigen Wohnungen, in unfertigen Stahlbetonparzellen, Wohneinheiten mit Decken ab und begannen, dort zu leben. Die Infrastruktur brach durch den ungesteuerten Zuzug aus allen Nähten.

Im Gegensatz zu den Sachsen haben die Syrer eine wahre »Überfremdung« miterlebt, die die Bevölkerung aber einfach, ohne Aufstände und ohne Murren, akzeptierte. Aus Mitgefühl mit den Nachbarn aus einem fast identischen Kulturkreis, aus Nächstenliebe, und natürlich weil alle Religionen diese Eigenschaften predigen. Die syrischen Bürger und die irakischen Geflüchteten hatten oft tagelange Wasser- und stundenlange Stromausfälle zu bewältigen, auf allen Straßen herrschte ständig Stau und infernalischer Lärm, denn wer es sich leisten konnte, verließ den Irak mit dem eigenen Auto. Der Flüchtlingsstrom, der die Gegend erreichte, brachte zudem ein großes konfessionelles Ungleichgewicht mit sich. Christen oder Druzen, die es sich leisten konnten, wegzuziehen, zögerten nicht lange. Das Pegida-Unwort der »Überfremdung« wurde für diese Menschen Wirklichkeit – lange bevor es durch Pegida im Rechtsaußen der deutschen Politik, unter anderem durch RT und Sputnik, zum angsteinflößenden Schlagwort wurde.

Ob in der Rückbetrachtung der Satz eines Gastes aus dem Bürgerdialog im Theater, »ist doch klar, dass die Menschen aus dem Krieg den in sich tragen und bei uns weiterführen werden«, auch auf Syrien und seine damals unbegrenzte Aufnahmebereitschaft von Irakern zutrifft? Vor allem, da verschiedene Krieg führende Staaten und Regimes um die Wahrheit und den Einfluss bei der Bevölkerung anderer Nationen oder ihren eigenen ins Ausland geflüchteten Bürgern buhlen? Multimedial, auf zig Kanälen, unterstützt durch Tausende Trolle, regierungstreue und bezahlte Internet-Kommentatoren, die Meinungen untermauern und immer mehr vermeintliche Referenzen als Argumente gegen die Zweifler anbringen? Die staatliche syrische Nachrichtenagentur meldet derzeit ständige Erfolge, Befriedung von Gebieten, natürlich auch dank russischer Beteiligung. Das Regime hat Spitzel und Trolle, in der Opposition wie in den sozialen Netzwerken und sicherlich auch in einigen Heimen, um Meinungen zu steuern und zu kontrollieren. Auf syrischen Blogger-Sites schreien dem Leser jedoch weiterhin täglich Kinder mit schlimmsten Napalm-Verbrennungen der Assad'schen Luftwaffe entgegen.

Auf Deutsche Welle war immer eitel Sonnenschein

Besonders interessant war auch die Programmgestaltung des deutschen Auslandssenders *Deutsche Welle:* Er sendete fast nie harte politische Informationen, sondern einen Mix aus harmlosen Berichten über deutsche Universitäten, deutsche Kultur, glückliche Deutsche und Migranten und natürlich über die friedliche Gemeinschaft aller in unserem sozialen Staat lebenden Menschen.

Nicht zu vergessen: die ständigen Image-Filme über die Lufthansa, über Mercedes und eine große Reportage über die Bemühungen der Deutschen Bahn, die Pünktlichkeit zu verbessern. Diese liefen oft nachts in Dauerschleife. Wer damals Satellitenfernsehen hatte, träumte in dieser kriegsgebeutelten Region *natürlich* von Deutschland, dem Land, das keine anderen Probleme zu haben schien außer die mangelnde Pünktlichkeit der Bahn, die im optischen Vergleich zur syrischen eher einem Raumschiff als einem Schienenfahrzeug ähnelte.

Viele Syrer haben dem schönen, staatlichen DW-Deutschlandbild gerne Glauben geschenkt, sodass Deutschland in ihren Köpfen einfach nur als ein perfekt funktionierendes Land aus einer anderen Welt erschienen ist. Anscheinend genauso, wie die Sachsen der vermeintlich einzig wahren, der russischen Interpretation der Welt glauben wollen. Immerhin bestätigt der Sputnik-Generaldirektor Dmitri Konstantinowitsch Kisseljow die politische Ausrichtung des Dienstes, und Putin-Sprecher Dmitri Sergejewitsch Peskow legitimiert: »Ein Propaganda-Instrument ist ein unveräußerliches

Attribut eines jeden Staates. So etwas gibt es überall.« *(Die Zeit* vom 28. April 2014)

Allerdings kann es gefährlich werden, wenn allein in Deutschland rund fünf Millionen Menschen regelmäßig diese »Alternativmedien« nutzen, um sich einen internationalen politischen Überblick zu verschaffen. Was, wenn der Mob die »Syrier« plötzlich in ganz Sachsen mit Mistgabeln aus ihren Heimen jagt – weil »Fakt is«, dass »der Russe Frieden gemacht« hat und man ja nicht so blöd ist, der »BRD-Lügenpresse« Glauben zu schenken, dass die Hilfe brauchten.

Die *Augsburger Allgemeine* schrieb zum Launch des Senders treffend: »Dort dürfen nun verurteilte DDR-Spione und gefeuerte Ex-Journalisten munter Verschwörungstheorien verbreiten. Das ist teilweise so bizarr, dass es sogar einen gewissen Unterhaltungswert hat. Nur Vorsicht: Objektiv ist auf *Russia Today* rein gar nichts.«

Um Falschmeldungen aus Moskau zu dokumentieren und richtigzustellen, gründete die EU Anfang November 2015 die »Taskforce Stratcom East« in Brüssel, bislang aber ohne ein großes Publikum zu erreichen. Die Arbeitsgruppe sendet Journalisten einen wöchentlichen Newsletter, den »Disinformation Review«, den sie mithilfe von 450 Osteuropa-Experten zusammenstellt; allein im ersten Rundbrief wurden sechsundvierzig russische Fehlmeldungen dokumentiert. Der Informationskrieg ist, von russischer Seite auch mit Tausenden sogenannter »Internet-Trolls«, die in sozialen Medien russlandtreu kommentieren, schon längst ausgebrochen. Und meine Nachbarn, Lara-Lisas »Dorfnazis«, sind anscheinend aus dem öffentlich-rechtlichen Beeinflussungssystem gefallen, sie sind im Schwarzen Kanal der russischen Infokrieger abgetaucht.

Eine Studie der CDU Bautzen veranschaulicht, dass fast 30 Prozent der Befragten die sogenannten »Alternativmedien« wie *Russia Today, Sputnik News* und die AfD-nahe *Junge Freiheit* regelmäßig lesen und 50 Prozent ihre Informationen aus sozialen Netzwerken erhalten. Über 60 Prozent halten den Begriff »Lügenpresse« für die etablierten und GEZ-finanzierten Medien für angemessen.

Frust, Unlust, Clash der Kulturen

Nach ein paar weiteren Auftritten im Heim und »ganzheitlich« gedachten Unterrichtsversuchen aus dem Repertoire zwischen Waldorf- und Theaterschule beendet Lara-Lisa ihren Aufenthalt in Sachsen. Mir ist es recht, da sie, nicht nur mangels interkultureller Erfahrung mit arabischen Menschen, sondern auch mit ihren Unterrichtskonzepten zumindest für unsere Schüler vollkommen falschlag, wie mir die Syrer mehrfach berichteten.

Unterrichten, aber auf welcher Basis?

In Berlin hatte ich mir vor ein paar Monaten schon den Unterricht, oder besser, die Unterrichtsversuche verschiedener ehrenamtlicher Initiativen in einem riesigen Heim und in den Flughafenhangars Tempelhof, Deutschlands größter improvisierter Unterkunft, angeschaut. Im Abstellraum eines zur Flüchtlingsunterkunft umgebauten fensterlosen Kaufhauses in Neukölln konnte ich natürlich viel liebevolles Engagement der Deutschen, zauseliger Studenten und einfühlsamer junger Frauen, feststellen. Manche ihrer Schüler haben noch nie eine Schule besucht. Die Ehrenamtlichen nannten sie respektvoll »Menschen ohne Lernerfahrung«. Analphabeten bezeichneten sie als »bislang noch nicht alphabetisierte Menschen« oder »Geflüchtete mit niedrigem Alphabetisierungsgrad«.

Auf einem Planungstreffen in den Hangars im stillgelegten Flughafen Tempelhof, der für rund 2000 Flüchtlinge als Notunterkunft dient, erlebte ich, wie rund dreißig ehrenamtliche Hobby-Deutschlehrer und -lehrerinnen über ihre Probleme im Unterricht sprachen.

Es scheint allgemein viel Planlosigkeit zu herrschen. Denn eine gemeinsame Sprache fehlt meist. Eine nicht zu unterschätzende Komponente im Prozess der Alphabetisierung. Man einigt sich auf »einfach weitermachen, mit Händen und Füßen erklären« und hofft, dass bald einige Asylbewerber mit Deutschkenntnissen als ehrenamtliche Sprachmittler in die Kurse kommen. Die freiwilligen Lehrer, die sich online in allerlei Termin- und Koordinationsgruppen zusammengeschlossen haben und absprechen, damit die verschiedenen Unterrichte regelmäßig stattfinden, sehen sich mit denselben Schwierigkeiten wie ich mit meinen Schülern konfrontiert. Pünktlichkeit: mangelhaft; regelmäßige Teilnahme: ebenso; die Bereitschaft, Hausaufgaben zu machen: kaum vorhanden. Dafür haben viele Schüler die immer wiederkehrenden Fragen nach Arbeits- und Wohnungsvermittlung. Und leider, bedauern die Helfer, gebe es seitens der Schüler überhaupt keine Bemühungen, die zahlreichen Kinder irgendwo außerhalb des kleinen Klassenzimmers betreuen zu lassen.

Immer wieder hört man – wie auch ich in meinem sächsischen Heim –, die Schüler würden auf ihren »richtigen«, den staatlich verordneten, Sprach- und Integrationskurs warten. Es bringe ihnen ja »nichts«, bereits jetzt einen Kurs zu beginnen, an dessen Ende aber kein anerkannter Abschluss steht.

Ebenso befremdlich ist das Phänomen, dass viele arabischstämmige Sicherheitskräfte in den Heimen als Festangestellte arbeiten, mir aber bislang noch keine arabischstämmigen ehrenamtlichen Helfer begegnet sind. Weder in der Realität noch in den zahlreichen Facebook-Hilfsgruppen. Aber es gibt immer mal wieder Informationen darüber, dass diese Sicherheitskräfte Geld von Flüchtlingen für einen besseren Platz in den Ämter-Warteschlangen verlangen. Und dass fremde, Arabisch sprechende Männer die Flüchtlinge vor den Ämtern ansprechen und um viel Geld betrügen, da sie – für die meist nicht erfüllbaren Versprechen, sich schnell um Wohnungen oder die dringend ersehnte Familienzusammenführung kümmern zu wollen – Vorkasse verlangen, oft 1000 Euro oder mehr.

Gegen Mitarbeiter der Leipziger Wohnungs- und Baugesellschaft wird ermittelt, da nachweislich Wohnungen an Flüchtlinge gegen Schmiergeld vermittelt worden sind. Wer unter der Hand eine »Provision« – 800 Euro für eine kleine, 1000 Euro für eine Familienwohnung – an einen arabischsprachigen Schwarzmakler zahlen konnte, erhielt nach ein paar Tagen einen unterschriebenen Mietvertrag. Die normale Wartezeit auf eine Wohnung beträgt ein Jahr.

»Wir brauchen nur die Internet-Buchstaben und Arbeit«

Außer meinen vier fleißigen Schülern Elias, Kamal, Hamid und Dilman, die sich gegenseitig Vokabeln und einzelne Sätze abfragen und denen ich immer Extra-Hausaufgaben aufgebe, sehen die anderen Syrer und Iraker den Unterricht als »Drop-in Class«. Jeder, der mal Zeit hat, dem langweilig ist, der grad mal lustig ist, nach vier oder sechs Monaten in Deutschland ein wenig die Sprache kennenzulernen, trudelt, wann immer es zu passen scheint, in den Klassenraum. Natürlich habe ich allen schon am ersten Tag nahegelegt, die Chance zu nutzen, um bei Asylanerkennung leichter im offiziellen und verpflichtenden Deutschkurs mitzukommen. Als ich es erklärte, zeigten sich alle einsichtig, nun scheinen sich viele anders entschieden zu haben.

Viele der einzelnen Nachzügler haben die Hausaufgaben nicht gemacht, andere sich erst mal nur auf die Schreibschrift oder ihren Namen konzentriert. Voller Stolz zeigen mir einige Ältere, wie schön sie ihn über Seiten hinweg nach meinen Vorlagen abgeschrieben haben, ich spare nicht an Lob für ihre Mühen. Die wenigen Jungen, die sich ernsthaft lernbereit zeigen, setze ich getrennt von den anderen. Wir machen leise Vokabeltraining, die anderen dürfen weiter unter Aufsicht »verbundene Buchstaben« üben.

Als der Klassenraum um die Mittagszeit voll ist, will eine Gruppe wieder mit mir über die Lerninhalte sprechen. »Wir wollen Wörter für die Arbeit üben, nicht schreiben lernen«, höre ich da, und dass sie lieber erst mal »die Internet-Buchstaben«, also Druckschrift, vor der Schreibschrift lernen wollen. »Ihr müsst das ohnehin alles lernen«, versuche ich, mich deutlich auszudrücken, und betone, dass ich möchte, dass alle nach diesem Kurs fit für den straff geführten und anspruchsvollen, staatlich verordneten Kurs sind. Ich berichte ihnen von Yahyas erster Stunde in Berlin: sechzig Vokabeln, mit »der, die, das« in einer Stunde! Eindringlich appelliere ich: »Ihr könnt euch die Zukunft erleichtern, wenn ihr hier aufpasst und mitmacht.«

Der Wortführer der Diskutanten, der fünfzigjährige autoritär auftretende Iraker mit dem schiefen Finger, ist nun der Meinung, dass er und »seine« Leute den Unterricht unter diesen Umständen nicht brauchten, sie würden doch nicht zweimal dasselbe lernen, und überhaupt, das Schriftliche brauche niemand zum Arbeiten.

Ich frage sie, was sie sich für Arbeit in Deutschland für sich vorstellen, was sie gerne und gut machen wollen. Sofort schallen mir Sätze entgegen wie »ich kann alles, beim Umzug helfen, renovieren, Sandwiches und Falafel machen und als Fahrer arbeiten, da braucht man kein Deutsch für« oder auch »das ist eh zu kompliziert, eure Sprache, meine Kinder lernen das in der Schule, dann können sie mir helfen, das ist alles Quatsch, wir wollen bald zurück« oder »wir arbeiten auf dem Feld und auf dem Bau, da weiß man, was man zu tun hat, das geht ohne Schreiben, sag uns lieber, wie man hier Arbeit findet!«.

Ich weise darauf hin, dass in Deutschland nichts ohne Formulare geht, auch die Arbeitssuche nicht. Und dass sie bei mir lernen können, wie man diese Formulare vernünftig ausfüllt. Ich zeige ein engzeiliges Formular meines Auftraggebers, das ich als Anwesenheitsliste täglich ausfüllen lassen sollte. Doch niemand aus der Klasse ist bislang in der Lage, seinen Namen in solch ein schmales Kästchen einzutragen. Erneut, nun aber schon etwas schärfer, bitte ich um Verständnis dafür, dass es für nichts reichen wird, wenn sie irgendwo mit fünf Zentimeter großen Buchstaben MhMD reinkrickeln, denn dann werden Deutsche immer denken, dass sie dumm sind, unwissend wie Vierjährige, denn nur denen wird fünf Zentimeter großes Gekrakel nachgesehen. Allgemeines Nicken. Dass sie Formulare längst nicht alleine ausfüllen können, scheint alle anzuspornen, und die aufgebrachte Gruppe zeigt sich nun doch wieder lernbereit. Weiter geht's mit der Vermittlung der Druckbuchstaben und der Schreibschrift.

Ich schreibe das gesamte lateinische und das arabische Alphabet an die Tafel, sie in ihre Hefte. Wir sprechen über den riesigen Unterschied der Schriften – dass kurze Vokale bei uns, anders als im Arabischen, ausgeschrieben werden. Es ist schön mitzuerleben, wie Einzelne Aha-Momente haben, wenn sie verstehen, warum ein klangvoller Name wie zum Beispiel Mohsen Machluuf (mit einem zart gehauchten »h« im Vornamen) nun als Muchsn Mchlf in einem Ausweisdokument umgeschrieben steht, ausgestellt von den hiesigen Behörden. Vielleicht sollten die sächsischen Sachbearbeiter auch eine Einführung in die arabische Schrift, zumindest in die korrekte Umschrift ins Lateinische bekommen, um die hier häufig festzustellende Verstümmelung von Namen zu verhindern?

Kann sich ein Böswilliger so unter noch mehr Identitäten anmelden, vielleicht wenn er, so wie viele, in Griechenland ohnehin unter falschem Namen registriert worden ist – und die Erstübertragung der echten oder falschen Namen ja ohnehin zunächst von der arabischen in die griechische Schrift vonstattenging. Was für eine europäische Superbehörde braucht es, um dieses Namens- und Buchstabenchaos irgendwann zu entwirren? Und was hat der autoritäre, beleibte Iraker vor und im Krieg in seinem Land gemacht, warum hat er die hübscheste junge Ehefrau im Heim und warum, wie mir Antje steckte, immer das Portemonnaie voller grüner Scheine? Wusste die Kanzlerin bei ihrer Feststellung, dass »wir das schaffen« überhaupt, was da mit wem zu schaffen sei?

Vier Jungs, die es wissen wollen

Der türkischstämmige Mann, der uns nach Sachsen gefahren hatte und nun der neue Geschäftsführer der Bildungsfirma ist, kommt unangemeldet für fünf Minuten ins Heim, begrüßt den Heimleiter nicht, sondern drückt mir nur schnell fünfzig schmale Hefte in die Hand: »Erste Hilfe Deutsch für Asylbewerber«. Das Heft zu 5,99 Euro, statt wie gewünscht anständige Lehrbücher für 24,90 Euro. Wie lange der arg begrenzte Lehrinhalt der Hefte durch Improvisation zu strecken ist? Egal. Immerhin!

Da ich nun allein über meinen Unterrichtsaufbau entscheide und anhand des Heftes eine Struktur und einen Aufbau vorfinde, straffe ich den Unterricht radikal. Hamid, Kamal, Elias und Dilman bilden weiterhin meine ordentliche Frühaufsteher-Kerngruppe, die brav und fleißig lernt. Wir machen morgens schnelle »ich bin, du bist, er/sie/es…«-Vorstellungsrunden, konjugieren, lernen die Berufe, lernen die Zahlen, die Uhrzeit, das Wetter, die Körperteile. Schnell können die Schüler Sätze zu den Themenkomplexen »beim Arzt«, »im Bekleidungsgeschäft« und »Berufe – auf dem Amt« bilden. Wir kommen zügig voran, es ist eine Freude, diese wissbegierigen Jungs mit schöner Handschrift (verbundene

Buchstaben!) und klaren Zukunftszielen vor Augen zu haben.

Hamid will sich hier, so gut es geht, in der Mechatronik qualifizieren. Ihn muss ich geradezu beim Lernen bremsen, damit er dem stümperhaften ägyptischen YouTube-Kanal zum Deutschlernen nicht allzu viel Glauben schenkt. Ständig lässt er sich von der Verwendung des Akkusativs verrückt machen (den der ägyptische selbst ernannte YouTube-Lehrer weder verstanden hat noch zu erklären weiß). Kamal plant, in seinem zweiten erlernten Beruf als Buchhalter, Dilman, irgendwann wieder als Mähdrescherfahrer zu arbeiten. Der fünfunddreißigjährige Kurde ist eine unglaubliche Frohnatur und lernt wie besessen. Er schreibt Seiten voll, in anständiger Jungmädchenschrift, alles, was er können will. Stolz rasselt er morgens seine neuen Sätze in einem Atemzug durch: »Guten Tag mein Name ist Dilman ich komme aus Kurdistan mein Beruf ist Mähdrescherfahrer ich wohne im Haus am Wald meine Zimmernummer ist – drei fünf – zwei. Bitte! Haben Sie mich verstanden? Möchten Sie Tee, Kaffee, Milch, Saft trinken?« Da er seine Frau und drei Kinder bereits seit Jahren in der Türkei durch die Arbeit in seinem geliebten Beruf über Wasser halten konnte, ist er kein Kriegsflüchtling. Auch in seiner Heimat Kurdistan steht das Haus seiner Großfamilie noch, in relativ sicherem Gebiet. Wann immer es im Unterricht um Berufe geht, zeigt er begeistert Handyvideos von sich beim Mähdrescherfahren. Warum kann ich diesen drahtigen jungen Mann nicht sofort in eine kurdische Pioniertruppe vermitteln? Ans THW, an die Bundeswehr? Wie gut er doch dort aufgehoben wäre!

Elias will eventuell etwas anderes als Textiltechnik studieren, weiß aber nicht, was, notfalls dann halt doch wieder Textiltechnik, auch wenn seine ersten drei syrischen Semester nicht anerkannt werden sollten.

Zumindest ist deutlich zu merken, dass diese vier von neunundsechzig eingetragenen Kursteilnehmern Interesse daran haben, zu verstehen, wie es hier in Deutschland läuft, und ihre Leben so bald wie möglich selbstständig in die Hand nehmen wollen. Wann immer wir Zeit zusammen verbringen, löchern sie mich mit beruflichen Fachvokabelfragen, die sie jeder auch am folgenden Tag noch erinnern und aktiv in Sätze einbauen können. Mit Jungs wie diesen, angehenden oder bereits qualifizierten, neugierigen, weltoffenen, jungen Fachkräften können wir »es« schaffen! Wie traurig nur, dass der Rest anscheinend schon zu viel Gutes über unser Sozialsystem weiß und sich nicht durch das kostenlose Unterrichtsangebot angesprochen fühlt. Immerhin haben wenigstens die vier klare Pläne: Sobald es möglich sein sollte, wollen sie ihr Leben in ihrer hoffentlich bald befriedeten Heimat weiterführen und sie mit neuen, deutschen Qualifikationen wiederaufbauen.

Nur der Christ Elias ist überglücklich, endlich in einem Land mit christlicher Mehrheit leben zu können, endlich nicht mehr einer bedrohten und angefeindeten Minderheit anzugehören und als »Ungläubiger« beschimpft zu werden. Weshalb er »garantiert nie wieder zurück« will. »Lieber bringe ich mich um, als dass ich jemals wieder in einem islamischen Land leben werde«, echauffiert er sich bei jeder Gelegenheit. Er hat durch einen engagierten freikirchlichen Pfarrer schon einen christlich-syrischen Freundeskreis gefunden und erzählt mir immer wieder, wie er es hasst, nach den für ihn glückseligen Übernachtungs-und-Bet-Wochenenden im Kirchenhaus der nahe liegenden Gemeinde ins Heim zurückzukommen. Der Pfarrer ist dabei, rund ein Dutzend christliche Geflüchtete zu einer neuen Familie zusammenzuschweißen – was Elias sehr genießt.

Elias will seine Verlobte zurück

Oft fragt mich Elias, ob er und ich, als Christen, echte Freunde sein können, und bittet mich auch, ihn zu beraten. Als er die Reise nach Deutschland beschlossen hatte, überwarf er sich mit seiner langjährigen Verlobten, die in Syrien bleiben wollte. Nun überlegt er, ihr einen Heiratsantrag zu machen, sie in Beirut zu ehelichen und dann gemeinsam mit ihr wieder nach Deutschland zurückzukommen. Er will entweder seine syrische Ex-Verlobte oder eine andere, orientalische, keinesfalls aber eine deutsche Christin heiraten.

Obwohl er durch seine Gemeinde mittlerweile »sehr gute deutsche Christen«, auch eine strenggläubige Familie mit neun Kindern kennengelernt hat, stellt er fest, dass die orientalischen Christen »viel christlicher als eure hier« sind. Der Vierundzwanzigjährige versucht, seinen Wunsch zu begründen. Ihm ist gemeinsames regelmäßiges Beten, die Lektüre der Heiligen Schrift und das clanübergreifende, traditionelle arabisch-christliche Großfamilienleben zu wichtig, als dass er es mit einer Deutschen versuchen will. Die Bräuche und die deutsche, gegenüber der historisch überlieferten, »assyrischen Auffassung vom Glauben« sind für ihn zu verschieden, damit käme er nicht klar.

Natürlich versuche ich, ihn zu überzeugen, nichts zu überstürzen, und weise ihn auf die Schwierigkeiten einer solchen Heiratsreise hin. Er würde als Syrer mit deutschen Ersatzdokumenten nur unter bestimmten, schwer zu erfüllenden Umständen ein Visum für den Libanon bekommen, und er und seine Frau würden, wie alle anderen derzeit auch, sehr lange, bestimmt drei Jahre, auf die Familienzusammenführung zu warten haben. Selbst wenn der Antrag auf Zusammenführung zügig bearbeitet wird, bekäme sie doch erst in fünfzehn oder achtzehn Monaten einen Termin in der Deutschen Botschaft in Beirut. Allein der Weg dorthin würde sie durch Kriegsgebiete führen, und der Libanon würde sie nur einreisen lassen, wenn sie eine Hotelreservierung, 1000 Dollar in bar oder einen »Sponsor« im Libanon vorweisen kann. Sonst würde sie an der Grenze des Libanon, der inoffiziellen Schätzungen zufolge schon rund zwei Millionen Syrer aufgenommen hat, einfach abgewiesen werden. »Egal, das kann man schaffen«, befindet Elias und beschließt, der Ex-Verlobten einen Heiratsantrag per WhatsApp ins zerstörte Homs zu senden. Die Absage kommt umgehend: Sie habe schon einen neuen Verlobten und wolle mit ihm in Syrien bleiben.

Keine Frauen mehr im Deutschkurs

In der Intimität der morgendlichen Kleinstklasse habe ich die Chance, den Jungs in ihren Gedankenwelten sehr nahe zu kommen. Wir verstehen uns gut und scherzen viel. Zum Nachmittag hin, wenn sich wieder mehr Schüler im Raum eingefunden haben, mache ich eher interkulturellen, auf das alltägliche Leben in Deutschland vorbereitenden Integrationsunterricht und einfaches Vokabular.

Frauen besuchen den Kurs nicht mehr, die Schüler der Morgengruppe stecken mir, es sei wohl wegen Lara-Lisas komischen »Anfass-Unterrichts« und deshalb, weil sich auch immer mal wieder die frechen, halbwüchsigen und sehr forsch auftretenden jungen Männer in der Klasse einfänden, mit denen die Frauen aus Angst vor Anmachen und um ihren Ruf im Heim nichts zu tun haben wollen. Gäbe es hier noch einen weiteren Raum und eine Kollegin, so würden wir, wie eingangs von Lara-Lisa geplant, versuchen, eine Frauengruppe aufzumachen, so kann ich nun aber auch kritische Themen allein mit den Männern diskutieren. Ohne auf die schamvollen, schüchternen Frauen Rücksicht nehmen zu müssen. Wie traurig, so zu denken, aber was könnte ich alleine daran ändern? Hier in Sachsen, ohne die gesamte links-alternative Helferszene, wie ich sie aus Berlin kenne? Dort, wo für jeden Traumatisierten und auch für jeden, der es nur vorgibt zu sein, rund um die Uhr eine Armada an polyglotten, engagierten Psychologen zur oft kostenlosen Verfügung steht?

Wer sind »echte« Geflüchtete?

Das Thema der Übergriffe in Köln, den Anstieg der Straßenkriminalität und der Einbrüche in vielen Orten Deutschlands diskutieren wir in der Klasse ausführlich. Die Syrer sehen sich und ihre Ansprüche an »Ehre« deutlich über denen der Marokkaner, Tunesier, Libyer und Afghanen stehen. Gegen Nordafrikaner, die zwar nicht im »Haus am Wald« untergebracht sind, aber doch im Bautzener Stadtbild durch ihr lautes Auftreten unangenehm auffallen, haben sie klar begründete Ressentiments. Sie verurteilen Alkoholkonsum, Übergriffe, Raub und Vergewaltigungen lautstark und schieben die Schuld denjenigen zu, die nur hierhergekommen seien, um »auf Staatskosten ›Urlaub‹« zu machen. Viele sind der Meinung, dass die Nordafrikaner schon in ihren Heimatländern kriminell gewesen seien, weiterhin nur Betrügereien im Kopf hätten und schnell Kinder mit deutschen Frauen machen wollten, um ihren dauerhaften Aufenthalt im hiesigen Sozialparadies zu sichern.

Der Satz »in Marokko ist doch kein Krieg, das ist ein schönes Urlaubsland« fällt in der Klasse mindestens genauso oft, wie er in den rechten Facebook-Gruppen gepostet wird. Die Syrer haben Angst, dass die Stimmung gegen sie als »echte« Geflüchtete kippen könnte, wenn der deutsche Staat nicht schnell etwas gegen die kriminellen jungen Nordafrikaner, unterwegs auf Kriegsflüchtlings-Ticket, unternehme. Hier herrscht keine Solidarität, weder unter Muslimen noch unter Arabischsprachigen.

Auch die afghanischen Asylbewerber stellen für Syrer eine aus vielerlei Gründen verhasste Gruppe dar: Schon im griechischen Erstaufnahmelager haben einige erlebt, wie Afghanen sich ihrer Notdurft einfach auf Wegen im Camp, an Picknickplätzen und am Strand entledigt hatten. Bei kleinster Kritik an ihrem Verhalten reagierten sie aggressiv, gewalttätig und fühlten sich stets im Recht – für die Syrer ganz klar ein Zeichen »mangelnder Zivilisation«. Auch haben die auf Assads Seite kämpfende libanesisch-iranisch geführte Hisbollah viele Afghanen in ihren Reihen, Schiiten der Hasara-Minderheit, die sich zum Teil als freiwillige Söldner verdingen würden. Zum anderen Teil seien es, was ich aus ständiger Lektüre der Berichte aus der Region bestätigen kann, Afghanen, die in iranischen Gefängnissen gesessen haben. Im Austausch gegen Haftverkürzungen wurden sie der syrischen staatlichen Armee zugeführt. Weil niemand nachprüfen kann, wo und wie die Asylbewerber vor ihrer Reise nach Sachsen gelebt oder gekämpft haben, würden sich die Syrer im Heim einfach nur von den Afghanen fernhalten und sich über jeden konfliktfreien Tag mit ihren Mitbewohnern freuen.

Als in der Pause die Hälfte der dort lagernden Lehrbücher aus dem Klassenzimmer gestohlen wird, machen die Syrer schnell die Afghanen als die Schuldigen aus – natürlich ohne Anhaltspunkte, Zeugen oder Beweise. Die Syrer erklären mir, dass die anderen »nichts« haben und einfach »irgendetwas« besitzen wollen, das sie in ihre Zimmerschränke legen können. Hamid erkennt, wie bestürzt ich über den Diebstahl der Bücher bin und fährt mit dem nächsten Bus nach Bautzen, um mir als Entschädigung ein großes arabisch-deutsches Bildwörterbuch zu kaufen. Nach der Mittagspause erlebe ich das erste und einzige Mal, dass er zu spät zum Unterricht kommt. Er entschuldigt sich ordnungsgemäß für die Verspätung und bittet für die Diebe um Verzeihung. Dann überreicht er mir das Buch und serviert mir und allen anderen Schülern Toast mit Nutella, um gemeinsam seinen vierundzwanzigsten Geburtstag zu feiern.

Die Facebook-Gruppe »Mörder, keine Flüchtlinge«

Wir thematisieren die Facebook-Gruppe »Mörder, keine Flüchtlinge«, in der Syrer selbstständig recherchieren, welche von ihren nun in Europa lebenden Landsmännern sich noch vor Kurzem in IS- oder Regimearmee-Uniformen und oft stolz oder lachend neben Toten haben ablichten lassen. Die meisten Schüler finden die Gruppe gut und wollen in ihr aufgenommen werden, andere aber stellen auf Durchzug und tun so, als würden sie nicht verstehen, worum es geht – nämlich darum, Regimeanhänger und Mörder der in Syrien kämpfenden Armee und der Milizen zu enttarnen. Manche Schüler versuchen, vom Thema abzulenken. Einige geben plötzlich vor, grammatikalische Fragen zu haben – gerade die Älteren, die chefmäßig auftreten und zuvor alles andere als wild auf deutsche Grammatik waren.

Wenn ich den Verdacht hätte, einer der Schüler könnte Islamist oder ein Assad-Spitzel sein, bei wem würde ich es melden? Bei dem großen und sportlichen, grimmig wirkenden Dorfpolizisten, der regelmäßig ins Heim kommt, um »Präsenz« zu zeigen, dabei aber immer nur mit ein paar Kids Tischtennis spielt? Bei seiner Begleiterin, einer hübschen, charmant und durchsetzungskräftig auftretenden Polizistin mit Kurzhaarfrisur?

Der Polizeibeamte und ich hatten schon öfter miteinander geplaudert. Darüber, dass Deutschland die Grenzen geöffnet hat und »einfach jeden« hineinließ, schüttelt der Polizist, wie viele Schüler, unverständig den Kopf. Er scheint aber ohnehin eine ganz eigene Meinung von der hohen Politik und dem Geschehen in der »Deutschland

GmbH 2016« zu haben. Er beteuert, erkannt zu haben, dass die Bürger für dumm verkauft würden, man müsse nur mal im Internet schauen. Die ganze Wahrheit würde uns sowieso niemand sagen, denn dann käme der Bürgerkrieg, der ohnehin anstünde, noch früher. Er empfiehlt mir, nach den Wörtern »Umvolkung«, »BRD GmbH« und »Hooton-Plan« zu suchen, dann würde auch ich »endlich aufwachen«, erkennen, dass Deutschland »verkauft worden« ist, und verstehen, warum »die« jetzt alle hier sind. Es sei die Vorhut der von oben seit Jahrzehnten geplanten Umvolkung, da ist er sich sicher.

Über diese Begriffe war ich in den rechten Facebook-Gruppen schon mehrfach gestolpert. Die »große Umvolkung« oder der »Bevölkerungsaustausch« und der »Hooton-Plan« scheinen in Sachsen, zumindest bei meinen rund 20 000 rechtsgerichteten Online-Kontakten ohnehin schon zum Allgemeinwissen zu gehören. Der »Hooton-Plan« ist benannt nach dem Harvard-Professor Earnest Albert Hooton, einem Eugeniker und Anhänger der Rassenlehre. Er schrieb 1943, dass der deutsche »Nationalismus und die aggressive Ideologie« der Deutschen durch die massenhafte Ansiedlung nichtdeutscher Bevölkerung zu zerstören sei. So sollten den Deutschen die ihrem Erbgut innewohnenden räuberischen und kriegerischen Neigungen weggezüchtet werden. Als mir der Polizist seine »Wahrheit« zuflüsterte, war ich mir nicht ganz sicher, ob ein deutscher Staatsdiener so denken darf – und ob ich nicht ihn zuerst bei einer Behörde melden sollte? Sieht er sich gar als »Reichsbürger«, ist er ein Anhänger dieser verschwörungstheoretischen rechtsnationalen Bewegung, die die Bundesrepublik nicht anerkennen will? War das ein Hinweis auf das »strukturelle« Problem der Sachsen mit den Rechten?

Ganz sicher bin ich mir aber, dass einige hier im Heim nicht nur mit allen Wassern gewaschen sein müssen. Sie werden auch einiges auf dem Kerbholz haben. Viele, die sich hier als Flüchtlinge ausgeben, werden jahrelang beim Militär, bei der Polizei oder den Geheimdiensten gewesen sein. Syrien hatte vor dem Krieg einen riesigen Wasserkopf der Bürokratie, und obwohl der Überwachungsstaat verhasst war, so galt doch für viele eine abgesicherte Karriere im öffentlichen Dienst als erstrebenswert. Neuere Studien haben belegt, dass daher auch die Unlust stammt, einen als niedrig angesehenen Ausbildungsberuf im Handwerk zu erlernen. Auch wer das syrische System hasste, versuchte oftmals, doch zumindest Nutznießer zu werden. Einfach, um einen gesellschaftlich höheren Stellenwert – und nicht zuletzt die Chance auf Schmiergelder – zu genießen.

Die meisten der syrischen Schüler sehen die Afghanen und Nordafrikaner als illegale Migranten und beharren darauf, die Guten zu sein. Im Gegensatz zu den anderen sehen sie sich im Recht, alles, was der deutsche Staat ihnen zugestehen wolle, vielleicht auch mehr, zu fordern. Zudem scheinen sie sich der Gefahren durch den unkontrollierten Flüchtlingsstrom genauso bewusst wie die überkritischen und nahezu panisch-xenophoben Sachsen zu sein – immerhin deutlich bewusster als die oft naiv wirkenden Berliner der zahllosen Flüchtlings-Hilfs-Initiativen.

Sind Frauen und Schwule genauso viel wert wie Männer?

Beim Thema der Frauen- und vor allem der Homosexuellenrechte in Deutschland zeigen sich alle rund zwanzig regelmäßigen Nachmittagsschüler vordergründig verständnisvoll.

Sie hätten schon verstanden, dass hier in Deutschland alle die gleichen Rechte hätten, und würden es respektieren, aber nicht verstehen. Und für sich zum Großteil nicht akzeptieren, da – wie könne ich, wie könnten die Europäer das nicht verstehen wollen! – Frauen »anders« seien und Homosexualität nun mal eindeutig pervers und von Gott in allen heiligen Schriften eindeutig verboten sei. »Auch in der Bibel!«, rufen sie mir entgegen.

Dementsprechend ist diese Lebensweise auch in fast allen arabischen Ländern (bis auf den Libanon, neben Marokko das Homosexuellen-Mekka der arabischen Welt) streng verboten und wird geahndet. Mehrfaches, aufgebrachtes Kopfschütteln über unsere Demokratie, über unsere Gleichstellungsbemühungen. Diese – wie könnten wir das nicht sehen! – öffneten doch nur das Einfallstor zu allem Schlechten, das vom Teufel stamme, um uns Menschen auf seine Seite zu zerren! Und nach dem Tod direkt in die Hölle! Ob ich nicht sehen würde, wohin die Emanzipation und die staatliche Unterstützung dieser »perversen Lebensauffassung« führen? »Es liegt doch auf der Hand«, wird mir von mehreren Männern entgegengerufen: Nun habe Deutschland das Problem, dass Frauen sich »wie Männer aufführen«, dass sie entweder keine oder »ohne verheiratet zu sein, von vielen Fremden Kinder bekommen« und diese »natürlich« nicht vernünftig erziehen können, wenn sie nebenbei noch arbeiten müssen.

Als ich sanft darauf hinweise, dass viele Frauen das selbstständige Leben sehr wohl meistern und das ständige Händchenhalten wie auch das stark verbreitete Kuscheln der Männer miteinander, das man tagtäglich nicht nur in der größten Moschee in Damaskus beobachten konnte, bei Europäern für Befremdung sorgt, verstehen die Schüler die Welt nicht mehr. Wie man darauf kommen könnte, dass Männer, die freundschaftlich-liebevoll Küsschen austauschten und aus Freundschaft Händchen haltend spazieren gehen, schwul sein könnten? Bei ihnen liege dieser unbeschwerte und zärtliche Umgang an der anderen Gesellschaftsstruktur: Da die Frauen oft im Haus und mit den Kindern schwer beschäftigt sind und nicht wie die Männer ständig am öffentlichen Leben teilnehmen, ist das nun eben so, dass Männer sich nahekommen. Als gute, vertraute Freunde. Das alles habe natürlich nichts mit sexueller Zuneigung, sondern nur mit Freundschaft unter Männern in einer gottgegeben männlich dominierten Gesellschaft zu tun, wie können Europäer das immer noch nicht verstehen!

Die Diskussion erfreut mich, da alle früher oder später zu akzeptieren haben, wie es hier läuft, und auch, was über sie gedacht wird, wenn sie Händchen haltend durch Bautzen laufen. Ich erinnere mich an meinen Kollegen Yahya, der unseren westlichen Umgang mit Homosexualität, trotz seines Engagements für Menschen- und Frauenrechte, befremdlich findet. Als ich ihn bat, sich zusammen mit meinen vier schwulen Freunden den Berliner Christopher Street Day anzuschauen, kam er geradezu wütend von diesem für ihn wohl allzu exotischen Erlebnis zurück. Zehntausende halb nackte oder in pinkfarbene Reizwäsche gekleidete Männer auf den Straßen Berlins, laute Techno- und Schlager-Musik, Sektflaschen überall und eine unüberschaubare Anzahl von Wesen, deren ursprüngliches, »gottgegebenes« Geschlecht für ihn nicht mehr erkennbar war. Too much integration, für den Anfang zumindest.

Aus einigen Berichten schwuler Geflüchteter, die über einschlägige Webseiten und Apps sich schnell selbst in die Community integrieren konnten, weiß ich, dass das Überangebot homosexueller Veranstaltungen und die oftmals expressive Eigendarstellung der Schwulen in Berlin selbst sie verwirrt. In Damaskus gab es nur eine kleine schmuddelige Bar, in der sich Männer freitagabends trafen. Neben der Angst vor Razzien gab es dort natürlich auch die streng verbotene homosexuelle Prostitution, die wiederum die Angst vor Erpressbarkeit schürte. Als schwuler Syrer hatte und hat man dort kein schönes Leben – in Berlin anscheinend schon. Aus meinen Berliner Schwulenkreisen höre ich, dass viele sich freuen, da so viele hübsch-exotische Boys neu in die Szene eintauchen würden.

Allein im Sperrfeuer der interkulturellen Fragen

Bei der Diskussion über Frauenrechte wird alles wild und konfus. Plötzlich herrscht im Klassenzimmer verbales Sperrfeuer. Vorwurfsvolle Fragen zur westlichen Gesellschaft, oder dem, was die Syrer und Iraker hier bislang davon mitbekommen konnten. Stellvertretend für alle europäischen Frauen, die seit 1968 versuchten, ein selbstbestimmtes Leben zu führen, scheine ich nun angeklagt zu werden. Die Asylbewerber hätten schon verstanden, warum Deutschland sie brauche. Die Schlepper hätten recht gehabt, als sie sagten, dass Deutschland die Syrer braucht! Die Hauptpunkte, die mir von den Schülern vorgeworfen werden:

- Deutschland hat zu wenige Kinder, die deutschen Frauen wollen lieber wie Männer leben, statt ihrer Rolle als Hüterin des Hauses und der stets zu mehrenden Kinderschar nachzukommen. Ob wir nicht endlich bereit seien, den Fehler der offiziellen Gleichstellung einzusehen? Natürlich sind Männer und Frauen vor Gott gleich, nur mit klar differenzierten irdischen Aufgaben.
- Um diesen Missstand zu beheben, hat Mama Merkel (die Schüler nennen die Bundeskanzlerin tatsächlich so) die Grenzen aufgemacht, damit Deutschland nicht ausstirbt und »euer Land unsere Kinder haben kann«. »Denn unsere Frauen bekommen gerne viele Kinder!«, wird gerufen.
- Es sei ganz klar ein Fehler der deutschen Gesellschaft, Gott verloren zu haben. Das würden die Syrer an allen öffentlichen Plätzen in Bautzen, vor allem im Zentrum sehen. Die sich dort allabendlich einfindenden einsamen Trinker seien ein Zeichen dafür, denn wie könne eine funktionierende Gesellschaft alte Männer so allein sich und dem Alkohol überlassen? In Syrien, in der gesamten arabischen Welt: undenkbar!

- Wie kann es sein, dass wir Kinder abtreiben und unsere Alten in Heime stecken, wo wildfremde Menschen sie schlecht betreuen? Auch unsere Kinder, die wir so früh abgeben und in Kindergärten stecken, werden nicht gut betreut, das Wichtigste sei doch, dass die Mutter die Kleinen zu Hause erzieht!
- Warum haben deutsche Frauen keine Würde – oder zeigen sie nicht durch dezente, zurückhaltende Kleidung?
- Warum haben alle Frauen kurze und schrecklich bunte Haare – wollen sie nicht mal schön sein?
- Warum lehnen wir die von Eltern mit Bedacht vermittelten, grundsätzlich ewig haltbaren Ehen ab und nennen sie »Zwangsheirat«? Wir sehen doch, dass freie Eheschließungen oder die von den Familien nicht kontrollierten Paarbildungen ohne Gottes Segen bald auseinandergehen. Dabei bleiben stets Frauen und Kinder auf der Strecke.
- Wie kann es sein, dass im Westen die vegetarische Bewegung seit Jahren immer stärker wird, seit Jahren aber nichts gegen den Krieg in Irak und Syrien getan wird?
- Warum gehen wir so gut mit Hunden, aber nicht mit unseren älteren Mitmenschen um?
- Warum sagen die Sachsen »noa« anstelle von »ja«?

Natürlich versuche ich, so gut es geht, zu erklären und Argumente für starke Frauen, ein gleichberechtigtes, friedliches Miteinander und die selbstständige Partnerwahl zu finden. Dann auch noch für Tierschutz – wobei ja nicht »entweder – oder«, sondern bei uns eher »sowohl – als auch« gemeint sein muss. Als ich aber erkläre, dass auch ich es nicht gutheiße, gerade die bildungsfernsten jungen Frauen Sachsens, Teenies auf Haupt- und Förderschulen, als statistisch am häufigsten vertretene Jungmütter zu sehen, werde ich von den älteren Schülern nahezu niedergebrüllt. Sie scheinen mir unbedingt die Überlegenheit des arabischen »Cousin-heiratet-wie-bei-Geburt-verabredet-Cousine, dann kennen sich alle, können bei Problemen Druck ausüben, niemand erleidet Familienschande-durch-Trennung«-Prinzips nahebringen zu wollen. Ich weiß nicht mehr, was ich noch entgegensetzen soll. Die gesamte Geschichte der Emanzipation und die Vorzüge dieser für die Gesellschaft zu erläutern würde sehr weit führen. Resignation beschleicht mich. In diesem Moment fühle ich mich wahrscheinlich ähnlich wie die Politiker auf der Husarenhof-Asylheim-Infoveranstaltung im Theater.

Die Ersten verlassen den Klassenraum unter Protest

Da ich keine Bedrohung meiner körperlichen Unversehrtheit erkenne – mich wird hier niemand angreifen, nur weil er denkt, der ihn alimentierende un- oder fehlgläubige Westen habe Gott verloren –, erläutere ich weiter: »Wisst ihr, dass diese jungen Leute, die Kinder bekommen, oft in der Schule einfach nicht aufgepasst haben? Im Biologieunterricht lernen die deutschen Teenager, wie man ein Kondom über eine Banane zieht, Mädchen wie Jungs, und das werden auch eure Kinder in der deutschen Schule lernen, ob ihr es wollt oder nicht.« Erschrockene, wütende Blicke treffen mich. Klar – diese

Information ist eine zu viel. Mir ist aufgrund der Brüllerei meine interkulturelle Empathie verloren gegangen. Doch ich werde weiterhin Klartext sprechen, bis die brüllstarken Männer verstanden haben, dass weder ihre beduinische, unreformierte Wüstenreligion noch ihre jahrhundertealten, religionsgestützten patriarchalischen Strukturen in Deutschland, ihrem Land der Wahl, etwas bedeuten.

Ich verweise auf die »Willkommen in Sachsen«-Hefte, die seit Neuestem in arabischer Sprache in der Lobby ausliegen. Das gesamte deutsche Grundgesetz wird in den Heften erklärt, und ich bitte die Schüler, es zu studieren. Damit sie wenigstens ansatzweise verstehen, dass »ihre« Frauen hier niemandem gehören, dass sie sich strafbar machen, wenn sie ihre Töchter gegen ihren Willen verheiraten, dass es nicht gestattet ist, Mädchen den Schulbesuch oder eine Ausbildung zu verbieten, nur damit diese nicht mit »nicht guten« Männern in Kontakt kommen.

Bald will ich mit ihnen auch das Thema »Ehrenmord« diskutieren und ihnen darlegen, wie unsere Rechtsprechung das sieht. In arabischen Ländern sind Tötungsdelikte zur »Ehrenrettung« an der Tagesordnung und werden oft von Familienangehörigen geradezu verlangt, um die vermeintliche »Schande« zu bereinigen. Kann der Mörder dann vor einem Scharia-Gericht nachweisen, dass die ermordete Frau untreu war, Trennungsabsichten hegte oder von einem bösen Geist, einem »Dschinn«, besessen war, werden, wenn überhaupt, meist nur milde Strafen verhängt.

Noch während der Diskussion verlassen die Ersten die Klasse, unter Protest, wegen so etwas seien sie nicht hergekommen, aufgrund meines Geschwätzes würden sie nicht ihren Glauben und ihre Kultur verraten und in die Hölle kommen wollen. Denn das stünde ja ganz klar im Koran, kein Wunder, dass die christliche Welt verloren sei. Unbeeindruckt ob ihrer Verwünschungen denke ich, dass es richtig war, die Samthandschuhe ausgezogen zu haben. Bei nächster Gelegenheit will ich ihren verkrusteten Denkstrukturen noch ein wenig Zunder geben. Ich werde ihnen Fotos des im Zweiten Weltkrieg zerstörten Berlin zeigen. Dann, wieder etwas einfühlsamer, die Stärke der Trümmerfrauen und das daraus entstandene Selbstbewusstsein der deutschen Frauen erläutern. So will ich die Schüler auf ihre eigene Zukunft, in der sie sich, durchaus denkbar, starken Frauen in Trümmern zu stellen haben könnten, vorbereiten.

Seltsamer Besuch mit Abzocker-Geschmäckle

Den Tag beende ich mit meinen Kollegen in ihrem Mini-Büro, wo schon seit Stunden ein Instant-Kaffee nach dem anderen getrunken wird. Zuvor sammle ich die Fetzen der »Willkommen in Sachsen«-Hefte mit dem Grundgesetz vom Boden der Hotellobby ein. Die Älteren hatten den Heften keine Beachtung geschenkt. Die Kinder haben sich dann die Hefte genommen und wohl aus Langeweile, Unterforderung und dem allgemeinen, auch im Spielzimmer erkennbaren Spaß an Zerstörung, einfach zerrissen und als großes Konfetti auf dem Boden verteilt.

Im Büro stellt man mir einen Besucher in feinem Zwirn vor. Auf den ersten Blick wirkt der Mann, der sich heute selbst ins Heim eingeladen hat, wortgewandt und weltmännisch. Dieser Herr, der mir als »Heiner« vorgestellt wird, behauptet, eine Firma mit dem Namen »Deutsche für Syrer« gegründet zu haben. Mit dieser Firma will sich der engagiert und besorgt auftretende Mann um die schnelle Integration von geflüchteten Fachkräften kümmern. Er erklärt, dass er einfach ganz schnell die verschiedenen Qualifikationen und die persönlichen Daten meiner Schüler brauchte, um sie »ab sofort, seit gestern am besten!«, in spezielle berufsvorbereitende Sprachkurse und Praktika bei »vielen Firmen, die händeringend suchen«, zu vermitteln.

Supersache, denke ich, altruistisches Engagement ohne Haken. Oder ist es doch unseriöse Abzocke? Warum will dieser Yuppie-mäßig auftretende Schnellsprecher, der eher wie ein Versicherungsmakler oder Gebrauchtwagenhändler wirkt, meinen Schülern hier einfach so helfen? »Unsere Firma«, erklärt Heiner, habe weder eine Webseite noch einen Facebook-Eintrag, »ihr wisst ja, bei der fremdenfeindlichen Stimmung in der Region, den Berichten um Bürgerwehren und Übergriffe gegen Asylbewerber und ihre Helfer« sei es besser, »im Verborgenen« zu arbeiten. »Und damit die Asylbewerber auch wissen, dass das alles sehr wertig ist, was sie von ›Deutsche für Syrer‹ bekommen, müssen sie einfach nur 40 bis 60 Euro« pro Blitz-Fachsprachkurs bezahlen. Die Dokumente, die die Agentur für Arbeit zur Genehmigung benötigt, füllt seine Firma auch aus und veranschlagt dafür nur fünf Euro pro Antrag. »Aber dafür werden dann alle schnell in Jobs vermittelt …«, verspricht er mir in einer ruhigen Minute, als wir rauchend vor der Heimtür stehen. »Aber erst mal, da bitte ich um Mithilfe im Unterricht, müssen alle, die einen Job wollen, bei mir unterschreiben, damit wir die Ämter mit dem ganzen Schriftverkehr entlasten können und die qualifizierenden Sprachkurse schnell beginnen können.« Die Teilnehmer, fährt er fort, bekämen dann »eine Urkunde, fast wie ein richtiges Zertifikat«, dann würde der Arbeitsvermittler auf dem Amt sehen, dass jemand mit »Disziplin und Willen zur Integration« vor ihm sitzt, dann ginge alles ganz schnell.

Ein Einheimischer will sich mit einem eigenartigen, halbseidenen Geschäftsmodell an den Geldern der Heimbewohner bereichern. Natürlich gebe ich die Registrierungsdaten, Passnummern und persönlichen Angaben der Schüler nicht weiter, sie sind mir nicht einmal bekannt. Sollte eine Kooperation zustande kommen, so ist dies eine Aufgabe der Sozialarbeiter.

Als ein Lieferwagen des kurdisch-arabischen Lebensmittelgeschäfts in Bautzen auf unseren Heimparkplatz rollt und eine große, privat bestellte Fladenbrotlieferung für die Bewohner gebracht wird, kommt Heiner sofort die nächste Geschäftsidee, für die er mich ins Boot holen will: »Weeßte, was wir noch machen können? Du bist doch bestimmt mal in Berlin, wenn du da 'nen Zentner ›Halal‹-Fleisch herbringen könntest, Lamm, Schaf, das gibt's hier alles nicht und in Dresden isses viel teurer als in Neukölln …« Das geschächtete Fleisch könnte man in den ganzen Heimen im Umkreis gut »verticken, bestimmt 20 Euro fürs Kilo, und, ich sag dir, die haben alle Geld, die sind gar nicht so arm, die Flüchtlinge, wenn sie denn überhaupt ›echte‹ sind …«. Und dass man ja noch viel mehr machen könnte, geschäftlich, wenn ich mit meinen Arabischkenntnissen bereit sei, bei ihm mitzumachen. »Jetzt steckt die Regierung grad so richtig viel

Geld in die Flüchtlingssache rein, da müssen wa uns doch 'ne Scheibe abschneiden, das sind goldene Zeiten, wenn man weiß, wie.«

Als er sich verabschiedet und ich zurück ins Büro gehe, sitzt Peter aufgebracht vor dem Computer und zeigt mir eine Mail, die vom Landratsamt schon vor ein paar Tagen an alle Heimarbeiter im Umkreis herumgeschickt wurde. »Ich wusste doch, da war was ... der war ja schon mal hier ...«, murmelt Peter vor sich hin. In der Mail wird vor einem Mann, der sich als selbstständiger Integrationsbeauftragter ausgibt, gewarnt, auch davor, ihm sensible Daten der Schutzsuchenden herauszugeben. Er würde damit versuchen, im Namen der Asylsuchenden Geld von den Ämtern für Dienstleistungen, die bislang nur als Ideen auf Papier vorlägen, abzugreifen.

Plötzlich alles anders: Internet im Heim

Das längst Überfällige geschieht: Der lang ersehnte Internet-Anschluss wird freigeschaltet! Die Sozialarbeiter haben über Stunden zunächst nichts anderes zu tun, als Voucher mit Zugangsdaten zu verkaufen. Ein paar Syrer schimpfen, dass drei Euro für eine Woche Internet zu teuer sei. Alle würden Heime kennen, in denen das Internet frei ist! In den großen Städten Westdeutschlands, selbst im Bautzener Stadtzentrum ist das Internet umsonst! Wieso müssen sie hier zahlen, wo sie ja auch unfreiwillig hier auf dem platten Land sind! Es sollte doch wenigstens eine kostenlose, schnelle und stabile Leitung für Skype-Gespräche mit den Familienangehörigen daheim oder in der Türkei geben. Die Familien seien schon so lange allein und auf die telefonische »Hilfe« ihrer Männer angewiesen. Zumindest scheinen sich meine Schüler das kollektiv einzubilden. Absurd, denke ich: Statt sich zunächst über die relativ preiswerte Variante, endlich ins Internet zu kommen, zu freuen, pöbeln sie schon wieder mit neuen Forderungen. Sie erkennen die Bemühungen, hier in der ostdeutschen Provinz eine High-Speed-Leitung zu legen, einfach nicht an.

Überall auf den Gängen des »Hauses am Wald« tummeln sich nun Menschen, die ich zum Großteil noch nie gesehen habe. Sie scheinen die Tage bislang einfach auf ihren Zimmern verdämmert zu haben. Alle halten Smartphones in den Händen, starren auf sie, tippen auf ihnen herum, telefonieren im Gehen lautstark. Acht syrische Jungs sitzen auf dem Boden vor dem Sozialarbeiterbüro, spielen Online-Ballerspiele. Die Mobilversion des Ego-Shooters »Counter Strike« erfreut sich großer Beliebtheit, vor dem Büro ist das WLAN am leistungskräftigsten. Die Afghanen hocken in ihren Familien, Sechser- oder Achtergrüppchen, auf dem Fußboden ihres Traktes, in dem auch das Büro liegt, und schauen ausschließlich bunte, schnell geschnittene Bollywood-Style-Musikvideos. Auf ihren Displays tanzen bauchfrei gekleidete Frauen zu repetitivem, plärrendem Sound, der aus den Handy-Lautsprechern scheppert. Auch bei ihnen ist die Freude über das endlich in diesem Winkel Sachsens angekommene Netz groß, so groß, dass sie anscheinend immerzu Musik aus ihrer Heimat hören und getanzt sehen wollen.

Im total überfüllten Sozialarbeiterbüro herrscht bei den Wartenden Festtagsstimmung. Meine Schüler grüßen mich freundlich und scheinen keinen Groll aufgrund des letzten harten Integrationsstunden-Versuches zu hegen oder ihn durch die Internet-Freude vergessen zu haben. Bei allem Chaos hat sich auch noch eine afghanische Familie mit sechs von sieben Mitgliedern ins Büro gequetscht. Das siebte Familienmitglied sitzt, wie jeden Tag, schief, vernachlässigt und mit oft krampfhaft abgespreizten Gliedmaßen in einem Sessel in der Lobby. Trotzdem ist die zwölfjährige, stark behinderte Tochter, deren Eltern jetzt einen High-Tech-Rollstuhl erhalten, in diesem Moment die Hauptperson. Mutter und Vater müssen im Büro nur noch schnell den Erhalt quittieren. Ein schneller Blick auf den Lieferschein: Das 2000-Euro-Gerät ist maßgefertigt und mit allerlei elektrischen Raffinessen ausgebaut, für die es eine ausführliche Bedienungsanweisung gibt. Leider können sie ihre Namen in keiner Schrift buchstabieren und malen der Einfachheit halber Kringel unter das Lieferdokument. Wie die multiplen Funktionen des Rollstuhls zu bedienen sind, verstehen sie trotz der Erklärungsversuche der Sozialarbeiter nicht. Die heimeigene Sozialarbeiterpraktikantin Melanie, eine kräftige, gelernte Physiotherapeutin, versucht, den Eltern die Knöpfe und Hebel zu erläutern. Dann verdeutlicht sie, dass sie immer wieder mit der Tochter üben müssten, nur so könne ihre Motorik und ihr allgemeiner intellektueller Zugang zur Welt gefördert werden. Jetzt, mit viel Freizeit im Heim, seien die Voraussetzungen doch ideal, um sich ausführlich um die eingeschränkte Tochter zu kümmern! Wenn jetzt gut achtgegeben und das Richtige vermittelt wird, kann sie den Rollstuhl irgendwann selbstständig bedienen, sich vielleicht sogar alleine fortbewegen, selbstständig einen Joghurt essen oder aus einer Flasche trinken. Ohne fremde Hilfe, ohne Rumschmeißen von Dingen, ohne Sabbern. Die Eltern haben aber offensichtlich kein Interesse an den Erklärungen, sie versuchen es nicht einmal mit dem Google-Übersetzer, sondern empfangen einfach nur den Rollstuhl.

Die Spastikerin wurde auf der jahrelangen Flucht im Iran geboren. Dort hatte die siebenköpfige Familie über Jahre ein Zuhause und Arbeit gefunden. Hier konnte sie überleben und Geld für die Weiterreise nach Europa sparen. Ihre gesamte Reise über schleppte der Vater die stark eingeschränkte Tochter auf seinen Schultern. Melanie versteht nicht, warum die Eltern bei allem Aufwand, den sie sich mit ihr gemacht haben, nun nicht auch ein wenig mit ihr spielen und üben. Schon öfter habe ich beobachtet, wie die Praktikantin ihre körpertherapeutischen Fähigkeiten bei dem Mädchen anwandte, sie leicht massierte, mit ihr Aufmerksamkeits- und Greifübungen machte. Es war unschwer zu erkennen: Bei leichter Stimulation war es der zum großen Teil Gelähmten möglich, selbstständig den Kopf zu heben und zu drehen und auch die Hände zu bewegen. Das Kind schien dabei offensichtlich Regungen der Freude äußern zu wollen. Diese Übungen erklärte Melanie natürlich auch mehrfach den Eltern, die aber kein Interesse an den einfachen therapeutischen Spielen mit ihrer Tochter haben. Sie lassen das Kind lieber den ganzen Tag allein auf einem Sessel in der hektischen Lobby. Nun werden sie sie weiterhin dort abstellen – nur eben im kassenfinanzierten High-Tech-Rollstuhl. Melanie ist traurig über die verschenkten Fähigkeiten des Kindes. »Aber was willste machen?«, stellt sie resignierend fest, »zwingen zu ihrem Glück oder dem vom Kind kannste se nicht.«

Im Islam gelten Behinderungen als gottgewollte Prüfungen oder auch als Strafen, die man annehmen und ertragen muss. Davon, dass »annehmen« auch Beschäftigung und Förderung der Menschen mit besonderen Bedürfnissen heißt, steht im Koran nichts geschrieben, und so ist das Verhalten der afghanischen Eltern leider als »normal« einzuordnen, ebenso wie die Vernachlässigung und die gesellschaftliche Ausgrenzung der Betroffenen.

»Deutschland ist schuld an allem!«

An Unterricht ist wegen des großen Internet-Aufruhrs nicht zu denken. Vor der Bürotür sind allerlei Syrer und Iraker versammelt. Sie bilden einen Kreis um Sozialarbeiterin Antje, die auf Deutsch redet und wild gestikuliert. Nach der großen und lauten Diskussions-Fragestunde am Tag zuvor beäugen mich einige Syrer etwas misstrauisch, aber nicht nachtragend. Sie grüßen freundlich und bitten um Übersetzungshilfe. Antje scheint einem kräftigen Syrer mit großer Zahnlücke und forschem Auftreten etwas nicht vermitteln zu können. Er wiederum meint, ihr sein Anliegen nicht verständlich darlegen zu können. Es geht um Folgendes: Er, Omar, sei unter dem Namen Mohammad nach Deutschland gekommen. Da er seinen Asylantrag in Deutschland nun unter seinem wahren Namen, Omar, stellen wolle, müsse er einen Antrag auf Namensänderung an das Ausländeramt schreiben. Auch seien seine Frau und seine Kinder unter falschen Namen registriert, was ihm wohl Probleme beim Erhalt des »staatlichen Gehaltes« und des Kindergeldes verursachen könne, wie er korrekt vermutet. Weil Antje und die anderen immer keine Zeit hätten, habe er sich darüber selbstständig informiert und an die Caritas gewandt. Ein Priester, so behauptet Omar, habe einen Brief aufgesetzt, den er jetzt nur noch zu unterschreiben hätte, aber da ja Schulferien seien, führe ja kein Bus, ob Antje ihn mit dem Auto zur Caritas bringen könne? »Sag dem mal, dass es jetzt um elfe durch ist, am Freitag, nüscht passiert jetze mehr, auch nich bei den Katholen, der hätte da um achte sein müssen!« Der Bus fährt in den Ferien eben nur frühmorgens, mittags und am frühen Abend, nicht stündlich. Der Mann wendet sich nun an mich, fordert mich auf, bei der Caritas anzurufen. Zur Untermalung der Dringlichkeit drückt er mir den Info-Flyer mit allen Caritas-Flüchtlingshilfsangeboten und Kontaktdaten in die Hand. Wir rufen an. Der Geistliche am Apparat bestätigt, dass Omar einen Termin um 8 Uhr zum Aufsetzen des Antrags auf Namensänderung gehabt hätte, leider aber nicht erschienen sei. Nun müsse er nach einem Termin in der nächsten Woche suchen, aber es sehe schlecht aus, erklärt er. Als ich Omar mitteile, dass er seinen Termin ohne baldige Chance auf einen neuen verpasst hat, bricht blinde Wut aus ihm. Er entreißt mir den Info-Flyer der Caritas und fetzt ihn auf den Boden. Trampelt darauf herum. »Verdammt!«, schimpft er, das hier könne doch nicht Deutschland sein! Nichts funktioniere, wieso der Kirchenmann nicht einfach diesen Brief schreiben könne! Einfach nur schreiben, dass Mohammad aus Damaskus in Wirklichkeit Omar aus Bagdad sei, Asyl und dann Familienzusammenführung beantragen wolle. Schließlich würden noch zwei Frauen und acht Kinder auf ihre deutsch-finanzierte Ausreise aus Bagdad warten. »Alle anderen kriegen jeden hier rein, nur bei mir soll das jetzt nicht gehen?!«, tobt der Mann vor sich hin.

Das mit der fehlenden Unterschrift, das sei doch egal, besser sogar wäre es, wenn der Kirchenmann unterschreiben würde, findet Omar. Er habe das mit dem Bus-Ferienfahrplan nicht gewusst, was das überhaupt sei, einen Termin um 8 Uhr, dann wäre es ja noch dunkel gewesen, wenn er den Bus um sieben hätte bekommen wollen. »In der Kälte – das macht doch kein Mensch, brr!«, fügt er schelmenhaft lachend hinzu. Er bleibt dabei, dass Antje ihn mit ihrem privaten Pkw zu fahren habe, schließlich verdiene sie doch »viel Geld«, um sich hier um ein paar Leute zu kümmern. Außerdem sei nichts sein Fehler: Man habe ihn falsch über die ganze Namensgeschichte informiert, der Schlepper war's! Dagegen habe Deutschland nichts gemacht. Auch in Griechenland habe niemand etwas geprüft oder von ihm wissen wollen. Wenn Deutschland hier alles wieder in geordneten Bahnen sehen wolle, dann hätte Deutschland – in diesem Fall vertreten durch Antje und ihr Privatauto – sich auch zu kümmern, wo er doch immerhin bereit sei, seinen echten Namen anzugeben!

Ich lasse ihn zetern und wende mich ab, die Kollegin ist längst wieder im Gespräch mit ihren drei angeblich strenggläubigen Fans, die sie bei jeder Gelegenheit in Gespräche verwickeln. Nur wunderlich: Alle drei sind verheiratet, eine Ehefrau trägt sogar den Gesichtsschleier Niqab. Wenn sie wirklich so gläubig wären, wie sie vorgeben, wären sie nicht ständig in Antjes Nähe anzutreffen. Die hochgewachsene Sachbearbeiterin, die mit ihren langen schwarzen Haaren wie eine Südländerin wirkt, raucht scherzend mit »El Presidente« und seinen hübschen jungen Brüdern. Es wirkt mir wie ein Urlaubsflirt auf dem Sinai, den Europäerinnen schon seit den Neunzigern nicht nur aufgrund der schönen Tauchgründe regelmäßig besuchen. Viele Touristinnen, mit denen ich mich damals unterhielt, waren auf der Suche nach der Illusion von Liebe, die junge Ägypter im Austausch für (Geld-)Geschenke versprachen. Ein trauriges Bild. Merkt Antje nicht, wie die drei sie einlullen und für ihre Zwecke instrumentalisieren wollen? Oder steckt da noch mehr dahinter? Mir scheint, sie genießt die Aufmerksamkeit der Männer. Während sie vor ihrem Laptop im Büro stets schlechte Laune hat, sehe ich sie draußen mit den Brüdern immer nur lachen und schäkern. Auch ihr Englisch scheint im Gespräch mit den drei deutlich mehr herzugeben als bei Gesprächen mit den anderen Heimbewohnern, die sie täglich mit Wünschen und Forderungen belagern.

»Unsere Frauen wollen und sollen nicht arbeiten!«

Nun will ein anderer Schüler, der langhaarige Gitarrenspieler Khaled, die Diskussion des gestrigen Unterrichts mit mir noch einmal durchgehen. Er ist vielleicht Mitte dreißig und schaut mich immer ein wenig zu unterwürfig und zu schleimig an. Als würde er darauf warten, durch eine meiner Äußerungen eine Offenbarung meiner Gefühle oder Sehnsüchte zu erkennen, die mich dann für seinen Charme anfällig werden lassen würden. Überfreundlich spricht er mich jetzt an, bemüht dabei große arabische Höflichkeits- und Entschuldigungsfloskeln.

Er wolle nun meine »fachmännische« Einschätzung seiner Lage erfragen. Auf seinen persönlichen Fall zugeschnitten, will er wissen, was ich dächte und mir berichten, wie schlimm es seiner Frau nun gehen würde. Weil sie arbeiten müsste und das keinesfalls als persönlichen emanzipatorischen Fortschritt sähe.

Khaled kommt, so sagt er, aus einem bislang friedlichen Gebiet in Kurdistan, hat aber die letzten drei Jahre mit seiner zweiten Frau und den beiden gemeinsamen Kindern in Istanbul gelebt. Geld hat er durch Gitarrenspiel und Aushilfstätigkeiten in Imbissen und Handyshops verdient. Seine erste Frau, von der er sich scheiden ließ, lebt mit der ersten Tochter weiterhin in den kurdischen, sicheren Gebieten. Auch sie würde er gern zu sich nach Sachsen holen, weiß aber schon, dass es sich aufgrund der offiziellen Scheidung schwierig gestalten könnte. Obwohl die geschiedene Frau ihn natürlich noch lieben würde und mit ihm leben wollte – also, wenn ich wüsste, wie das in Deutschland gehen würde? Die neue Frau scheint ihm aber deutlich näherzuliegen, er will mir anhand ihres Beispiels (vielleicht könne ich wenigstens dabei helfen?) sagen, wie schlimm Arbeit für muslimische Frauen ist. »Hör zu«, geht er mich an, »meine Frau hat zwei Kinder und muss nun in Istanbul als Näherin arbeiten, weil ich nicht für sie sorgen kann.« Das sei schrecklich, schließlich reiche ihr Gehalt in Höhe von 200 Euro vorne und hinten nicht, sodass die beiden Kinder, acht und zehn, ebenfalls in der Keller-Nähfabrik schuften müssten. »Ich bin hergekommen, damit wir alle ein gutes Leben haben können, ein Leben, in dem meine Frau natürlich nicht arbeiten muss. Frauen sind bei uns für das Haus und die Kinder da.« Sie wollten gar nicht außerhalb des Hauses arbeiten, spätestens, wenn Kinder kämen, würde jede muslimische Frau das erkennen. Deshalb würde ja auch die arabische Gesellschaft, im Gegensatz zur westlichen, so gut funktionieren. »Du arbeitest hier doch auch nur, weil du noch keine Kinder hast und vielleicht einen von uns heiraten willst«, grinst er mich dreist an. »Wenn du erst mal einen hast, wirst du schon sehen, kaum habt ihr ein paar Babys gemacht, willst du sicher nicht mehr arbeiten!«

Angestrengt lächelnd winke ich seinen für mich absurden Gedanken ab. »Danke, nein, ich habe einen guten deutschen Verlobten«, erkläre ich und verweise auf meinen goldenen Ring am Finger. Ob ich denn nicht erkennen würde, dass für die arabischen Frauen Arbeit in einem fremden Land, außerhalb des Hauses, etwas Schlechtes sei, will Khaled nun von mir wissen. Die Frauen würden auf der Straße und im Job mit anderen Männern in Kontakt kommen, viele davon seien nicht gut oder wollten nur »das eine«. Das sei nicht ideal für »unsere Frauen«. Deutschland müsse verstehen, dass es »bei uns« nun mal so organisiert sei und dass er sich schäme, seine Familie gegen »das hier« eingetauscht zu haben. Khaled blickt in die hügelige Weite, auf das Baumgestrüpp, das der schmelzende Schnee erst vor Kurzem wieder freigegeben hat. Kein schöner Anblick, aber wenn der Frühling kommt, wird er sich noch umschauen. Deutschland ist noch viel mehr, als er sich auch nur ansatzweise vorstellen kann, denke ich, mit dieser feindseligen Einstellung erschwert er es sich unnötigerweise selbst. Warum ist er nicht in Istanbul geblieben, warum hat er seine Frau durch Abenteuerlust ins Unglück gestürzt und hat ihr nicht wie ein Mann beigestanden?

Wenn er gewusst hätte, dass hier alles so langsam und schleppend laufen würde, dann wäre er dageblieben. Nun aber sei sein Geld alle, er könne und wolle nicht zurück, möchte erst mal etwas für seine Familie hier aufbauen. Ob ich nicht einen Job für ihn hätte, will der unaufrichtig wirkende Mann mit dem langen, schütteren schwarzen Haar und den krallenartigen langen Fingernägeln wissen. Er könne alles: Falafel und Sandwiches machen, Gitarre spielen und stimmen, bei Renovierungen helfen und Auto fahren. Das letzte Jahr über hatte er in einem Handyshop in Istanbul als Berater für Telefontarife gearbeitet, das Geld habe sogar gereicht, um Frau und Kinder in einem Kellerapartment unterzubringen und versorgen zu können. Nun, da er es nach Deutschland geschafft hätte, würden die drei auf seine Geldsendungen warten, damit sie sich mit einem Schlepper, zum Frühjahr hin, auf die Reise nach Europa machen können. Da eine offizielle Familienzusammenführung zu lange dauern würde, will er, dass seine Familie bald per Boot, per Bus und zu Fuß zu ihm nach Tipschitz kommt. Obwohl er eigentlich von einem Haus im Ruhrgebiet, in Essen träume. Dort müsse er kein Deutsch lernen, um Arbeit zu finden, er will in einem arabischen Viertel leben und hat auch entfernte Verwandte, die dort schon lange wohnen. Begeistert zählt er noch mehr Vorteile seiner neuen Traum-Wahlheimat NRW auf: Die Schulen und die Ämter seien dort besser auf Araber eingestellt, es gäbe für alle problemlos »staatliches Gehalt« und kostenlose Universitäten für die Kinder. Vielleicht wolle er auch noch mal studieren, Computer oder Internet, das könne er gut, und schon das Studium würde ja gut bezahlt werden, habe er gehört. Dazu gebe es noch das

Kindergeld, damit würde er über die Runden kommen, aber dafür müssten seine Kinder erst einmal schnell herkommen. Im Ruhrgebiet gebe es außerdem noch den Koranunterricht und zahlreiche Moscheen, für sich und die Kinder, nicht zu vergessen. »Verstehst du, dass meine Frau da dann gar nicht arbeiten will und es sowieso nicht wird, wenn da alles ist wie bei uns?!«, versucht er, mich von seinen selbst gezimmerten Umsiedlungsplänen zu überzeugen.

Offensichtlich ist das Ruhrgebiet schon als eine Art arabischer Kolonie bis weit über die Landesgrenzen bekannt, so wie die Sonnenallee in Berlin-Neukölln, die von Arabern nur »Arabische Straße« genannt wird. Khaled freut sich über das neue Leben, das er in seiner Fantasie anscheinend schon gut strukturiert zu haben scheint. Durch Berichte seiner Essener Familienangehörigen, durch Facebook-Posts anderer Syrer und durch die Erzählungen der Schlepper hat er ein klares Bild vor Augen. Dann scheint er aber doch plötzlich zu realisieren, wie weit weg dieses traumhafte Leben im Ruhrgebiet von der Realität hier und heute, in der Ödnis des sächsischen Industrieparks, für ihn ist. Er wird wieder wütend und schnauzt mich stellvertretend für die lahme Bürokratie an. Er hätte das alles schon längst haben können, beide Frauen, alle Kinder, wenn hier auf den regionalen Ämtern nicht alle »Idioten« ohne Sprachkenntnisse, ohne Mitgefühl, ohne Verständnis für die arabische Kultur und sowieso ohne Ahnung seien. Ich soll mit ihm aufs Amt kommen, um denen unmissverständlich klarzumachen, dass seine Frauen und Kinder schnell herkommen müssen. Die harte Arbeit in der Türkei sei nicht gut für sie. Die Kinder könnten aufgrund der Notwendigkeit zum Gelderwerb keine Schule besuchen. »Deutschland, du! Auch du bist schuld an der Trennung unserer Familie, und die Familie ist doch wohl auch in Deutschland noch heilig! Wie man erst alle einlädt und dann doch nicht haben will?!«, regt er sich auf. Natürlich kann ich nur den Kopf schütteln, ihn um Geduld bitten und erklären, dass nicht alle »eingeladen« wurden und zunächst nur »aufgenommen« werden.

Während unseres Gesprächs wird die Menschentraube, die uns umringt, stetig größer. Die Männer hören interessiert zu, schließlich haben sie alle mehr oder weniger die gleichen Probleme. Da sich die meisten Älteren im Gegensatz zum dreiunddreißigjährigen Khaled mit ihrem Schicksal vorerst abgefunden zu haben scheinen und nicht einmal unglücklich ob des Fehlens des großen familiären Anhangs wirken, bleiben sie einfach weiter in der klaren Winterluft stehen, gucken in die Landschaft und rauchen. Nach meiner Stellvertreter-Diskussion mit Khaled scheinen sie die ersten Sonnenstrahlen seit anderthalb Monaten ausnahmsweise in Ruhe und Stille genießen zu wollen.

Saisonbeginn beim afghanischen Cricket-Team

Plötzlich entsteht eine ungewohnte Dynamik: Zehn afghanische Männer rennen in leichter Kleidung und mit Schlagwerkzeugen – einem Baseballschläger? – ausgestattet, auf den Platz vor dem »Haus am Wald«. Sofort beginnen sie, Mannschaften zu bilden und Cricket zu spielen, wie fortan an jedem Tag, an dem es nicht friert, schneit oder regnet. Toll mitzuerleben, wie die oft etwas abgestumpft und meist in ihrem Trakt unter sich bleibenden afghanischen Twens und auch die Älteren nun herumtollen, laufen, werfen, sich raufen, diskutieren, ausgelassen lachen und sich offensichtlich selbst komplett genügen. Glück kann manchmal so einfach sein. Ein Cricket-Feld im Frieden.

Mohammed will zurück

Mohammed ist ein klein gewachsener Mann und sehr, sehr schüchtern. Anfangs war er einige Male in der Klasse, und wenn er sich nach mehrfacher Aufforderung traute, etwas zu sagen (was ich ihm direkt vorsprechen musste), lächelte er mit zittrigen Lippen, die erkennen ließen, dass er kurz vor einem Tränenausbruch war. Er entschuldigte sich für seine Probleme, er könne sich »nichts mehr merken«, seit er ein Schrapnell in den Kopf bekommen habe. Immer habe er Schmerzen. Sagte er und kam fortan nicht mehr in den Unterricht. Da ich nun sehe, wie dünn und fahl er wirkt, bitte ich ihn, sich mir anzuvertrauen. Vielleicht können wir ja zusammen mit den Sozialarbeitern eine Lösung finden, vielleicht muss er ins Krankenhaus? Und er öffnet sich tatsächlich und erzählt unter Tränen, was ihn bedrückt. »Es war die größte Dummheit meines Lebens, hergekommen zu sein«, stößt er schluchzend hervor. Er ist auf Leute reingefallen, die in sein friedliches Dorf in Kurdistan gekommen sind und von der Reise nach Europa berichtet und von Deutschland geschwärmt haben. Sie behaupteten, in Deutschland gäbe es für jeden Syrer alles und sofort. Er als Vater könnte auch bald seine Familie umsonst mit dem Flugzeug nachholen. Lockende Worte der Schlepper, die ihn in seinem kleinen Mini-Markt angesprochen haben. Er hatte die Männer noch nie zuvor gesehen, glaubte ihnen aber, er konnte sich nicht vorstellen, dass das nur ausgedacht war, denn er hatte schon vorher von mehreren Bekannten gehört, dass in Deutschland alles besser ist. Die fremden Männer sprachen gut, waren fein gekleidet und fuhren große Autos, als sie ihm die neue Welt versprachen. Sie wollten ihm helfen! Er wollte ihnen glauben.

In seiner Familie wurden dann 5000 Euro für seine Migration gesammelt. Als Nichtschwimmer reiste er unter Todesangst mit dem Schlauchboot (für 1200 Euro), später in einem mit Menschen vollgestopften Lieferwagen (für 3000 Euro) nach Österreich, von dort ist er nach Deutschland gelaufen. Seitdem aber, sinniert er traurig, habe sich kein weiteres Versprechen bewahrheitet, außer dass er jetzt ein Dach über dem Kopf und ein wenig Geld hat. Vor lauter Sorge kann er aber nicht mehr schlafen. Seine Frau ist mittlerweile im siebten Monat schwanger, und es fällt ihr immer schwerer, allein den kleinen Dorf-Kiosk zu führen und sich dabei auch noch um die vier Kinder zu kümmern. Dem Ehepaar sind schon zwei Kinder gestorben, er macht sich große Sorgen um das Ungeborene, das eigentlich in Deutschland hätte auf die Welt kommen sollen. So war es der Wunsch und der Plan des Ehepaares, gefasst, als Frau Merkel die Grenzen öffnete und der schmächtige, stille Mohammed in das gepriesene Milch-und-Honig-Land aufbrach.

Da sein Naturell und sein depressiver Zustand es ihm nicht erlauben, täglich mit den lauten und ihm körperlich überlegenen Männern um einen Platz in der Warteschlange vor dem Sozialarbeiterbüro zu ringen, scheint er sich gerade einfach nur seiner Verzweiflung hinzugeben. Darüber hinaus hat er auch ein Schrapnell im Kopf. Er zeigt mir eine große, wulstige Narbe auf seinem Schädel. »Bumm!«, sagt er. Mager ist er, mit gerade mal fünfunddreißig Jahren, hängt seine Haut faltig und grau vom Hals. Ob er genug Geld zum Essen hat, will ich wissen? Ob er essen kann? »Das ist es ja gerade, ich kann nicht kochen und weiß nicht, was ich hier essen darf!«, presst er leise und unter Tränen heraus. Er hat bis zum Alter von achtundzwanzig bei seinen Eltern gelebt, aber allein in einem Raum, weshalb es für ihn jetzt, in einem Vierer-Zimmer, sehr hart sei, »immer ist irgendwer laut, und ich habe immer nur Hunger«.

Er gesteht mir, nur Eier kochen zu können und Angst zu haben, versehentlich etwas mit Schweinefleisch zu essen. Muslimische Geistliche hätten im Fernsehen immer wieder gesagt, dass die westliche Welt Schweinsextrakte nicht nur in Gummibärchen, sondern auch in Schokolade, Apfelsaft, Joghurt, Käse, sogar in Huhn- und Rindfleischprodukten verwenden würde. Daher ernähre er sich seit Monaten nur von Eiern, arabischem Weißbrot und Tee mit Zucker. Allein würde er sich nicht in das kurdisch-arabische Geschäft im Zentrum Bautzens trauen, er hat gehört, dass die Deutschen böse gucken. Davor fürchtet er sich. Zudem kostet die Busfahrt Geld. Er aber muss alles, was er sich von seinem »staatlichen Gehalt« vom Munde abspart, in seine Heimat schicken – und dann fragt er mich, ob ich ihn bald mal zu Western Union begleiten kann, um ihm bei der Überweisung zu helfen. Ich lächle ihn an, klopfe ihm ermutigend auf die

Schulter und fordere ihn auf, mich in den Restpostenmarkt zu begleiten, damit ich ihm zeigen kann, was er einkaufen kann. Er strahlt und steht mit wackeligen Beinen auf.

Nach dem Passieren der Gänge mit allerlei nutzloser Deko-Saisonware, künstlichen Palmen, leuchtenden LED-Bäumchen, Gartenbedarf und allerlei Textil-Sonderposten kommen wir in die Lebensmittelabteilung. Die Dosengerichte und die Mikrowellen-Fertignahrung sind bei eingehender Betrachtung tatsächlich nicht »halal«. Auf fast allen Packungen steht irgendeine Form von »Schwein« oder Schweinsextrakten, also zeige ich Mohammad, was er sicher essen darf: ein paar Gemüse-Konservendosen, Möhren, Erbsen, Rote Bete, Gurken, Nudeln, Reis. Die ganze Wand voller Knäcke- und abgepacktem Brot, der Käse in der Kühltheke. Nur einfache gelbe Butterkäsesorten werden hier verkauft, perfekt, es ist der einzige Kuhmilch-Käse, den die meisten Araber kennen und mögen. Sie haben keine Käsekultur und empfinden herbere und pikantere Sorten als ungenießbar. Direkt neben dem im arabischen Sprachraum generell nur als »gelber Käse« (im Gegensatz zu weißem oder dem »bulgarischen«, wie sie Schafskäse nennen) bezeichneten Sortiment liegen allerlei Schweinefleischprodukte, Sülze, Würste im Kilo-Pack, Pasteten, 300- und 500-Gramm-Tüten Wurstanschnitte, abgepackte Eisbeine und Hähnchenschenkel.

Ich sehe, wie es Mohammed gruselt – bei der Vorstellung, in dieses Schweine-Kühlregal des Horrors greifen zu müssen, zu allem Überfluss auch noch so nah am verbotenen, riesigen Alkoholregal gelegen. Als ich Mohammed Nudeln mit Fertig-Tomatensoße erklären will, staune ich nicht schlecht: Alle hier erhältlichen Fertigsoßen enthalten Alkohol oder Schweinefleischprodukte oder -extrakte. Na, dann stimmt das wohl, das ist hier wirklich kein guter Laden für Muslime. Ob er nicht bald mit seinen Zimmergenossen in die Stadt fahren will, frage ich ihn, die könnten ihm dann ja zumindest einen Discounter mit Obst und Gemüse zeigen. »Wie soll ich denn das kochen, und Freunde habe ich im Heim auch keine. Niemand würde mir helfen.« Natürlich merke ich, wie peinlich es ihm ist, sich nicht selbstständig ernähren zu können. »Kein Problem«, sagt er, er werde weiter Eier und Brot mit Olivenöl essen, das sei gut, billig und mache ihn satt.

Zurück im Heim, besteht er darauf, mit mir einen Tee zu trinken und noch ein wenig von sich zu erzählen. Er sei mal drei Jahre lang in eine Dorfschule, dann nur noch in die Koranschule gegangen und habe immer auf dem Feld der Familie mitgearbeitet. Dann hätten seine Eltern endlich eine Ehefrau für ihn gefunden, das Paar bekam ein wenig Geld geschenkt und konnte so den Mini-Markt mit Zigaretten, H-Milch, Wasser, Pepsi und eingeschweißten Süßigkeiten eröffnen. Es reichte für die kleine Familie, aber eine Hoffnung auf Besserung der wirtschaftlichen Lage war nicht in Sicht – bis das Traumziel Deutschland durch den Schlepper-Besuch in seinem Dorf greifbar wurde. Er scheint Vertrauen gefasst zu haben. Er fragt ganz, ganz leise, ob ich ihm bei der Ausreise helfen könnte. Er ertrage das hier alles überhaupt nicht mehr, seine Frau würde jeden Tag Bilder des wachsenden Bauches senden, und er wolle doch zur Geburt, in zwei, drei Monaten, bei ihr sein! Als er mir das aktuellste Bild seiner in dunkelblaue Tücher verhüllten, schmalen und sehr müde wirkenden Frau mit rundem Kugelbauch zeigt, wünsche ich ihn einfach nur sofort in ihre Arme zurück. Ohnehin sammeln sich die ganze Zeit über Tränen in seinen Augen, er zittert. Es ist nicht zu übersehen, wie das Gespräch, die Erinnerung, ihn mitnimmt. Zwischendurch bekommt er von seiner gerade mal vierundzwanzigjährigen Gattin immer wieder Sprachnachrichten, die er sofort beantwortet. Für jedes zweite Wort, für jeden Wunsch bemühen sie Allah. Anstatt seiner Frau mitzuteilen, dass sie wohl noch eine ganze Weile ohne ihn auskommen muss, erklärt er ihr, dass sie, so Gott will, bald wieder vereint sein werden. Er kümmert sich und mit Gottes Hilfe würde schon alles funktionieren. Die blinde Gottgläubigkeit, die Sehnsucht und das Vertrauen in die übergeordnete Führung Gottes, anstatt sein Schicksal selbstständig in die Hand zu nehmen – Ansichten und Verhalten, die wir in Europa kaum noch kennen.

Warum, warum nur hat der verdammte Schlepper dieses kleine, bescheidene Familienglück durch aggressive Anwerbung und mit Versprechen auf eine bessere Welt für alle zerstört, denke ich wütend. Wie ist die Remigration Mohammeds in die Wege zu leiten? Ich schildere dem Sozialarbeiter Peter meine Eindrücke und die verzweifelte Situation Mohammeds. Eine stationäre psychiatrische Behandlung kann der Sozialarbeiter nicht gutheißen, da man nicht weiß, wie er in einer vollkommen fremden Umgebung reagiert. Ganz ohne arabischsprachige Ärzte oder Sozialkontakte könnte er »erst richtig depressiv oder verrückt« werden. Obwohl wir im Internet nicht herausfinden können, wie rückreisewilligen Syrern ohne irgendein syrisches Personaldokument die Einreise in die Türkei und dann, auf dem illegalen Landweg, nach syrisch Kurdistan gelingen könnte, bieten wir Mohammed etwas Konkretes an: Zusammen schreiben wir einen Brief mit einem Rückreisegesuch ans Ausländeramt. Diesen Brief, in arabischer Kinderschrift unterkrickelt, selbst in den Briefkasten zu stecken, will er sich nicht nehmen lassen – seine erste aktive Tat seit Monaten. Beim Gang zum Briefkasten strahlt er das erste Mal hoffnungsvoll.

Noch ist uns nicht bewusst, dass solche Briefe zuhauf an Ämter gesandt werden, an Ämter, die selbst noch gar nicht wissen, wie sie mit den immer zahlreicher werdenden Wünschen nach Rücksiedlung umgehen sollen. Allein in Berlin ist die Zahl der freiwillig Rückreisewilligen zwischen 2015 und 2016 um 80 Prozent auf über 2000 Antragsteller gestiegen. Bundesweit sind im Jahr 2015 über 37 000 Asylbewerber, davon viele aus den Balkanländern und ohne Bleibeperspektive nach deutschem Asylgesetz, freiwillig in ihre Heimat zurückgekehrt. Doch die Diakonie und Rückführungsorganisationen bestätigen, dass dieser Trend 2016 auf höherem Niveau weiter anhält. Der am häufigsten angegebene Grund lautet: Die Gegebenheiten in Deutschland entsprechen nicht den Vorstellungen.

Das Bundesamt für Migration und Flüchtlinge fördert Rückreisen und unterstützt rückreisewillige Albaner, Iraker und Kurden. Aber Syrer? Von Deutschland aus kann man aufgrund des Krieges nicht nach Syrien reisen, und es gibt auch keine finanziellen Beihilfen oder Rückkehrer-Kredite. Abgesehen davon, dass es keine Flugzeugverbindungen gibt, erteilen die Länder, die Syrien umgeben, keine Visa für Menschen, die sich beim deutschen Staat einfach als irgendwer angemeldet und um Asyl gebeten haben.

Frau Mohsen zieht doch nicht nach Neukölln

Bei den Sozialarbeitern geht's wieder hoch her. »Super, du kommst genau gelegen!«, ruft mir Peter zu. Ich soll der hübschen jungen Witwe erklären, dass sie mit ihren vier Kindern in Berlin keine bezahlbare Wohnung findet und es besser ist, wenn sie in Bautzen bleibt. Auch für die Kleinen, die sich mittlerweile schon in ihren Schulklassen eingelebt haben, wäre ein erneuter Wechsel in eine vollkommen fremde Umgebung ungut. Die junge Frau Mohsen mit den feinen blonden Strähnchen und dem modischen, sexy Erscheinungsbild will aber unbedingt nach Berlin. Schließlich komme sie aus Damaskus und würde natürlich lieber in der *arabischen Straße* in der Hauptstadt als in der deutschen Provinz leben. Menschlich verständlich – aber integrativ sinnvoll? Würde ihr kleiner Sohn, acht, dort in vernünftige Kreise kommen, würden ihre beiden Töchter, die gerne tanzen und Akrobatik machen, dort nicht angefeindet – als hübsche Teenager ohne Interesse am Kopftuch?

Arabische Straße, so nennen alle Araber die weit über Europa hinaus bekannte Sonnenallee in Berlin-Neukölln. Sie ist eine vermeintlich multikulturell, in Wirklichkeit aber sehr einseitig arabisch-muslimisch-konservativ geprägte kilometerlange Straße in einem ärmeren Teil Berlins, der aber gerade unter jungen westlichen Zugereisten als »hip« gilt und aktuell einem starken Gentrifizierungsprozess unterliegt. Selbst angestammte türkische Familien ziehen seit Längerem aus Nord-Neukölln in den ebenso türkisch-arabisch geprägten Bezirk Wedding, dessen Mieten noch deutlich unter denen Neuköllns liegen.

»Du willst eine Wohnung in Neukölln? Sei mir nicht böse, aber ich glaube, das kann nichts werden. Komm, ich zeige dir, warum Bautzen einfach besser für deine Familie ist«, sage ich und rufe eine Immobilienseite im Internet auf. Sie setzt sich neben mich und staunt nicht schlecht, als ihr eine Berliner Vierzimmerwohnung für 1900 Euro Kaltmiete vorgeschlagen wird. »So teuer?!«, staunt sie erschreckt. Schnell finde ich über die Immobilien-Eingabemaske eine Hundert-Quadratmeter-Wohnung in Bautzen (ihrer Familie stehen 95 bis 105 Quadratmeter zu), die sie problemlos vom Jobcenter bezahlen lassen könnte. Je nach der Mietstufe einer Gemeinde könnte sie so eine Wohnung zwischen 561 und 787 Euro finanziert bekommen.

Zum Glück zeigt sie sich schnell einsichtig. Als sie die schönen, lichtdurchfluteten Räume einer großen Bautzener Dreizimmerwohnung in einem denkmalgeschützten Haus mit Lichthof sieht, verwirft sie den Traum von Berlin und freut sich, dass ihr so ein schönes Apartment zusteht – obwohl sie in Damaskus in einer riesigen Maisonette-Wohnung mit einer siebzig Quadratmeter großen Terrasse gewohnt hat und hier gerne noch mehr Platz hätte. Immerhin sei die Wohnung direkt in Bautzens Zentrum, nicht weit vom Jobcenter und dem Akrobatikverein der jüngsten Tochter gelegen, auch hätte es die ältere nicht weit zum Geigenunterricht. Ja, sie würde sich gern auf die von mir per Suchanfrage entdeckte Wohnung bewerben. Ausreichend Platz und eine gute

Ausbildung sind ihr wichtiger als Anschluss an die ihr so verleidete arabische Gesellschaft, sei es auch in Berlin, teilt mir Frau Mohsen entschieden mit. Arabische Männer hasse sie sowieso, sie seien faul und bestimmend und würden »nicht so gut wie die Deutschen« sein. Sollte sie noch einmal heiraten, dann nur einen Europäer, bloß niemals wieder einen Araber, der nichts kann – außer kommandieren und sich bedienen lassen. Berlin ist somit für sie gestorben, ich könne den Sozialarbeitern mitteilen, dass sie sofort nach ihrer Anerkennung als Asylbewerberin gedenkt, mit ihren vier Kindern in die schöne, große Wohnung in Bautzen einzuziehen.

Die »Bildungspaket«-Farce

Plötzlich meldet sich mein neuer Chef von der Bildungsagentur per SMS: »dringend sprechen wg. Bildungspaket, heut Abend?«. Ich warte nicht auf den Abend, sondern rufe sofort in Berlin an – zu neugierig bin ich auf das »Bildungspaket«. Ali erläutert mir in sehr schlechtem Deutsch (man kann ihn als Chef einer Sprachagentur nur schwerlich ernst nehmen), dass ich mir aus dem Internet umgehend die sogenannten »Kompetenzbögen zur beruflichen Erfassung von Asylbewerbern« runterladen muss. Dann soll ich sie ausdrucken und mit »allen« Schülern ausfüllen. Davon, dass es keinen Toner für fast siebzig Ausdrucke gibt, will er nichts wissen, genauso wenig interessiert es ihn, dass bestimmt die Hälfte der offiziellen Kursteilnehmer längst im Ruhrgebiet oder in Berlin lebt und sich nur einmal monatlich – am Zahltag – in Bautzen blicken lässt. (Da die Sozialarbeiter Abwesenheitszeichen aber nicht, wie vom Ausländeramt gefordert, melden – um »Stress« zu vermeiden –, kann ich es nicht belegen.)

»Is mir egal, wie du das machst«, kläfft mich der neue Chef an, er braucht die Daten, »vergiss nicht, dass wir für jeden einzelnen Schüler auch dein Honorar vom Amt bekommen!« Die Dokumente darf ich mir selber googeln, das mit dem Mail-Anhang kriegt er »gerade nicht hin«.

Ausnahmsweise lässt mich Peter zum Ende des Tages das Dokument zehn Mal ausdrucken. Mit mehr Schülern rechne ich ohnehin nicht. Denn ausgerechnet die beiden besten Deutschschüler, Hamid und Elias, die auch immer mal wieder andere zum Unterricht motivieren, wurden von einem lokalen Umzugsunternehmer in Hilfsjobs entführt. Nun verdienen sie, natürlich schwarz, fünf Euro pro Stunde – durch das Einrichten von Wohnungen für anerkannte Asylbewerber. Ich hatte die beiden empfohlen, als der Hausmeister mich gefragt hatte, wer meine beiden Schüler mit etwas technischem Verständnis wären. Zwar verstehen Hamid und Elias, wie wichtig der Unterricht ist, doch sie sind sehr anständig, familien- und pflichtbewusst und haben den starken Willen, ihre Angehörigen in Syrien finanziell zu unterstützen. Sollte ich sie von der Arbeit abhalten? Ist doch gut, wenn sie bei der praktischen Arbeit schon mal die Werkzeugnamen lernen, für später, fürs Werksstudium. Keine Frage: Geldverdienen geht vor, auch wenn es Schwarzgeld ist und obwohl die Syrer nach nur drei Monaten in Deutschland schon reguläre Arbeiten zum Mindestlohn ergreifen dürften, ungeachtet ihrer ausstehenden Anerkennung.

Voller Motivation, meine Schüler auch ohne Abzocker-Heiner und seine dubiose Agentur in Lohn und Brot zu bringen, stehe ich am kommenden Morgen mit zehn Formularausdrucken der Agentur für Arbeit vor der geschrumpften Klasse. »Schaut!«, rufe ich den sechs Schülern entgegen. »Extra für euch! Jeder, der noch keine Anerkennung hat, kann trotzdem schon jetzt Arbeit oder eine qualifizierende Maßnahme erhalten.« Alle freuen sich und sind blitzartig hellwach. Endlich etwas tun können! Eigenes Geld verdienen! Das Heim verlassen!

Meine Herausforderung besteht nun darin, anhand der Fragen in den Formularen ihre, falls vorhandenen, Qualifikationen herauszufinden und so einzuordnen, dass sie für die deutsche Bürokratie erfassbar sind.

Fadi, ein bislang eher stiller Neunzehnjähriger mit leicht flaumigem Bart, meldet sich als Erster. Er holt sein angeblich im August 2015 in Aleppo »erworbenes« Abiturzeugnis aus seinem Zimmer. Er hat das Dokument, wie anhand von allerlei aufwendigen Stempeln und Wertmarken zu erkennen ist, direkt nach Erhalt von einem der letzten vereidigten deutschen Dolmetscher in Aleppo übersetzen und beglaubigen lassen. Das habe ihn 200 Euro gekostet, nun wolle er hier endlich studieren, Ingenieurstechnik oder Medizin. 280 von 300 möglichen Punkten hat er für seine Leistungen im Englischunterricht (sechs Jahre) bekommen, 270 Punkte für seine angeblich über die Dauer von vier Jahren erworbenen Französischkenntnisse. Fragen, die ich ihm auf Französisch stelle (»Wie heißt du?«, »Woher kommst du?«), kann er aber nicht beantworten, auf englische Fragen antwortet er immer nur verschämt lächelnd: »understand little«. Was das denn für ein Abitur sei, will ich nun wissen, immerhin sollte sein Dokument etwas über seine Schulbildung aussagen und ihn zum Hochschulbesuch befähigen. »Nein, nein«, versucht er, sich zu entschuldigen, »in Syrien war das anders, der Lehrer hat was gesagt, wir haben es wiederholt, dann immer nur auf die Prüfung hin gelernt. Und ganz schnell wieder vergessen.«

Dass er nach vier Jahren Französischunterricht und einer fast vollen Punktzahl in der Abschlussprüfung keinen einzigen Satz hinbekommt, lässt mich an vielem zweifeln. Vielleicht mehr an der Vorstellung der Syrer über unser Bildungssystem als diesem wahrscheinlich schnell zusammengezimmert-gekauftem und teuer übersetztem vermeintlichem Abitur aus Aleppo, einer Stadt, in der ohnehin kein Stein mehr auf dem anderen steht. Erst seit 1981 galt in Syrien die sechsjährige Schulpflicht, 2002 wurde sie auf neun Jahre erweitert. Beim letzten internationalen TIMSS-Test (vergleichbar mit der Pisa-Studie), der 2011 vor dem Kriegsausbruch in Syrien stattfand, schnitt das Land schlecht ab und erreichte nur den neununddreißigsten Platz von zweiundvierzig teilnehmenden Ländern.

Naheliegend ist, dass Fadis Eltern ihrem Sohn einfach nur die besten Grundlagen für einen Neuanfang im Westen mitgeben wollten und dachten, ein gekauftes Abitur würde reichen, um hier Medizin studieren zu können. Trotzdem: Vor der Klasse muss das Gesicht des Jungen gewahrt werden. Wir füllen seinen Antrag gemeinsam, exemplarisch, aus. Ich schreibe seine Kontaktinformationen in das Formular, in das Feld »Art der Schule/Ausbildungseinrichtung« den Namen des Gymnasiums, das er mir nennt. »Abschluss – Abitur«. Berufserfahrungen: »keine«. Gewünschter Beruf: »Arzt/Ingenieur«. Dass ich nun ihm und auch den deutschen Sachbearbeitern auf dem Amt gegenüber ein schlechtes Gewissen habe, versuche ich, mir nicht anmerken zu lassen, auch den Gedanken, dass *es so garantiert nicht zu schaffen ist,* versuche ich zu vertreiben.

Der Nächste, der das Formular ausfüllen will, ist Omar, der kräftige, mittelalte und sehr fordernde Iraker. Der mit der jungen hübschen Frau und dem angeblich immer gut gefüllten Portemonnaie. Der, der mir erzählen wollte, dass es hier keine so guten Ärzte wie in Bagdad gebe. Lautstark befiehlt er mir, »Bauleiter von sehr großen Baustellen, Chef« in das engzeilige Amtsschreiben einzutragen. Da gerade er sehr faul und arrogant war, vor allem in den Stunden, als es um die mir wichtige, ordentliche Schrift ging, bitte ich ihn, seine Qualifikationen selbst in die Kästchen zu schreiben. Chefmäßig findet er in seiner Sitzreihe sofort einen Schüler, der schreiben kann und bereit ist, seine Berufswünsche aufzunehmen. »Baustellen-Chef« steht da nun bei »Berufswunsch«. Beim Eintrag »Art der Ausbildungseinrichtung« scheint er mit den von ihm diktierten Wörtern »große Baustellen, Bagdad, 25 Jahre lang« zufrieden zu sein. Auf den Hinweis, dass er doch sicherlich anhand des Internets, anhand von Fotos abgeschlossener Bauprojekte, durch Fotos von sich bei der Arbeit oder gar anhand von schriftlichen Dokumenten nachweisen könne, dass er ein guter Bauleiter sei, lacht er mich nur aus. »Du weißt doch, wie das bei uns war … man kannte den einen, dann den anderen, man war gut mit denen, dann war man Chef!« Papiere, die irgendwas belegten, habe er keine. Trocken eröffne ich ihm, dass er ohne ein Schriftstück oder einen weiteren Nachweis hier wohl kaum sofort Baustellen-Chef werden könnte. Er müsse sich in einem deutschen Betrieb erst mal beweisen, wenn er so ein guter Chef sei, dann könne es ja nur wenige Monate dauern, bis sein deutscher Vorarbeiter das erkenne.

Mit seinen fünfundvierzig Jahren kann ich ihn mir aufgrund seiner Statur gut als zupackenden Hilfsarbeiter vorstellen. Ob er das wollen würde? Zunächst als Praktikum, unbezahlt, aber natürlich mit weiterem »state salary«, »staatlichem Gehalt«, wie alle Syrer ihre monatliche finanzielle Unterstützung nach dem Asylbewerberleistungsgesetz nennen? »Natürlich nicht!«, poltert Omar. Er hat offensichtlich Oberwasser. Auf meine anmaßende Frage schüttelt er sich demonstrativ und lehnt das Angebot hart gestikulierend ab. Praktikum, das sei etwas für kleine Kinder, die noch nicht wissen, wie Arbeiten geht, so ein Quatsch, er bekomme sein Geld doch ohnehin. Warum sollte er unbezahlt freiwillig auf dem Bau arbeiten? Er wisse, was er kann und wer er ist, ihm sei es egal, was der deutsche Staat aufgrund irgendwelcher alberner, fehlender Zeugnisse, die sowieso jeder fälschen kann, von ihm denkt.

Ich frage ihn nach einem weiteren Berufswunsch, einer Tätigkeit, die er sich für seine verbleibenden zwanzig Jahre Arbeitsleben, vielleicht sogar in Deutschland, vorstellen könnte. »Schaufelbaggerfahrer! Oder Fahrer für wichtige Personen, Diplomaten, Fußballer!«, ruft er mir entgegen, nachdem der junge Kommilitone neben ihm diese beiden deutschen Berufsbezeichnungen in der Übersetzung schnell für ihn gegoogelt hat. »Hast du Führerscheine, für Bagger oder Personentransport?«, frage ich ihn. Er verneint. Was er denn sonst noch könne? »Haare schneiden, ja, ich bin ja auch Friseur«, erklärt mir der untersetzte, borstenhaarige Halb-Glatzkopf nun plötzlich. Ob er denn die Techniken für Dauerwellen, Föhnwellen, Wasserwellen, Flecht-, Färbe- und Föhnfrisuren beherrschen würde, will ich wissen. Strähnchen und Farbverläufe, knallige Farben, Ombra und Tönungen auch chemisch definieren und gut mischen könne? Immerhin stelle das Wissen um die Gestaltung von aufwendigen Hochzeitsfrisuren, das Anmischen von schönen Farben, genau wie in Arabien, das wichtigste Handwerkszeug eines deutschen Friseurs dar. Omar winkt ab. Er sei »Herrenfriseur mit Haarschneidemaschine«, diese »Qualifikation« habe er in verschiedenen Flüchtlingslagern der Türkei erlangt, wo er Bekannten mit der Maschine immer mal wieder die Haare kürzte. Demonstrativ winke ich ab. Das hier sei Deutschland, erkläre ich, hier würde es schon seit Langem keinen Unterschied zwischen Herren- und Damen-irgendwas geben. Hier seien alle gleich, und wer ein richtiger Friseur sein will, der muss Frauen- wie Männerköpfe fachmännisch und vor allem gleich gut behandeln können. Und dafür braucht es – »Willkommen in Deutschland!« – natürlich einen Abschluss.

Omar braust nun unwirsch auf. Wenigstens kommen wir so der Wahrheit ein wenig näher: »Was soll der Quatsch, ich war im Irak schon unter Saddam sehr bedeutend, und im Krieg danach auch, und ich hab genug eigenes Geld und ein schönes Haus im Irak! Und ich weiß, was mir und meinen Kindern hier zusteht, auch ohne irgendwelche Zettel.« Mache er mehr Kinder, bekomme er jeden Monat mehr Geld, achtzehn Jahre lang, und seine Frau sei gerade mal zwanzig Jahre alt und wolle noch viele Kinder. Sobald er hier in Deutschland reisen könne und seine Leute wiederträfe, wäre er auch wieder bedeutend! »Lass mich bloß mit deinen schwachsinnigen Amtszetteln in Ruhe, ich bekomme schon mein Geld und eine gute Position – sowieso.« Spricht es – und verlässt die Klasse.

Der Vollständigkeit halber notiere ich auf seinem »Arbeitspaket«: Bauleiter, Fahrer, Friseur (ohne Qualifikation, aber mit angeblichen, noch ggf. im Praktikum nachzuweisenden Berufserfahrungen). Ob die zuständige Bautzener Agentur für Arbeit mit diesem Antrag oder den folgenden etwas anfangen kann?

An kreativen Berufsideen mangelt es meinen Schülern nicht: Unter ihnen scheinen viele sehr junge Chauffeure, »besonders für Diplomaten und Mercedes« zu sein, dazu einige »Chefs« von nicht weiter ausgeführten »Unternehmen«, »Business«. Beim Militär oder Geheimdienst will keiner gewesen sein – und das, wo das syrische und auch das Saddam-Regime nahezu einen Spitzel pro fünf bis acht Bürger ansetzte! Männer, denen ich gerade mal einfache Tätigkeiten auf dem Bau oder in der Landwirtschaft zutrauen würde, geben mir alles zwischen »Polier – Leiter – Ingenieur, auch für erdbebensichere Häuser – Agrarökonom, ohne Studium« zu Protokoll. Keiner, außer Kamal mit seinem nutzlosen syrischen Anwaltsdiplom und dem hoffentlich anerkennungsfähigen Privatinstitut-Buchhalter-Diplom, kann mir ein digitales oder schriftliches Dokument zu seinem bisherigen Werdegang vorlegen.

In der Zwischenzeit scheint sich im Heim herumgesprochen zu haben, dass es im Klassenraum endlich um Arbeit geht – im Sekundentakt kommen neue Männergrüppchen herein. Keiner der Herren, die ich zum Teil noch nie gesehen habe – obwohl sie auf meiner Sprachkursteilnehmerliste stehen –, schämt sich, erst jetzt meine Dienstleistung in Anspruch zu nehmen. Sogar die vier analphabetischen Fellachenjungs finden sich wieder in der Klasse ein. Doch auch sie haben schon klar definierte Wünsche für ihre beruflichen Werdegänge im gelobten Land: Karatelehrer, Animateur für Hip-Hop-Tanz in einem Hotel, Arzt, Chauffeur, Pilot oder Ingenieur wollen sie werden.

Ich erkläre den großen Aufwand, den es für die Aufnahme eines medizinischen oder ingenieurwissenschaftlichen Studiums bedarf. Doch die Schüler zeigen sich allesamt unbeeindruckt. Jetzt, da sie es nach Europa geschafft hätten, würden sie das auch hinbekommen! Deutschland sei doch das Land der Ärzte und Ingenieure, sie seien voller Kraft und hergekommen, um von Deutschland zu lernen und um irgendwann als Studierte, zum Aufbau ihres Landes, wieder zurückzukehren. Ich werfe ein, dass wir genügend Hochqualifizierte hätten, die Unis voll seien und Deutschland dringend Altenpfleger, Kindergärtner und Systemgastronomen benötigen würde. Dann verkünde ich, dass sie alle sofort arbeiten und lernen könnten. Altenpflegehelfer-Anwärter, wie die Agentur für Arbeit gerade bekannt gab, können aufgrund herabgesetzter Anforderungen sofort in Ausbildung vermittelt werden. Doch natürlich winken alle ab: Altenpfleger sei ein unwürdiger Beruf, nur für Frauen der Gesellschaften, die ihre Alten nicht in der Familie pflegen würden. Mit fremden Alten … das ginge nicht, diese Menschen würden ihnen zu sehr leidtun, da könnten sie nicht gut arbeiten. Mit großen Worten bemühen die Männer aufwendige Erklärungen. Ohnehin könnten Frauen das besser, mit Alten und Kindern, nur halt nicht ihre Frauen, da diese ja traditionell bedingt nicht arbeiten sollten und wollten. Warum die ganzen deutschen Frauen ohne Mann und ohne Kinder sich nicht um die hiesigen Alten kümmern würden?

Da ich keine Lust auf neuerliche, endlose Diskussionen habe, nehme ich fortan nur noch die Arbeitserfahrungen und die Berufswünsche der Schüler auf. Am Ende des Tages habe ich fünfunddreißig ausgefüllte Formulare beisammen. In den wenigsten wurde etwas Sinnvolles im Feld »Art der Schule/Ausbildungseinrichtung« vermerkt. Dafür kann aber der Bautzener Agentur für Arbeit mitgeteilt werden, dass sich eine ganze Menge angeblich qualifizierter Führungspersönlichkeiten, Chauffeure, Sandwich-Köche und Malergehilfen, alle leider ohne Nachweise, in unserem Heim befinden.

Besuch von der Arbeitsagentur

Zwei Wochen später statten zwei Damen von der Arbeitsagentur unserem Heim einen Besuch ab. Sie wollen von mir wissen, wie das hier laufen würde, wer schon Deutsch spreche, eine Berufsausbildung nachweisen könne und in Arbeit vermittelt werden wolle? Leider sind noch nicht viele Schüler wach, oder schon bei der Arbeit, und die, die hier sitzen, sind nicht dieselben, die die Formulare ausgefüllt haben. Wir machen kleine Vorstellungsrunden, dann erkläre ich den Frauen, dass ich versuchen würde, die Schüler für Altenpflege zu begeistern, es aber sehr schwierig sei. Systemgastronom hingegen fänden sie schon interessanter. Die Frauen nicken, machen sich Notizen, sprechen noch ein wenig in einfachem Deutsch mit den Schülern, sammeln die Formulare ein, bedanken sich – »Sie hören dann von uns« und gehen.

Schnell laufe ich den Frauen noch hinterher und bitte sie, zwei Empfehlungen entgegenzunehmen. Ob sie Elias und Kamal, die sich als zuverlässig, fleißig und lernbereit gezeigt haben, eventuell »besonders beachten« könnten – bitte ich sie mit einem schlechten Gewissen den anderen gegenüber. Doch die anderen, bis auf Hamid, der ja schon einen Job hat, haben gegenüber der deutschen Sprache und Kultur kein überwältigendes Interesse gezeigt. Die Damen bejahen und versprechen, die beiden besonders zu beachten.

Ob die Schüler jemals wieder von ihnen hören werden? Die Bautzener Arbeitslosenquote liegt zwischen 10 und 11 Prozent. Ich kann mir kaum vorstellen, dass unsere Besucherinnen nun die handschriftlich ausgefüllten Zettel in ihre Systeme einpflegen und umgehend Jobs für die Asylbewerber finden. Selbst wenn eines der wenigen Schnellrestaurants im Umkreis Mitarbeiter, die schon Erfahrung im Gastronomiebereich gesammelt haben, sucht, dann dürften sich diese Menschen natürlich nicht vor dem Kontakt mit Alkohol und Schweinefleisch zieren. Doch meine Schüler, die sich selbst vor kleinen gespendeten Glücksschweinchen aus Schokolade fürchten, werden diese Möglichkeit, in Arbeit zu kommen, sicherlich ablehnen. Realistische Überlegungen, was sie hier in der ländlichen Gegend mit spärlichem Nahverkehrsangebot arbeiten könnten, haben weder meine Schüler noch ich.

Das Bundesamt für Migration und Flüchtlinge erhob 2015 Daten, die über den Bildungsstand der Neuankömmlinge in Deutschland Auskunft geben sollten. Demnach haben von den befragten Flüchtlingen 13 Prozent ein Studium absolviert, rund 17 Prozent ein Gymnasium und 30 Prozent eine Haupt- oder Realschule besucht. 24 Prozent der Befragten hatten lediglich eine Grundschule besucht, 8 Prozent gar keine Schule. Doch man darf diese Schulbildung nicht als der deutschen gleichwertig einstufen. Dass der Lehrstandard in Syrien unter den europäischen Standards lag und liegt, ist mittlerweile bekannt: Eine Studie des Münchner Ifo-Instituts legt dar, dass die syrischen Schüler den deutschen um rund fünf Jahre hinterherhinken.

Dazu kommt, dass rund 87 Prozent der Menschen, die aus Kriegs- und Bürgerkriegsländern stammen, also auch Syrer, keine abgeschlossene Berufsausbildung nachweisen können. Das bedeutet natürlich nicht zwingend, dass sie beruflich komplett ungebildet sind, es bedeutet aber für unser System, dass ein Umdenken eingeleitet werden muss. Selbst ein syrischer Arzt muss in Deutschland zunächst Praktika und gegebenenfalls weitere Qualifizierungsmaßnahmen durchlaufen, bevor er hier praktizieren darf. Im Idealfall können auch nicht hoch qualifizierte Menschen Praktika, eingliedernde Maßnahmen, freiwillige soziale Dienste oder Ein-Euro-Jobs absolvieren. Sie könnten aber auch durch die Bundeswehr und das THW zum Wiederaufbau qualifiziert werden. In Jordanien wurden schon Programme aufgesetzt, in denen syrische Frauen zu Klempnern ausgebildet werden, um später, in Friedenszeiten, Rohre verlegen zu können und dabei sparsam mit der kostbaren Ressource Wasser umzugehen.

Einige in der Flüchtlingshilfe engagierte Bekannte aus

Berlin berichteten mir von Syrern, die sich bereits in Maßnahmen wie dem Freiwilligen Sozialen Jahr, beim Roten Kreuz oder in berufsvorbereitenden Praktika verpflichtet haben, in der Hoffnung, dadurch schneller einen bezahlten Arbeitsplatz zu finden. Erst später realisieren die Syrer, dass fast alle dieser Beschäftigungs- und Integrationsprogramme auf freiwilliger Basis stattfinden und nicht extra, also höher als der Hartz-IV-Satz, vergütet werden. Einige Syrer haben sich im Nachhinein geärgert, zu schnell ein solches Angebot angenommen zu haben.

Die wenigen, die für das »KompAS« (»Kompetenzfeststellung, frühzeitige Aktivierung und Spracherwerb)-Programm der Bundesagentur unterschrieben haben, ärgern sich auch. Diese Maßnahme beinhaltet, dass parallel zum Sprach- und Integrationskurs »flankierende Maßnahmen der Arbeitsförderung« besucht werden – in Form von unvergüteten Halbtags-Betriebspraktika. Es wird nicht an die Kinderbetreuung gedacht, war ein Kritikpunkt, zum anderen wird von den Programminitiatoren und den Arbeitgebern nicht berücksichtigt, dass die neu Angekommenen viele Amtstermine absolvieren müssen. Hinzu kommt, dass sie durch die meist fehlende private Wohnung gestresst und ständig auf Wohnungssuche sind. Wie soll man da noch ein Praktikum in »irgendeinem Betrieb, in irgendeiner Fabrik« absolvieren? Vor allem, wenn man sich gar nicht für einen von übereifrigen Helfern vermittelten, von staatlicher Hand schnell geschaffenen unbezahlten Eingliederungsjob »in irgendwas« interessiert?

»Wer Deutschland nicht liebt, soll Deutschland verlassen«

Damit ich in Sachsen und in der Dorfgesellschaft besser ankomme, beschließe ich, den abendlichen »Frauensport« zu besuchen. Die teilnehmenden Damen sind alle über sechzig, das Training altersgemäß. Leider nichts für mich. Später, im Umkleideraum, plaudern die Sportskameradinnen miteinander. Die »Asylkrise« scheint nicht ihr Thema zu sein, es geht um Enkelkinder, Kochrezepte und die Frage nach den Urlaubsplänen – heimische Scholle, Ostsee oder Spreewald? Obwohl ich mich freundlich vorstelle und alle begrüße, scheint keine der rund vierzig Frauen Interesse an mir zu haben.

Mit der »Frauengymnastik« wird es nichts, also schaue ich an einem Abend beim gemischten Judotraining des Polizeisportclubs Bautzen vorbei. Der Trainer ist vielleicht Mitte vierzig, sehnig und trägt einen glatt rasierten Schädel. Er macht ständig Witze, die ich durch seinen Dialekt und wohl auch aufgrund seines Humors nicht verstehen kann. Kommandieren kann er auch, er brüllt Judokampfgriffnamen, klatscht und diszipliniert auf eine fraglos militärisch vorbildliche Art. Es herrscht Disziplin im Polizeisportclub! Die Trainierenden sind teilweise gute, regional bekannte Wettkämpfer, die mich ein wenig in die Falltechnik und einfache Griffe einweisen. Ein großer junger Mann wird mir als Sparringspartner zugewiesen. Ständig bringt er mich mit Leichtigkeit zu Boden und weist mir meine Grenzen auf. Vielleicht eine kleine Erinnerung daran, dass ich mir doch noch mal genau überlegen sollte, wie ich mich schützen oder verteidigen könnte?

Drei Anschläge und Dutzende aggressive Proteste hat es bislang allein im achtzig Kilometer entfernten Freital gegeben, im neunzig Kilometer entfernten Heidenau gab es im vergangenen Sommer fremdenfeindliche Ausschreitungen mit über tausend Beteiligten. Nicht, dass ich den Judokas Gewalttätigkeit unterstellen möchte, trotzdem bekomme ich nun ein wenig Angst vor meinen neuen Landsleuten. Vor allem, da am kommenden Montag mein erster Besuch bei Pegida ansteht. Ob mir dort durch aufgebrachte Rechte oder gewaltbereite linke Gegendemonstranten etwas passieren könnte? Immerhin war keiner meiner großen, starken, cleveren Journalistenkollegen aus Berlin abenteuerlustig genug, um meinem Ruf nach Sachsen im kalten, regnerischen Februar folgen zu wollen.

Der »Husarenhof« brennt

Am Wochenende kommt es aber zunächst zu einem Vorfall, den jeder aufmerksame Beobachter bei der »Asylanhörung« im Deutsch-Sorbischen Theater vorhersehen konnte. Der Dachstuhl des »Husarenhofs« brennt, angeblich behindern betrunkene, applaudierende Schaulustige den Einsatz der Feuerwehr. Schnell wird klar: Es war Brandstiftung. Brandbeschleuniger wurden gefunden. Die Umwandlung des Hotels in ein Asylbewerberheim muss vorerst auf Eis gelegt werden. Noch am Sonntag radele ich zum Tatort und spreche mit ansässigen Wurstbuden- und Bäckereiverkäuferinnen. Sie alle haben es kommen sehen. Es sei doch nur eine Frage der

Zeit gewesen. Man habe so viel gehört, manche hätten schon lange »was unternommen haben wollen«. Man könne es ja auch so sehen, dass der Anschlag auch »'ne Maßnahme zu dem ihrn Schutz, na, von die Asylanten« gewesen sein könnte. »Besser, es brennt jetze eenmal, aber nich, wenn denne Leute drinne« sind. Dass nun keine 300 neuen potenziellen Kunden direkt im Umkreis ihrer Büdchen und Lädchen einzögen, scheint sie nicht besonders zu stören: »Schlecht isses nun nicht, dass sie wegbleiben, so tun wa unser Pfefferspray vielleicht nicht brauchn«, erklärt die Wurstverkäuferin, die schon seit Monaten Ängste vor den langen, einsamen Abendschichten am Asylheim hegte.

Den Sonntag über erreichen mich besorgte Nachrichten von Berliner Freunden. »Hat dein Heim gebrannt?«, »Geht es dir gut?« Ich solle endlich aus dem »rechten Nest« nach Berlin zurückkommen. Schließlich sei Clausnitz, wo seit Monaten aggressive Aufmärsche gegen die »Asylschwemme« stattfinden, um die Ecke!

Erst kürzlich machten die Bilder des von brüllenden lokalen Asylgegnern blockierten Reisebusses mit in das Dörfchen Clausnitz umverteilten Flüchtlingen die Runde durch die Medien. Solche Szenen will der parteilose Bürgermeister Alexander Ahrens in Bautzen auf keinen Fall geschehen lassen. Im Gegensatz zu den Verkäuferinnen verurteilt er den Anschlag und das Applaudieren der Schaulustigen deutlich vor den Kameras der angereisten Presse. Weder lasse man sich »von Hohlköpfen unsere Stadt kaputt machen«, noch würden »Brandstifter vorschreiben, wen wir wann und in welcher Anzahl und zu welchen Bedingungen in unserer Stadt aufnehmen«. Er ist der Meinung, dass man mit Andersdenkenden den

Dialog suchen und kontinuierlich führen muss – gerade in der Flüchtlingsfrage.

Hässliche Forderungen vor romantischer Kulisse: Pegida in Dresden

Ich beschließe dementsprechend, mir den »Montagsspaziergang« der »Patriotischen Europäer gegen die Islamisierung des Abendlandes« in Dresden anzuschauen. Entgegen meinen Erwartungen ist die privatisierte Regionalbahn, die ich von Bautzen nach Dresden nehme, nicht überfüllt mit sämtlichen Pegidisten der Region. Nur drei mitfahrende Bautzener Biertrinker haben Fahnen dabei und scheinen sich für den anstehenden Auftritt der Rechtsaktivistin Tatjana Festerling zu interessieren. Sie ist nach eigenen Angaben ausgebildeter »Coach«, war als Yogalehrerin und in einer Werbeagentur tätig. Als Mitgründerin des Hamburger AfD-Landesverbandes kandidierte sie dort als Bezirksverordnete. Außerdem ist sie, als Mitglied der in Sachsen gegründeten »Patriotischen Plattform«, stellvertretende Marketing-Verantwortliche des AfD-Landesverbandes. Über die »Plattform«, ein Verbund und ein Blog der rechts außen stehenden Mitglieder der AfD, suchen sie Austausch und die Nähe zu rechten und islamfeindlichen Gruppierungen.

Es ist bitterkalt auf dem Platz vor der Frauenkirche, diesem strahlenden, weltbekannten Symbol des Friedens. Schneeregen flockt auf die schon um 19 Uhr sehr aufgebrachten patriotischen Europäer herab. Alkohol ist bei Pegida-Umzügen streng verboten, daher wundert mich das laute Gegröle und Gebrülle Einzelner umso mehr. Immer wieder stimmen auch kleine Gruppen selbstständig Sprechchöre an.

Es werden viele selbst gemachte Schilder mit allerlei Slogans, die sich wie *Russia Today*-Schlagzeilen lesen, hochgehalten. Bei der Gestaltung haben sich etliche der vielleicht tausend Pegidisten teilweise große Bastelmühe gegeben. Handgemalte, von bunten LED-Lichterketten umrahmte Schilder zeigen immer wieder »Lügen-Mutti Merkel« in allerlei Fotocollagen. Auf einer trägt sie ein Kopftuch und sitzt auf einem Richtung Mekka fliegenden Teppich. Dort soll sie Asyl beantragen, wird auf der Rückseite des Schildes gefordert. Ein anderes Plakat zeigt das Foto eines Kölner Karnevalswagens. Auf ihm zu sehen: ein überdimensionaler nackter Hintern mit einer in ihn hineinkriechenden Bundeskanzlerin.

Einige der »patriotischen Europäer« tragen pinke Plastik-Schweinemasken und -mützen, schwarz-rot-gelbe Plastikhaarzöpfe, Cowboyhüte, Wimpel, Fähnchen, Schals und Flaggen, auch Hawaii-Blumenketten – alles in den Nationalfarben. Über diese Vaterlands-Fanartikel hatte ich mich im Restpostenmarkt am Heim schon öfter gewundert – jetzt wird klar, warum diese Fußball-WM-Saisonartikel dort wie auch im Bautzener Textildiscount fest zum Ein-Euro-Sortiment gehören.

Faschingsartig kostümiert und mit Billigplastikware aus China dekoriert, protestieren sie krakeelend für »ein Europa der Vaterländer« in der »Festung Europa«. Das soll die selbst ernannte Rettertruppe unserer abendländischen Werte sein?

Nachdem ich die Pegidisten und ihre Schilder eingehend betrachten und die eng zusammenstehenden Kleingrüppchen ein wenig belauschen konnte, wird es klarer:

Man wünscht Schweinefleischgebote für alle öffentlichen Kantinen, generelles Kopftuchverbot, besser gleich Islamverbot in Europa. Der plötzlich laut aufbrausende Sprechchor »Merkel nach Sibirien, Putin nach Berlin« findet großen Anklang und scheint spirituell zu vereinigen. »Es hat schon mal geklappt, wir müssen nur weiterkämpfen! Määar-käl muss weg!«, kreischt eine hysterische Frauenstimme, ihr folgt der Sprechchor »Määar-käl muss weg!«.

An den Rändern der Versammlung stehen einige gut gewachsene junge Männer mit Justin-Bieber-Frisuren, ausrasierten Seiten und ordentlichem Scheitel, Undercut-Frisuren, wie auch viele junge Asylbewerber in meinem Heim sie tragen. Sie schwenken heroisch ihre großen Sachsenflaggen, langsam und würdevoll. Es erklingt die Nationalhymne, »gesungen von unserer Ramona!«, wie vom offiziellen Pegida-Pritschenwagen herab verkündet wird. Alle singen mit, leiern schief: »Eeeeinichkeit un Rescht und Fraaaihaait …« Am Platz vor der Frauenkirche, stimmungsvoll erleuchtet, wehen schwarz-rot-weiße und schwarz-rot-goldene Banner, dazu viele russische, sächsische und thüringische Fahnen. Auch Wirmer-Flaggen, die »Flagge Deutscher Widerstand 20. Juli«. Diese rote Flagge mit einem gold-schwarzen Kreuz sollte nach dem Putsch vom 20. Juli 1944 die deutsche werden, so hatten es die damaligen Widerständler rund um Stauffenberg geplant. Begreifen sich diese singenden Fahnenschwenker als »aktiv im Widerstand«?

Die häufig als »Abgehängte« bezeichneten Menschen vor der Frauenkirche haben die Hymne nun zu Ende gesungen. Applaus und Grölen schrecken mich auf, ich schaue mich um. Die Demonstranten scheinen eine harte

Hand, einen starken Staat zu wünschen. Zahlreiche Putin-Plakate und Russlandflaggen zeugen davon.

In Berlin wäre es undenkbar, dass ein rechter Pulk den schönsten Platz der Stadt regelmäßig mit solchen Veranstaltungen belegt. Linke, Grüne, Aktivisten der Antifa und allerlei andere Menschen wären vor Ort, um diese Aufmärsche niederzubrüllen und zu Tausenden dagegen zu demonstrieren. Hier aber sind keine Gegendemonstranten zu sehen. Auch die ungefähr zwanzig anwesenden Polizisten scheinen, frei von Stress, der Kundgebung lauschen zu wollen.

Dann betritt Tatjana Festerling, die große politische Hoffnung der Pegidisten, die Bühne. Sie hat bei der letzten Dresdner Oberbürgermeisterwahl 9,6 Prozent der Stimmen im ersten Wahlgang erhalten, hat sich aber keinem weiteren gestellt. Aber »die Straße« hat sie nicht vergessen, der Sprechchor lautet: »Festerling, Bundeskanzlerin!« Sie ergreift das Mikrofon und grüßt ihre Kompatrioten pathetisch. Zunächst »alle patriotischen Europäer« (gefolgt von brüllendem Jubel, wild geschwenkten Fahnen), dann grüßt sie die zahlreichen Zugereisten: »Ein Hallo aus Dresden an die patriotischen Bündnisse aus unserem gesamten Freistaat, was sag ich, aus und in der ganzen Republik!« (gefolgt von brüllendem Jubel, emporgereckten Fäusten, wippenden Schildern und wehenden Fahnen).

Überall stehen kleinere »nationale Widerstandsgruppen« der sächsischen oder Vogtländer Dörfer. Sie sind mir über Facebook bekannt. In einigen wird offen gegen Asylbewerber gehetzt, in anderen wird der Geburts- oder Todestage von NS-Größen gedacht. Die Gruppen haben Namen wie »Görlitz bewegt sich« (915 »Gefällt mir«-Angaben) oder »Widerstand Bischofswerda« mit immerhin 1341 Likes bei 11 573 Einwohnern, dazu gibt es in vielen Landkreisen »Nein zum Heim«-Gruppen, die sich online organisieren. Bischofswerda liegt nur rund dreißig Kilometer vom Heim in Tipschitz entfernt. Mein Schüler Elias hat dort seine christliche Ersatzfamilie gefunden. Er weiß längst, dass es viele Rechte in dem Örtchen gibt. Er hat aber keine Angst vor *Patrioten,* da auch er nicht noch mehr Muslime in Europa sehen will. Seiner Meinung nach sollte Europa zunächst oder auch ausschließlich syrischen Christen Asyl verschaffen.

Auf dem hell angestrahlten Pegida-Pritschenwagen thematisiert Frau Festerling nun die Vorfälle der vergangenen Woche in Clausnitz. Ein wütender Mob hat dort einen Bus mit fünfzehn neuen Asylbewerbern über zwei Stunden hinweg blockiert und belagert. Erst dann zerrten Polizisten die Passagiere äußerst unsanft aus dem Bus und ins Heim. Der Heimbetreiber ist AfD-Mitglied. »Ich schäme mich nicht für die Clausnitzer. Im Gegenteil, ich habe Verständnis und respektiere den Mut der Bürger. Denn es sind Bürger, die Verantwortung für ihr unmittelbares Lebensumfeld übernommen haben«, schmettert sie ins Mikrofon. Die Presse »feiere« nun den Rausschmiss des Heimleiters von Clausnitz. Er hatte mitdemonstriert. »Wie kann es sein«, fragt Frau Festerling nun, dass ein Heimleiter kein Recht auf Meinungsfreiheit hat? Gerade er, der täglich mit eigenen Augen ansieht, »was das Asylchaos in Deutschland anrichtet.« »Glauben wir ernsthaft, der Widerstand gegen die Asylkatastrophe und die damit einhergehende Turbo-Islamisierung unseres Landes ist ein Spaziergang?«, scheppert es aus den Lautsprechern.

Ich frage mich: Wollten die hundert Clausnitzer ein Zeichen gegen die absehbare Islamisierung des Abendlandes setzen? Wollten sie stellvertretend für 1,5 Millionen »illegale Wirtschaftsmigranten und Sozialschmarotzer« fünfzehn neue, hilfsbedürftige Menschen, darunter Kinder, nicht in ihrem Dorf wohnen lassen? Wie darf es sein, dass die Rednerin »Verantwortung« bei derlei Aktionismus erkennen und öffentlich loben kann und will?

»Muslimische Verbrecher werden geschützt« schmettert Frau Festerling im Hinblick auf die Kölner Silvesternacht und die nur schleppend angelaufene Presseberichterstattung, prangert die »Vertuschung von Ausländer-Verbrechen« durch die »Staatspresse« an. Der Pegida-Demonstrationsknigge in Anwendung scheint zu heißen: Wann immer das Wort »Presse« auf der Bühne fällt, skandieren alle Teilnehmer mindestens drei Mal, aber auch gerne deutlich häufiger: »LÜ – GEN – PRES – SE«.

Nach der Rede setzen sich die Demonstranten in Bewegung. Nur wenige Frauen sind dabei, manche von ihnen führen Schilder mit sich. Sie sind bunter, dekorierter, schöner gemalt als die der Männer. Zahlreiche ehrenamtliche Pegida-Ordner achten darauf, dass es in geordneten Bahnen und zügig vorangeht. Durch Dresden marschieren, Parolen grölen, Fahnen schwenken. »Merkel nach Sibirien, Putin nach Berlin« hat anscheinend einen für die Masse ungünstigen Rhythmus, die Komplexität des Satzes scheint zu mächtig. Doch einige wortfindige Pegidisten-Männer wissen Abhilfe und entwirren den Satz in zwei einzelne, leicht verständliche. Also erst: »PUUH – TIEN – BÄÄA-LIEN«, gefolgt vom Allzeit-Klassiker »MÄÄA-KAL MUSS WEG!«, der den irgendwo immer im Hintergrund hörbaren »WIR SIND DAS VOLK!«-

und »VOLKS-VERR-RÄ-TER«-Rufen fast schon den Rang abzulaufen scheint. Die Warnung bei Sichtung von Kameras oder Journalisten wird stets blitzschnell durch das kollektive, aggressive Ausstoßen, der Silben eher als der Buchstaben, übermittelt: »LÜ – GEN – PRES – SE«.

Ein TV-Team des *Mitteldeutschen Rundfunks* verlässt geduckt und schnellen Schrittes den Umzug. Einheimische und die angereisten Dorfbewohner verjagen tatsächlich die Reporter staatlich finanzierter Medienanstalten.

Die einfachen Drei-Wort-Kombinationen, im Stakkato vorgetragen, erfreuen sich größter Beliebtheit. Sie scheinen die Kraft der Geschlossenheit, in einer großen Gruppe endlich wieder für ihre politische Meinung zu stehen, zu spüren und zu genießen. Sie scheinen überzeugt davon zu sein, dass sie Merkel aus dem Amt brüllen können. Wut bricht sich Bahn, darüber, dass die Versprechungen des Westens nicht im erhofften Maße eingetroffen sind. Ist es auch die Sehnsucht nach früheren Zeiten, als das Leben organisiert war, man sich keine Sorgen um das Morgen machen musste, sofern man nicht als Totalverweigerer, Trinker, »Asozialer«, auffiel? Sehnsucht nach der Jugend im Arbeiter- und Bauernstaat?

Viele Freundschaften und Lieben scheiterten nach der Wende, Hoffnungen auf ein besseres Leben verpufften. Zurückgeblieben scheinen hier die Männer, deren Zukunftshoffnungen noch im Sommer 1989 geregelt, im darauffolgenden November subjektiv gefühlt golden und die Jahre danach als bleiern beschrieben werden könnten. Die einmalige Chance, mit Integrationsplänen-Ost und Liebesmüh eine behutsame Annäherung der beiden deutschen Systeme und Gesellschaften – der Menschen! – zu gestalten, wurde verpasst. Obwohl viele ostdeutschen politischen Bündnisse zur Behutsamkeit bei der Zusammenführung der Systeme warnten.

Damals waren es oft findige Geschäftsleute, die den Ostdeutschen in der Nachwendezeit die schlechten Seiten des Kapitalismus vorführten und sie zuhauf übervorteilten. Haben nun die politisch aktiven Online-Widerständler anhand von Pegida, dieser vom mehrfach verurteilten Kriminellen Lutz Bachmann gegründeten Organisation, Abhilfe gefunden?

Beim Wunsch nach Völkerfreundschaft, wirtschaftlichem Austausch und einer härteren Hand wird in die Vergangenheit und in den Osten geschaut, zum großen, verklärten Bruder Iwan. Nach sechsundzwanzig Jahren, in denen sie sich nicht ernst genommen und nicht verstanden gefühlt haben, in Ermangelung von selbstständig erbrachten, aber auch unterlassenen BRD-Integrationsbemühungen, hat sich der russische Präsident durch die Hintertür der ansprechenden, reißerischen Nachrichtenkanäle heran- und in die Sachsenköpfe hineingeschlichen. Es braucht nur ein paar gefärbte oder Falschmeldungen aus Russland, um rund fünf Millionen Leser zu erreichen und somit theoretisch recht leicht vieles, bis hin zu Wahlen in Deutschland, beeinflussen zu können. Immerhin kann dem Augenschein nach ziemlich sicher festgestellt werden, dass die *Russia Today*- und *Sputik News*-Nachrichtenauswahl ihre Ziele in Putins Universitätsstadt Dresden und darüber hinaus nicht verfehlt. Auffallend viele der rechten Bürgerbewegungen fordern, sei es hier auf der Straße auf ihren Schildern oder in ihren Facebook-Gruppen »Freundschaft mit Russland/Ende der Sanktionen« und »Deutschland raus aus NATO und EU«.

Integrationsversuche, Begegnungen

Drei Tage nach dem Brand im »Husarenhof« rufen Bürgerinitiativen unter dem Motto »Bautzen bleibt bunt!«, unterstützt von der Linken, den Grünen, der SPD und fünf jungen Antifa-Aktivisten, zu einer großen Plakat-Malaktion gegen Fremdenfeindlichkeit auf. Rund 200 Gleichgesinnte finden sich an der Friedensbrücke ein, um ihre Wünsche für ein friedliches buntes Bautzen zu illustrieren. Nur sechs Schüler interessierten sich für meinen Vorschlag, bei Sonnenschein dorthin zu spazieren, ein Statement zu setzen, und auf dem Weg dorthin die Auslagen der Supermärkte zu erkunden. Zwölf Kilometer sind den meisten zu weit. Als ich scherze, dass sie doch den ganzen Balkan zu Fuß überquert hätten, lachen sie. »Nein, nein, nur mal ein paar Kilometer mussten wir zwischen Grenzübergängen laufen, wir sind die meiste Zeit kostenlos Bus gefahren.«

Nachdem Merkel die Grenzen geöffnet hat, hatten die Regierungen von Serbien und Kroatien Busse und Züge zur zügigen Weiterreise der unerwünschten Menschenmassen kostenlos zur Verfügung gestellt. Die Kroaten sind als nicht besonders große Freunde der Araber und der Muslime bekannt, und zum Höhepunkt der Fluchtbewegungen Richtung Deutschland hatte ich viel in kroatischen sozialen Netzwerken nach der Stimmung im Land recherchiert. Oft las ich makabre »Scherze«, zum Beispiel, dass die Flüchtenden absichtlich über immer noch vorhandene Minenfelder geleitet werden sollten, und dass sie sich davor hüten sollten, etwas anderes außer eine schnelle Durchreise von Kroatien zu verlangen.

Der erste Spaziergang nach dem Winter

Der erste Spaziergang nach dem langen Winter ist ein großer Spaß. Jetzt, da die Sonne ausnahmsweise mal wieder zum Vorschein kommt, wird den Syrern schmerzlich bewusst, wie sie sie vermissen. Sofort bekommen sie aber Angst vor dem nächsten Winter, denn so viele lange kalte Monate seien für sie »nicht normal« und ein schwerwiegender Grund, bald wieder nach Syrien zurückzugehen. Natürlich vermissen sie auch das soziale Leben, das sich in ihrer Heimat in den engen Gassen und belebten Straßen der Städte abgespielt hat, in zahlreichen Cafés, wo man auch bei nur einem Tee stundenlang verweilen und Dutzende Bekannte und Verwandte treffen konnte.

Wie die Deutschen ihr soziales Leben organisieren, ist meinen Schülern nicht so richtig klar – außer, dass man zumindest in dieser Gegend ein Auto und Geld braucht, um in Vereine und Cafés zu gehen. Als ich ihnen vom Polizeisportclub in Laufweite des Heimes berichte, winken alle ab: Obwohl sie dort beitragsbefreit trainieren könnten, würden sie in ihrer Freizeit lieber alles andere als einen Kampfsport mit und von ihren neuen Nachbarn lernen. Viele fühlen sich nach dem langen Winter mit wenig Bewegung, viel Weißbrot und vielen Zigaretten nicht in bester Verfassung. So wollen sie sich doch nicht den Deutschen im Judoclub präsentieren, höre ich. Einige wollen später einem Fitnesscenter beitreten.

Breiten- und Vereinssport war in Syrien so gut wie unbekannt. Selbst die Damen der Gesellschaft gingen lieber in »Figurstudios«, um sich, teuer gecremt, in heiße Fettweg-Plastikwickel einpacken zu lassen, oder zu Schönheitschirurgen anstatt zum Sport. Dementsprechend fehlt auch das Verständnis für »Spaziergang« als körperliche Ertüchtigung. Doch auf meine eifrigsten Schüler, die geradezu fasziniert vom »Deutschsein« scheinen, ist Verlass.

Auf unserem ersten gemeinsamen Spaziergang kommen wir an Plattenbauten und dazugehörigen Kleingartenparzellen vorbei. Die Laubenpieperkolonien stoßen auf großes Interesse, die Idee, dass jeder der Bewohner der Platte so ein Stückchen Land sein Eigen nennen kann, finden sie toll. Eine Errungenschaft, die sie sich für später, für ihre Heimat wünschen. Im Supermarkt können die Syrer Obst, Gemüse und vieles weitere benennen. Die anderen Kunden beäugen uns zwar, jedoch ganz ohne böse Blicke. Fast scheinen sich einige zu freuen, dass jemand sich jetzt um »die« kümmert und ihnen Deutschland erklärt. Bei der Frischfleischtheke brechen die Schüler in Gelächter aus. Für sie muss es ein Blick in den Vorhof der Hölle sein: Rinder- und Schweinezungen, Schwänze, Ohren und Spitzbeine, offene Schüsseln mit ländlich-deftigen blutigen Innereien werden präsentiert. Der große Gang voller verschiedener Biersorten, stapelweise in Kästen, sorgt ebenfalls für Belustigung. Sie staunen bei den Erklärungen zu Tradition und Geschichte, die hinter den vielen verschiedenen bunten Etiketten steckt, und betrachten sie eingehend, lange, neugierig und beachten Details. Es freut mich zu sehen, dass sie neugierig sind und die Bierkultur anscheinend ernsthaft zu verstehen wünschen, auch wenn sie es niemals trinken werden. Dass gerade Klöster und Gottesmänner die Brautradition über Jahrhunderte hinweg bewahrten, scheint ihnen absolut unverständlich.

Erklären ist schön, verstehen ist besser

Trotz ausgelassener Stimmung im Discounter frage ich mich, wie sie sich hier tatsächlich fühlen, in einem Land, in dem vieles, was ihnen verboten ist, als Kulturgut betrachtet wird. Dazu kommt die Tatsache, dass wir in ihren Augen permanent verbotene Dinge zu uns nehmen und dementsprechend unrein und ungläubig sein müssen. Die Schüler erklären aber unisono, dass sie diese Gewohnheiten »respektieren«, es sei einfach eine »andere Kultur«. Da Syrien vor dem Krieg fast keine konfessionellen Spannungen kannte und auch Bier, Wein und Arrak produziert wurden, glaube ich ihnen. Die natürlich auch im arabischsprachigen Web propagierte Hetze der konfessionellen Spalter scheint ihre Herzen noch nicht vergiftet zu haben. Trotzdem scherzen sie darüber, wie viel die Deutschen auf Schwein und Alkohol geben könnten. Wie Fußball denn da reinpassen würde, wollen sie wissen, Alkohol und Schwein seien in ihrem Heiligen Buch verboten, Disziplin und körperliche Ertüchtigung aber gewünscht. Was wir Deutschen, oder die Christen, nur für komische Menschen seien! Wir werden noch viel Zeit für Erklärungen brauchen. Aber wann hätte ich ihnen die Errungenschaften der Epoche der Aufklärung, dann noch die Turnvater-Jahn- und Freikörperkultur nahebringen sollen, bevor ich über Studenten- und Frauenrechtsbewegungen doziert hätte? Immerhin werden sie nicht müde zu beteuern, dass sie großen Respekt und Dankbarkeit Christen und Deutschen gegenüber empfinden und sich in die herrschende Mehrheitskultur einfügen wollen. Nur Elias feixt die ganze Zeit über, er als Christ, der gerne Schwein und Bier genießt, fühlt sich in seiner neuen Heimat schon ganz angekommen, dazugehörig und ist schon lange Fan von Bayern München.

Als wir in der Bautzener Innenstadt noch kurz im »Senf-Museum«, ein Senfgeschäft mit historischen Senfgefäßen und vielen verschiedenen Senfsorten in der offenen Verköstigung gehen, werden die Jungs ausgelassen-albern. Der Gedanke, dass die Stadt Bautzen Senf als höchstes kulinarisches Kulturgut hervorgebracht hat, lässt sie kichern. Wir kommen an weiteren Senf-Spezialitäten in Auslagen vorbei, und auch im Fremdenverkehrsbüro begegnet uns Senf in Form eines Kuschel-Stadtmaskottchens. Eine »Bautz'ner Senf« Plüsch-Senfbüchse mit lachendem Gesicht, Ärmchen und Beinchen strahlt uns im Schaufenster entgegen. Ein wenig musste ich sie in ihrer Albernheit aber zur Raison rufen: ja, bei ihnen im Zweistromland wurden die Keilschriften erfunden, und ja, auch Assyrien war ein stolzes und starkes Land mit vielen kulturellen Errungenschaften. Was aber die Kraft einer vielschichtigen Landeskultur ausmacht … das ist, wie hier in Bautzen bewiesen, auch die Fähigkeit, Spezialitäten über Jahrhunderte hinweg zu pflegen, weiterzuentwickeln, auszubauen und zu exportieren. Immerhin ist Bautzen als die Stadt des Senfs in der gesamten Bundesrepublik und anderen Teilen der Welt bekannt!

Nach Erklärungen der Geschichte der Senf-Stadt zeigen die Jungs Verständnis und Respekt für diese historische Tradition. An der zeitgemäßen Vermarktung mit dem ziemlich sinnfreien, aber putzigen Plüsch-Senftöpfchen erfreuen sie sich noch eine ganze Weile.

»Danke, Deutschland«

Die Friedensversammlung erreichen wir nur zu dritt, die anderen hatten keine Lust mehr zu laufen. Wie man anhand der Grüppchen sehen kann, scheinen die lokale Linke, die SPD, die Grünen und ein paar Freikirchen um die 150 Leute zusammenbekommen zu haben. Die anderen, rund fünfzig, sind Bürger oder Passanten, die sich spontan engagieren. Wir malen ein deutsch-arabisch-kurdisches Plakat mit »Danke, Deutschland«-Herz in den deutschen Nationalfarben und werden umringt von Kamerateams, da die beiden Jungs die einzigen Ausländer auf der Brücke zu sein scheinen. Der MDR filmt unser schönes Plakat und fragt sie, wer sie sind. »Ich bin Anwalt aus Syrien«, »Ich bin Textiltechnik-Student aus Homs«, sagen die Schüler in die Mikrofone der Reporter. Am kommenden Tag werden sie im öffentlich-rechtlichen Rundfunk alle dankbaren Asylbewerber des Landkreises repräsentieren.

Dann setzt starker Schneeregen ein, wir wollen weg. Die Schüler bestellen »ihr« Taxi, den Betreiber des kurdisch-arabischen Ladens, der schon seit über zehn Jahren hier lebt. Wenn es abends zu spät für den Bus geworden sein sollte, fährt er seine Landsmänner für weniger, als ein offizielles Taxi kosten würde, mit seinem Wagen in die umliegenden Heime zurück. Sie arrangieren sich wie in ihrer Heimat, wo Beziehungen und findige Improvisationsideen oft aushelfen, wenn es keine oder nur sehr teure offizielle Lösungen gibt.

Auf dem Weg zum kurdischen Laden kommen wir am Sex-Shop vorbei, und ich frage die Jungs, ob sie schon einen Blick hineingeworfen hätten. Beide bejahen lachend, jeder Heimbewohner kenne diesen Shop. Elias gibt aber nichts auf Dessous und Sex-Spielzeug, da er der Meinung ist, dass wahre Liebe so etwas nicht benötige. Der verheiratete Kamal betont, all die dort angebotenen Dinge nicht zu brauchen, da er verheiratet sei und wisse, worum es geht.

Reem will nicht die Klasse wiederholen

Im Sozialarbeiterbüro spielt sich ein neues persönliches Drama ab. Reem, eine fünfzehnjährige Syrerin, ist aufgebracht. Sie will unbedingt in die zehnte Klasse und nicht noch einmal die neunte Klasse besuchen, wie die Lehrerempfehlung lautet. Auch wenn sie noch nicht so viel Deutsch spricht, meint sie, alles zu verstehen, und will jetzt schon in Richtung Abitur lernen. Ruhig und beherrscht, aber mit einem wütenden Beiklang in ihrer Stimme presst sie »Ich – will – bald – Chemie – studieren – das wollte – ich – schon – in – Syrien – und – ich – bin – auch – hier – sehr – gut!« auf Deutsch hervor. Peter nickt, kann aber nichts machen. Die eindeutige Erklärung ihrer Lehrerin liegt vor: Das hübsche Mädchen mit dem braven weißen Kopftuch muss die neunte Klasse wiederholen.

Das Mädchen, das bereits verheiratet ist – ihr Mann gilt seit ein paar Wochen in Syrien als vermisst –, ist den

Tränen nahe. »Ich habe keine Zeit zu verlieren!«, sagt sie auf Arabisch. Meine beruhigenden Worte, dass sie erst fünfzehn sei und noch alle Zeit der Welt habe, will sie nicht hören. Ob ich wüsste, wie schlimm es sei, ein Jahr damit zu verbringen, bereits Gelerntes zu wiederholen? Sie blickt im Büro um sich und sieht ein *Spiegel*-Heft, das sie sich schnappt und aufschlägt, um sofort einen Artikel flüssig und fast akzentfrei vorzulesen.

Peter ist ergriffen, lobt sie, bittet sie aber erneut, die Empfehlung der Lehrerin zu akzeptieren. Im nächsten Jahr würde sie sicherlich einen hervorragenden Hauptschulabschluss machen, der sie befähigt, bis zum Abitur weiterzulernen. Verständig, aber immer noch traurig verlässt das Mädchen das Büro.

Die ersten Asyl-Anerkennungen trudeln ein

Nach und nach trudeln die ersten Asyl-Anerkennungen, die ein dreijähriges Bleiberecht in Deutschland zusichern, mit der Post ins Haus. Es gibt viele Glücksmomente. Als Anwalt Kamal seine Aufenthaltsgenehmigung erhält, besteht er darauf, Elias und mich in ein schickes Café im Bautzener Shopping-Center einzuladen. Bei Kaffee, Eierschecke, freiem und schnellem WLAN schalten wir seine Ehefrau im kurdischen Qamishli dazu. Sie wohnt in einem, trotz der Frühjahrsoffensive des IS, bislang friedlichen Vorort. Mit seiner Aufenthaltsgenehmigung hat Kamal jetzt das Recht, sie nach Deutschland zu holen. Sie und er müssen dafür viele kleinteilige Anträge stellen, Dokumente sammeln und beglaubigen lassen, vor allem aber muss sie einen Termin in einer Deutschen Botschaft in Beirut oder Istanbul bekommen. Die Wartezeiten dafür betragen derzeit über ein Jahr. Doch Kamal will noch ein wenig mit der Familienzusammenführung warten, erst mal eine Wohnung und einen Arbeitsplatz finden.

Wer anerkannt wird, hat daraufhin natürlich einige Amtsgeschäfte zu erledigen. Kaum hat jemand das »große« Asyl von drei Jahren oder auch nur das »kleine«, den subsidiären Schutz mit einer einjährigen Aufenthaltsgenehmigung für Deutschland erhalten, muss er das Heim verlassen. Ständig lese ich, wie Flüchtlinge und Paten auf Berliner Refugee-Help-Seiten Anwälte empfehlen, die als Experten das kleine Asyl durch Klagen in das große verwandeln könnten. Hier in Tipschitz muss die Entscheidung des Amtes in Ermangelung solch einer Asylhelfer-Infrastruktur akzeptiert werden. Bislang habe ich weder im Internet noch im Heim einen Refugee-Help-Anwalt in diesem Landesteil gefunden. Peter kommentiert trocken, dass manche sich bei ihren Interviews »wirklich zu dumm angestellt« hätten. Sie hätten zugegeben, dass in ihrer Gegend gar kein Krieg herrschte oder sie schon lange in der Türkei gelebt hätten. Aber immerhin hätten sie ja noch die Chance, die Aufenthaltsgenehmigung nach einem Jahr für zwei Jahre verlängern zu können, das alles sei kein Drama.

Wann immer Familien das Heim verlassen, ist die Freude groß. Die Ausziehenden machen ihren Freunden oder Zimmernachbarn kleine Geschenke und vermitteln Hoffnung, dass auch die anderen bald »draußen« sein werden. Die Sozialarbeiter, die Wohnungsbaugesellschaften und die Vermieter arbeiten gut zusammen, und es ist schön zu sehen, wie sich immer wieder Einheimische aus der Umgebung im Büro einfinden und Patenschaften übernehmen. Die alleinstehende Mutter von vier Kindern wird schon von einem älteren Ehepaar betreut, sie helfen fortan bei allen Amtsgängen und organisieren von der Caritas die ersten Möbel.

Nach fast vier Monaten sind kleine Fortschritte zu erkennen, doch bei vielen, vor allem den älteren Männern, herrscht allgemeine Frustration. Sie haben realisiert, dass ein Neuanfang ohne nennenswerte Qualifikationen hier nicht möglich sein wird und sie es alleine nicht einmal schaffen werden, die Anträge auf Familienzusammenführung auszufüllen. Geschweige denn, ihre Frauen und Kinder in die deutschen Botschaften im Libanon oder in der Türkei zu lotsen. Im Heim geht es derweil immer wieder von vorne los: Kaum werden Zimmer frei, kommen neue Asylbewerber. Die letzten Neuen kamen mit dem Taxi und hatten Rollkoffer und schwere Taschen dabei. Die drei sehr grobschlächtig wirkenden, dicken Männer, die zunächst als »Syrier« angemeldet wurden, stellten sich ein paar Tage später als Iraner heraus.

Ostern: erste Begegnungen, keine Berührungen

Als Ostern in der sorbischen Osterhochburg Bautzen vor der Tür steht, berichte ich den Schülern allerlei aus der Geschichte und stelle auch die Sorben als die eigentlichen Ureinwohner Sachsens dar – so, wie es einmal die Christen auch in Syrien waren. Alle finden die sorbischen Ostertraditionen interessant. Die Osterreiter, in

Frack gekleidete Männer, die am Ostersonntag auf geschmückten Pferden über Felder und durch viele Orte reiten, toll! Einen gemeinsamen Oster-Besuch in der Stadt wollen sie aber nicht vereinbaren. »Die gucken so böse« und »Die wollen uns hier nicht haben, das wissen wir längst« ist der Tenor, der mir entgegenschlägt. Als wir in der Klasse über die Fremdenfeindlichkeit sprechen – in Freital ist eine rechte Terrorgruppe, eine selbst ernannte »Bürgerwehr« aufgeflogen –, winken die Syrer ab. Sie wissen, dass das hier ein »komisches Deutschland« sei, nicht so wie Frankfurt, Hamburg, Dortmund und so weiter. »Aber wir wollen hier schließlich auch nicht bleiben!«, lachen mir viele entgegen.

Dass die Regierung ihnen die Wohnsitzauflage für anerkannte Asylbewerber noch rückwirkend zum 1. Januar 2016 bescheren wird, ist zu dem Zeitpunkt noch nicht absehbar. Ob Syrer und Sachsen es wollen oder nicht: Es wurde beschlossen, dass sie noch eine ganze Weile miteinander zurechtkommen müssen. So versuche auch ich immer mal wieder, ihre ersten Kontakthürden mit Bautzenern zu überwinden, und begleite einige Schüler zum Zahnarzt oder zur Eröffnung ihres Bankkontos. Wir gehen immer in wechselnden Gruppen, damit alle von den neuen Erlebnissen da draußen profitieren. Es gibt auch Lustiges: Elias hatte die Zahnärztin während einer Behandlung so böse angeschrien, dass sie ihn nur nach einer Entschuldigung weiterbehandeln wollte. Doch er hat es charmant wieder hinbekommen.

Als die Gemeinde Tipschitz zu einem kleinen Fest am Ostersamstag einlädt, sind alle Heimbewohner mit von der Partie. Die Sonne lacht so einladend, dass es keinen Miesepeter oder Miesemohammad mehr zu Hause oder im Heim halten kann. Das erstmalige Aufeinandertreffen der Nationen, auf dem Tipschitzer Hügel vor dem Heim gelegen, könnte fremdartiger nicht sein. Die Frauen und Männer des Dorfes trinken längst das ein oder andere Vormittagsbier, als die Asylbewerber aus ihrem Heim hoch auf den Hügel kommen. Peter und einige engagierte Christen gehen mit den aufgekratzten syrischen Kindern zu ihrem ersten Osternesterbasteln und zum Häschenstreicheln. Ihre Eltern stehen in Grüppchen herum, wissen dabei nicht, wohin mit ihren Händen, auf diesem Fest, auf dem alle anderen stets ein Bier oder eine Bratwurst zwischen den Fingern haben. Es wird keine Musik gespielt. Der Sinn der Zusammenkunft scheint gemeinschaftliches Biertrinken, umringt von prachtvollem Zuchtgeflügel und Streichelhäschen, zu sein. Ich lade vier Schüler, drei von ihnen Muslime, zum Bier ein. Mit Vergnügen trinken sie ihre ersten landestypisch warm servierten Biere. Zwei werden danach so mutig, ihre ersten Schweinewürste zu probieren. Die zuvor noch kritisch beobachtenden Einheimischen signalisieren anhand hochgestreckter Daumen ihre Begeisterung, ganz nach dem Pegida-Motto: »Isst du Schwein, kommst du rein.«

Kurz darauf organisiert Sozialarbeiter Peter zusammen mit seiner freikirchlichen Josua-Gemeinde einen ökumenischen Gottesdienst im Heim, den die Band der Gemeinde, zusammen mit dem forsch auftretenden Gitarrenspieler Khaled, musikalisch untermalt. Er findet im Klassenzimmer statt, das mit rund 80 Gästen und Bewohnern komplett überfüllt, aber aufgrund aufwendiger Lichtgestaltung sehr einladend und gemütlich wirkt. Der sympathische Pfarrer, der schon öfter im Heim war und einige Syrer vom Bundesfreiwilligendienst in seiner Gemeinde begeistern konnte, schafft es mühelos, seine ohnehin christlich und menschenfreundlich eingestellten Schäfchen von der Richtig- und Wichtigkeit der Willkommenskultur zu begeistern.

Die kommenden Wochen über werden immer wieder Gemeindemitglieder im Heim vorstellig, um Patenschaften für anerkannte Asylbewerber, die nach ihrer Anerkennung das Heim zügig zu verlassen haben, zu übernehmen.

Einige meiner Schüler backen über hundert syrische Mini-Pizzen und kochen literweise Tee, damit nach dem ergreifenden, von Peter als Laienprediger geführten Gottesdienst und dreisprachig übersetzten Gottesdienst auch eine Art Begegnungsparty stattfinden kann. Vorsichtig versuche ich, Elias, Hamid und Kamal an die Einheimischen heranzuführen, aber so richtig will der Dialog nicht klappen.

Zum einen, weil das deutsche Vokabular der Syrer nach ein paar Sätzen erschöpft ist, aber auch, weil sie sehr schüchtern sind, zum ersten Mal mit jemandem außer mir oder den Sozialarbeitern deutsch zu sprechen. Zum anderen verstehen sie das Lausitzer Sächsisch leider überhaupt nicht, obwohl ich versucht habe, ihnen neben der hochdeutschen auch die regionale Aussprache, soweit ich sie aufschnappen konnte, zu erklären.

Als die deutschen Gäste gehen, bricht eine spontane richtige Party aus: Jemand holt Boxen, und plötzlich scheppert laute arabische Musik durch die Lobby. Alle jungen Männer und die Kinder (die Frauen haben sich zurückgezogen) tragen ihre besten Kleidungsstücke, tanzen ausgelassen, singen und klatschen lautstark und lassen einen kleinen Hauch einer ausgelassenen arabischen Party aufkommen. Die Securitys und die Sozialarbeiter wundern sich, dass so eine wild-fröhliche Stimmung – auf arabischen Partys ganz normal – ohne Alkohol entstehen kann.

Bei den CDU-Landfrauen

Peter bittet mich überraschend, eine Einladung der CDU-Landfrauen für den Abend im Lusatia, einem gutbürgerlichen Gasthof in der Stadt, zu übernehmen. Um 19 Uhr sollte er da mit den Landfrauen über das Heim sprechen, aber er ist verhindert. Da die AfD Bautzen ebenfalls ins Lusatia zum Bürgerstammtisch, Thema »Bürgerwehren«, geladen hat, stand das Lusatia ohnehin auf meinem Plan, und ich sage zu.

Im rustikal-schicken Landgasthof wollen die fünfzehn sympathischen, gepflegten Ü-40-Damen mit Föhnfrisuren nun vieles wissen, was selbst die *Bildzeitung* seit einem Jahr bereits wiederkehrend erklärt hat. Warum haben alle Flüchtlinge Smartphones, warum sind es nur junge Männer, warum treten sie immer in Gruppen auf? Aus was für einem Land kommen diese Menschen eigentlich, wie ist ihre Kultur?

Ich versuche zu beantworten und halte ein kleines Referat über Syrien vor dem Krieg und die Nähe zur DDR. Stasi-Offiziere bildeten über Jahrzehnte hinweg auch syrische Geheimdienste aus. Das Land galt als die »arabische DDR«. Der Präsident führte ein sozialistisches Ein-Parteien-System und wurde stets mit fast maximaler Stimmenzahl wiedergewählt. Auch gab es, wie in Sachsen, kaum Ausländer in Syrien – bis plötzlich die Iraker zu Millionen immigrierten. Doch im Kreis Bautzen kann von Überfremdung keine Rede sein. Im »Haus am Wald« sind nur 189 Menschen auf begrenzte Zeit untergebracht. »Bitte, kommen Sie gerne vorbei«, rufe ich den Damen zum Abschied entgegen. Sie schenken mir eine Piccolo-Flasche Rotkäppchen, für meine Mühen, und eine Packung Filzstifte, »für die Kinder«.

Vorbereitungen zur Gründung einer Bürgerwehr

Nebenan, im größten Versammlungsraum der Gaststätte, haben sich rund hundert meist männliche Bürger zusammengefunden, um die rechtlichen Grundlagen zur Gründung einer Bürgerwehr zu erfahren. »Was ist eigentlich eine Bürgerwehr und warum soll eine gegründet werden?« lautet der Titel der PowerPoint-Präsentation. An den holzvertäfelten Wänden steht ein Dutzend gut trainierter Twens, alle mit denselben Justin-Bieber-Frisuren, die in Kombination mit eng sitzenden Polohemden eher einen urbanen Homo-Touch als völkisches Deutschtum betonen. Einige Paare, Mitte vierzig oder darüber, und einzelne ältere Männer, meist bierbäuchig, haben sich auch eingefunden.

Ein Anwalt, der von der AfD Bautzen engagiert wurde, hält ein Referat, es geht um das Jedermannsrecht. Jedermann sei es gestattet, einen Straftäter, falls er ihn auf frischer Tat ertappt, festzusetzen, bis die Polizei übernimmt. »Es geht alles so nicht weiter!«, da im Land »überhaupt keine öffentliche Ordnung mehr« herrsche, und auch die »Europaphantasten« müssten jetzt wahrnehmen, dass es engagierte Bürger gäbe! Tapfere Männer »wie Sie«, die ihr Grundrecht auf innere Sicherheit wahrnehmen wollten. Der Staat, die Sicherheit, sei ja mit der Asylantenschwemme komplett überlastet. Immerhin dauere es zwanzig Minuten, bis die Polizei nach einem Notruf eintrifft, es liege auf der Hand, dass sich »der Bürger nun selbst zu schützen« hat.

Da die Polizei zusammengespart wurde, ist es für engagierte Bürger zum einen möglich, sich zu »Sächsische-Sicherheitswacht«-Hilfspolizisten ausbilden zu lassen. Im Einsatz erhalten sie dann später sechs Euro pro Stunde.

Der Anwalt liest dazu den Text der Webseite der Polizei Sachsen vor: »Die Sächsische Sicherheitswacht ist in jedem Polizeirevier des Freistaates Sachsen eingerichtet. Sie ist ein Beispiel der Zusammenarbeit zwischen den Bürgern und ihrer Polizei. Sie ermöglicht zuverlässigen Frauen und Männern, die Polizei bei der Wahrung der öffentlichen Sicherheit und Ordnung aktiv zu unterstützen. Mit dieser Aufgabe übernehmen sie Verantwortung für die Innere Sicherheit zum Nutzen der Mitbürgerinnen und Mitbürger.«

Zum anderen können »Bürgerstreifen« gegründet werden, die bestimmte Gebiete »nicht patrouillieren, aber wachsam entlangspazieren« und »Auffälligkeiten, natürlich auch von Asylbewerbern«, melden.

Die Twens wollen wissen, ob sie sich eine Uniform anziehen können oder Armbinden? »Alle in Thor Steinar«, grölt jemand. Er meint die unter Rechten beliebte Kleidungsmarke, die in einigen Schulen und Fußballstadien, quer durch das Bundesgebiet, verboten ist. »Leider nein, keine Uniformen, auch wenn ich Ihren Wunsch verstehe …«, erklärt der Anwalt, als Kleidung seien Neon-Schutzwesten am besten, keine Fantasie-Uniformen und auch nichts, was man »noch vom Opa aufm Dachboden findet«, solle man tragen. Gelächter.

Der Anwalt fährt fort: Als Streife darf man keine Waffen und natürlich keine scharfen Hunde dabeihaben, aber wenn es geht, bitte eine Kamera am Mann. Man kann das als Bürgerinitiativen, als Verein, als Schutzgemeinschaft deklarieren und sich präventiv in das städtische Sicherheitskonzept mit einbringen. Die bürgerinitiierte Schutzstreife sollte bei der Polizei angemeldet sein, also vorher »einfach anrufen«: »Wir gehen dann mal um den Stausee spazieren.«

Zwischenrufe: »Was ist, wenn wa einen erwischen, wie der grade vergewaltigt!«, will einer der sportlichen Landser-Pin-up-Boys im engen Shirt wissen. »Meine Herren, was Sie dürfen, das sagte ich bereits. In dem Fall können Sie den Neger festhalten, bis die Polizei kommt, notfalls auch anbinden.« Abschließend, noch mal, ganz wichtig: »Sie dürfen sich aber nicht einfach so bewaffnen und zusammenrotten, haben Sie verstanden?« – »Doch, mit große schwarze Hunde!«, brüllt ein Mann dazwischen. »Ja, aber was dann?«, ruft eine leicht angetrunkene Frau, die mit absichtlich wackelnden Brüsten aufsteht: »Ich hab doch schon Pfefferspray, für wenn der eine mir an meine Titten fasst! Und wenn wa zu dritt sind, dann sind wa schon ne Rotte gegen die, oder wie? Wo bleibt die Gerechtigkeit für uns Deutsche?!« Gegröle im überfüllten, stickigen Raum. Alle trinken große Biere, viele essen deftige Kartoffel- und Schweinefleischgerichte.

In der folgenden, von einigen AfD-Mitgliedern moderierten Diskussion kommen viele neue Sorgen der Bürger ans Licht.

Es sei ja klar, dass viele Kindersoldaten unter den Asylanten seien, besonders bei den zahlreichen allein reisenden Libyern, Tunesiern und Marokkanern. Und es sei: »Fakt – die brauchen wir hier nicht.« Also sei es doch besser, denen »aus Afrika« das früher oder später zu zeigen, bevor die sich im Sommer am Stausee »wie die aus Köln aufführen«. Die sollen besser gleich jetzt zurück oder erst mal ins »links-versiffte Berlin, zu Fatima Roth und Mama Merkel, der Volksverräterin«, die alle eingeladen hat. Nichts gegen Kriegsflüchtlinge, Frauen und Kinder aus Syrien! Wobei – da sei ja auch schon längst in vielen Ecken Frieden, da könnten die eigentlich längst alle zurück.

Eine Frau weist aufgelöst darauf hin, dass die »Gewaltspirale« mit den Übergriffen durch die Migranten in ganz Deutschland »immer weiterwachse«. So ruhig würde es sicherlich nicht mehr lange bleiben, wenn noch mehr kämen, dann würden »Berliner Zustände« in Bautzen einziehen. »Ausländerkriminalität heißt ja nicht umsonst so«, ein Mann ruft: »Eine Bürgerwehr muss entstehen!«, »Ja, das geht ja nicht, dass sonst die wohlgenährten Araber hier die Straßen übernehmen, während sie ihre Mütter und Frauen und Heimat im Stich gelassen haben!« Applaus.

Viele Männer gehen vor die Tür rauchen, sie scheinen sich zu kennen. Vielleicht über die Facebook-Gruppen »Bautzen bleibt braun«, »Freital 360« oder andere, zahlreiche »Widerstand«- und »Nein zum Heim«-Initiativen. Bei den Bauchansätzen in jungen Jahren wäre es für viele gar nicht schlecht, abends regelmäßig zu spazieren.

Alle sind überzeugt, dass eine Bürgerstreife gebildet werden muss, nur ich scheine mich zu fragen, warum. Die Straßen Bautzens sind, bis auf einige Gassen direkt am Kornmarkt, dem zentralen Platz der Innenstadt, nach Einbruch der Dunkelheit menschenleer. Meine Schüler trauen sich ohnehin nicht abends aus dem Heim, vor allem, da der letzte Bus um 18.30 Uhr fährt und sie schon im Hellen Angst vor den Einheimischen haben. Nichts deutet auf eine ausländische »Übernahme der Straßen« hin. Trotzdem tragen sich die Ersten in einer »Bürgerstreife-Interessenten«-Liste ein und verabschieden sich mit leichter Schlagseite.

Als wir in kleinerer Runde noch zwei Stunden zusammensitzen, berichten zwei enttäuschte Afghanistan-Veteranen davon, dass der Einsatz aufgrund des viel zu frühen Abzugs nichts gebracht habe. Sie beklagen die fehlende Unterstützung von der Heimatfront für diesen Einsatz, der doch so wichtig war. »Kaum waren wir da weg, kamen die alle her«, glauben die Ex-Soldaten zu erkennen und wollen ihre Einsatzerfahrungen berichten, die aber kaum jemanden interessiert.

Die weiteren rund zwanzig verbliebenen Teilnehmer versuchen, ihre diffusen Ängste beim Anblick »von denen« zu erklären. Manche sagen nur Sätze wie: »Ich mag die nicht, wie die schon aussehen, mit den Bärten« oder »Was, wenn es doch mehr Terroristen sind, als die Volksverräter uns weismachen wollen?«. Weshalb, wie einzelne Männer immer wieder einwerfen, es nun wirklich Zeit für Bürgerwehren sei. »Man« wisse ja, was sonst passiere. Beweise dafür gibt es keine, aber das scheint niemanden zu kümmern.

Ist das eine xenophobe Gruppensprechstunde? Die logische Konsequenz aus Pegida und der Schürung von Überfremdungsängsten in sozialen Netzwerken, in denen ständig »Ausländerverbrechen«, auch »Einzelfälle unserer Kulturbereicherer« genannt, gepostet werden? Hier vibriert ein Gründungsmoment, dessen Aktivisten-Verve die AfD durch ihre rechtlichen Hinweise eher abzumindern als zu entfachen sucht. Die Rechtsaußen-Partei wirkt besänftigend auf den rechten Pöbel mit der niedrigen Gewaltschwelle, hier im edlen, dunkelbraun getäfelten Saal des Lusatia-Traditionsgasthauses.

Auf der AfD-Party in Dresden

Am 13. März 2016, dem Wahlsonntag, an dem in Sachsen-Anhalt ein neuer Landtag gewählt wird, gehe ich gemeinsam mit meinem syrischen Journalistenkollegen Yahya in Dresden auf die AfD-Wahlparty. An zentraler Adresse, unweit der Frauenkirche, im selben Haus, in dem auch der Landesverein Sächsischer Heimatschutz e.V. sitzt, finden wir das Büro der AfD kurz vor Bekanntgabe der ersten Hochrechnungen. Wir hatten beschlossen, Yahya auf Nachfrage als einen italienischen Freund, der »mal schauen will, wie man gegen das Araber-Problem« auch in seinem Land vorgehen könnte, vorzustellen. Er befürchtet, dass irgendjemand Italienisch sprechen und ihn enttarnen könnte. Ich verspreche ihm, dass wir ziemlich sicher niemanden, der den arabischen Akzent aus seinem Englisch raushören wird, treffen, auch niemanden, der Italienisch sprechen kann. Doch seine Ängste verflüchtigen sich sofort beim Betreten des kleinen Zweieinhalb-Zimmer-Büros.

Die meisten anwesenden AfDler sind um die fünfzig Jahre alt, wirken mit Bauch oder Bauchansatz unsportlich. Sie jubeln laut, als um 18 Uhr klar wird, dass sie ein fantastisches Ergebnis im benachbarten Bundesland einfahren werden. »Da besteht ja dann doch noch Hoffnung!«, freut sich der einzige junge Mann, ein vielleicht zwanzigjähriger Blonder mit ordentlichem Seitenscheitel und ausrasierten Seiten. »Trotzdem werden wir weiter überlegen, nach Siebenbürgen zu machen. Oder nach Sibirien, Putin hat da fantastische Rückhol-Programme für die Russlanddeutschen aufgesetzt«, behauptet er. Schon Katharina die Große habe ja gewusst, wie gut das deutsche Blut für Russland sei, und viele von »uns« damals geholt. Er streichelt seiner schwangeren Freundin, ein junges unscheinbares Mädchen mit Brille, penetrant das Haar. »Moment, wenn Ihnen Russland nicht passt«, schaltet sich ein großer dicker Mann in unser Gespräch ein, er wird meinen skeptischen Blick bemerkt haben, »also ich vermittele Verpachtungen in Uruguay und Paraguay. Da gibt es noch richtig anständige deutsche Kolonien, das weiß man ja. Und wenn es in Europa bald so richtig krachen wird, dann muss man ja wissen, wo man – sozusagen schon zu Hause ist.« Er überreicht mir seine Karte und lacht ermutigend.

Der ARD-Livestream zum Wahlabend wird an die Bürowand projiziert. Zwar hatten die Organisatoren an Laptop und Beamer gedacht, aber die Extra-Lautsprecher vergessen. So laufen Tortendiagramme und Balkenhochrechnungen stumm über die Wand, was die Gespräche beflügelt. »Ja, Südamerika ist auch gut«, kommentiert der junge werdende Vater mit wachem Blick, »unsere Kolonien dort sind noch strikt, aber das Problem: Da gibt's zu viele Mongos. Das ist natürlich besonders schmerzhaft, weil die da jetzt wegen der Cousinenheirat so viele blonde, blauäugige Mongos haben. Wir brauchen dringend frisches Blut da unten.«

Meinen sie das alles ernst? Mündige Bürger der Bundesrepublik Deutschland wollen freiwillig in rückwärtsgewandte deutsche »Kolonien« aussiedeln? Obwohl: Wenn Menschen mit diesen Einstellungen und Gedanken auswandern würden, wäre Deutschland ja schon wieder etwas geholfen. Später finde ich im Netz allerlei mehr oder weniger seriös wirkende Angebote für auswanderungswillige Patrioten, viele davon bieten ihren Service mit schreiender Werbung im Stile von »wandern Sie aus, bevor es zu spät ist« oder »besser jetzt gehen, noch ist der deutsche Pass was wert, später wollen alle, dann ist es zu spät«.

Die AfD in Sachsen-Anhalt wird zweitstärkste Partei. Jubel, hoch die Halbliter-Flaschen! »Aber, Moment«, frage ich den jungen Mann, »ist abhauen nicht feige? Sollten wir nicht alle für Deutschland kämpfen, wenn hier was passieren sollte?« – »Ja, das ist schon richtig«, sagt er und plappert wie ein altgedienter Landser daher, in vollem Bewusstsein, die einzige Wahrheit erkannt zu haben und weiterzugeben. »Aber wofür denn noch kämpfen, hier? Ich will, dass meine Kinder in deutscher Umgebung und nicht in der Türkei oder Arabien aufwachsen. Und das ist es hier ja bald. Wir sind ja verkauft worden.« Wo er denn hinwolle, er scheine ja wirklich sehr gut informiert zu sein. »Der Deutsche geht zurzeit am besten nach Siebenbürgen. Das ist seit 800 Jahren unser.« Ob da nicht zu viele Rumänen und – ich überlege kurz, ob ich »Sinti und Roma« sagen soll, entscheide mich dann aber doch für den völkisch-korrekten Sprech – »Zigeuner« leben würden? »Nein, nein«, weiß er zu erwidern, »der Rumäne in Siebenbürgen spricht gut Deutsch und kennt unsere Werte. Er freut sich auf uns Reichsdeutsche, auch er braucht frisches deutsches Blut.« Die Zigeuner, die lebten da in Saus und Braus, Häuser mit goldenen Kuppeln und silbernen Säulen, alles von unseren Steuern, klar, ne, die kriminelle EU hat's denen finanziert. Der »Zigeuner dort unten« sei aber »gehorsam und gläubig« und würde nicht stehlen, die kriminellen Zigeuner seien ja »alle schon hier«. »Der Sachse« habe schließlich in Siebenbürgen für seine »Disziplinierung« gesorgt.

Yahya versteht wenig, steht schüchtern in einer Ecke, wird dann aber bei seinem zweiten warmen Halbliter-Flaschenbier von einem Wirtschaftsprofessor auf Englisch in ein Gespräch verwickelt. Der Professor ist in der AfD, weil der ganze »Asylwahnsinn« irgendwann nicht mehr zu bezahlen sei, dagegen will er kämpfen. Über seinem grauhaarigen Kopf hängt ein Foto der Montagsdemos 1989 mit Brechts berühmtem Ausspruch: »Wenn Unrecht zu Recht wird, wird Widerstand zur Pflicht.« Auch er fühle sich, wie viele hier, im Widerstand. Er ist sich sicher: Ohne Leute wie sie, die noch versuchen, Deutschland mit vernünftiger Politik zu retten, »endet das Ganze noch viel schneller im Bürgerkrieg, als wir uns das jetzt denken können!« Ganz schnell müsse man die Massen abschieben. 80 Prozent Männer, die ohne Pass über Ungarn, Griechenland und die Türkei, somit aus sicheren Drittstaaten, eingereist seien, müssten sofort dorthin zurück. Der Begriff »Lager« sei nur in Deutschland so schlecht besetzt, der Türke habe natürlich Lager, der Erdoğan sei cleverer als die Deutschen mit ihrem Integrationswahn. »Kein normaler Staat lässt so viele Kriminelle einfach so durch die Gegend spazieren«, referiert der Professor weiter.

Die Themen wirken auf meinen syrischen Kollegen seltsam. Erst nach dem dritten Bier fühlt er sich etwas wohler. Er hat nicht das Gefühl, bei einer politischen Partei zu Gast zu sein. Eher in einem typisch deutschen, polternden »Biertrinker-Club«. Als ich ihm die Bedeutung von »alle ausweisen und in Lager stecken« erkläre, lacht er ungläubig. Die wollen eine Partei sein? Dann können sie das doch nicht ernsthaft verlangen. Alle Syrer und Iraker einfach wieder raus? Wohin denn?

Die AfD und der Rittergut-Reservist

Bei der Presseschau am Tag nach der Wahl fällt auf, dass die AfD-Politiker *Compact TV* Interviews gegeben und sich den anderen Medien verweigert haben. Man sieht die AfD-Spitze mit Götz Kubitschek, er gratuliert, bevor alle zusammen hinter der Bühne der AfD-Wahlparty Sachsen-Anhalt verschwinden. Kubitschek, Publizist und Bundeswehr-Reservist, wurde 2001 wegen seiner Autorentätigkeit für die AfD-nahe *Junge Freiheit* aus der Bundeswehr ausgeschlossen, klagte sich aber wieder hinein. Er gilt als rechter Vordenker, als konservativ-nationaler Ideengeber für Pegida-Führer oder AfD-Politiker. Auch die rechts außen angesiedelte »Identitäre Bewegung« um den Österreicher Martin Sellner wird auf Kubitscheks Rittergut im sachsen-anhaltinischen Schnellroda »geistig geimpft«, wie Kubitschek sagt.

Sellner, ein sportlich-frisch daherkommender Mittzwanziger, ist in seiner Heimat Aktivistenführer, der sich auch dem Aufbau der deutschen »Identitären Bewegung« (IB) verschrieben hat. Fast wie ein Lizenznehmer der ursprünglich aus Frankreich kommenden Bewegung macht er sich für die Rettung eines Europas »der Vaterländer« stark. Er skandierte auf einer IB-Demonstration in Berlin, der ich vor Kurzem beiwohnte, »Festung Europa! – Reconquista« durch ein Megafon. Die Demonstranten, rund einhundert in Schwarz gekleidete Jugendliche, brüllten es ihm mehrfach nach. Ob sie wussten, worauf sich »Reconquista«, die »Wiedereroberung«, überhaupt bezieht? Obwohl die Demonstration nicht sehr groß war: Im Block, mit schwarz-gelben Flagge der IB und zig Deutschlandfahnen wirkten sie ge- und entschlossen und zu allem bereit, um die Festung Europa zu verteidigen.

Götz Kubitschek ist Herausgeber der Publikation *Sezession* und der Gründer des Antaios Verlags. In seinen Schriften bemüht er einen bemerkenswert anachronistisch-konservativen Philosophenslang und ebensolche politischen Ideen. Anstrengend zu lesen, tatsächlich akademisch, aber rückwärtsgewandt. Offen oder unterschwellig warnen er und seine Autoren, unter ihnen seine Frau, vor der »Islamisierung« und der »Ver-Genderung« der Welt.

Im Juni besuche ich den »IV. Staatspolitischen Kongress: ›Im Weltbürgerkrieg‹« in Schnellroda, zu dem ich mich offiziell als Journalistin anmelde. Peter Feist, Neffe von Margot Honecker und als rechts-nationaler Autor in einschlägigen Kreisen bekannt, hält zunächst einen Vortrag über die Schlacht von Verdun. Doch die insgesamt rund 150 Kongressteilnehmer, unter ihnen viele Polizeibeamte, Soldaten oder Reservisten, reisen nicht nur in das sachsen-anhaltinische Dorf, um Neues aus der historischen Forschung über den Ersten Weltkrieg zu erfahren. Sie wollen sich auch über ihre Sorgen um Deutschland austauschen und sich vernetzen. Die Anwesenden sind mir gegenüber offen, respektvoll und neugierig, obwohl – oder weil – ich mich allen klar als Journalistin vorstelle. Es herrscht Redebedarf. Besonders die Polizisten scheinen keine Lust mehr zu haben, die ganzen Ausländerverbrechen zu »deckeln«. Sie wirken aber keinesfalls wie Neonazis oder Rechtsradikale, eher wie enttäuschte CDU-Wähler, die von Merkels Annäherung an linke Politik nichts halten. Viele sind der Meinung, dass es die AfD gar nicht brauchte, wäre die CDU einfach nur die CDU geblieben, und hätte man als Polizist die Chance, geltendes Recht durchzusetzen.

Ein Gesprächspartner, ein Polizist, empfiehlt mir die Webseite »refcrime«, auf der Freiwillige Ausländerverbrechen aus ganz Deutschland sammeln und mit Quellenangaben verlinken. Es ist ein Open-Source-Projekt, bei dem sich jeder Interessierte beteiligen kann. Nach eigenen Angaben steht keine Partei oder Organisation hinter der Webseite, es heißt dort: »Da sog. Leitmedien und auch Politiker dieses Thema nach wie vor scheuen, ist es uns wichtig, die Bürger über das tatsächliche Ausmaß der zunehmenden Gewalt und Kriminalität durch Migranten aufzuklären. Es werden ausschließlich Straftaten erfasst, die von Polizei, Zollbehörden und seriösen Medienportalen bekanntgegeben werden. Ziel ist es, sich einen Überblick über Straf- und Gewalttaten zu verschaffen. Da die Fälle jeweils mit dem genauen Tatort erfasst werden, können schließlich geografische Kriminalitätsschwerpunkte ermittelt werden. Wir bewerten die Fälle nicht, sondern fügen stets die Quelle hinzu, damit jeder selbst auf die veröffentlichten Informationen zugreifen kann.«

Auf der Webseite sind zum großen Teil Vergehen und Verbrechen, die sich zwar in Polizeimeldungen und Lokalzeitungen, zumeist aber nicht in überregionalen Medien finden. Später wird er mir verschlüsselt eine Dienstanweisung seines Vorgesetzten schicken, auf der klar vermerkt ist, dass die Herkunft oder die Nationalität bestimmter Tätergruppen nicht an die Presse gegeben werden soll. Mein Gesprächspartner hat, wie »sehr viele« seiner Polizei-Kollegen, einfach »die Schnauze voll«, auch davon, »immer die Gleichen« zu erwischen und laufen lassen zu müssen. Auch, dass sie darüber schweigen müssen, was die Flüchtlinge einander in den oft überfüllten Heimen antun, missfällt ihm. Bei einer Razzia in einem Heim hätten sie zweiundzwanzig Afrikaner entdeckt, die dort nicht gemeldet waren, dazu Drogen, Handys, Laptops, Bargeld. Aber die, die dort eigentlich wohnen sollten, waren nicht anzutreffen. Wie lange allein die Ausweiskontrolle und Überprüfung gedauert habe, wie widerspenstig sich die Afrikaner gegeben hätten, manche hätten sich gewehrt, die Beamten angespuckt, nach Anwälten gerufen, denn sie sahen ihre Menschenrechte verletzt! Da die Polizei unterbesetzt und unterfinanziert sei und die »anderen« mit »allen Wassern gewaschen«, ist die AfD für alle, mit denen ich an dem Wochenende spreche, die einzige Hoffnung und Lösung. Nur mit ihr könne man wieder Herr im eigenen Land werden und schnelle Massenabschiebungen in nicht weiter benannte »Drittstaaten« durchführen.

Der Deutschunterricht ist plötzlich zu Ende

Und dann ist es so weit: An einem schönen Frühlingstag, kurz bevor ich 960 Stunden, drei mal drei Kurse à 320 Stunden, gegeben habe, wird mir gekündigt. Dabei hatte es in der Woche zuvor noch nach Verlängerung ausgesehen. Besonders charmant ist die Art der Kündigung. Ali teilt meiner Vermieterin telefonisch mit, dass er die Wohnung nur bis zum kommenden Tag zahlt. Sie hat nun die undankbare Aufgabe, mir diese Nachricht zu überbringen und mich vor die Tür zu setzen. Später erhalte ich eine SMS vom Chef aus Berlin: 960 Stunden Unterricht seien bald abgeleistet, mein Honorar (mittlerweile stehen über 7000 Euro aus), auch die ausstehende Miete für die Ferienwohnung würde er »bald« bezahlen.

Zur Verabschiedung gehe ich ein letztes Mal ins »Haus am Wald«. Die jungen Männer, die nachts oft Party machten, tranken und dauerbekifft aussahen, sind mit Drogen erwischt und auf andere Heime verteilt worden. Der Tipp kam wohl aus einem anderen Heim. Frau Mohsen und ihre vier Kinder haben die große Wohnung bezogen. Elias ist zu seinen Freunden ins Kirchenhaus nach Bischofswerda gezogen, obwohl er noch im Heim wohnen müsste, bis er seine Fingerabdrücke abgegeben hat. Seit Monaten wartet er auf den Termin, doch Elias wollte das Heim unbedingt vor dem Ramadan, der im Juni ansteht, verlassen. Er wollte nicht als einziger Christ unter tagsüber schlecht gelaunten und nachts endlos speisenden Muslimen leben.

Von denen, die es schaffen: Leben außerhalb des Heims

Zurück in Berlin, helfe ich zunächst Yahya bei allen Papieren, mit denen er sich ständig konfrontiert sieht. Wir stellen einen Antrag auf Befreiung von der GEZ, übersetzen einen Brief, in dem er erklärt, dass er keinen Religionsunterricht für seine Kinder wünscht, kümmern uns um seinen Praktikumsvertrag beim *Handelsblatt* und besuchen die Reporter ohne Grenzen, die ihm weiterhin unter die Arme greifen.

Er berichtet mir, was er in meiner Abwesenheit aus und über Berliner Flüchtlingsunterkünfte erfahren konnte. Eine Kurdin ist ganz verzweifelt, ihr Heim sei so schmutzig und sie fühle sich nicht sicher, wir müssten sie besuchen und darüber schreiben. Männer würden sie und andere Frauen permanent belästigen. Andere leiden darunter, dass Einzelne in den Heimen auf Einhaltung des Ramadans achteten und die anderen unter Druck setzten, auch zu fasten. Eine Frau, Halbsyrerin und in Deutschland aufgewachsen, hat sich an Yahya gewandt: ihre Tochter habe sich radikalisiert, plötzlich würde sie sich verschleiern, sich über-islamisch korrekt verhalten, permanent beten, wahrscheinlich schon gedanklich dem IS folgen – und die Polizei würde nichts unternehmen.

Eine andere Frau, die Ehefrau eines entfernten Bekannten, hat sich das Leben genommen. Sie litt schon seit Längerem unter Schizophrenie und hatte mehrfach angedroht, sich aus dem Fenster zu stürzen. Als sie aus dem fünften Stock sprang, hatte ihr Mann schon dreimal beim Hausmeister des Asylbewerberheimes nach einer ebenerdigen Wohnung gefragt, und obwohl diese frei gewesen sei, habe die Familie sie nicht bekommen. Nun wollte der Ehemann »sein Recht« – und zumindest einmal mit Journalisten oder einem Anwalt die Papiere durchgehen, ob nicht doch »Deutschland« schuld am Tod seiner Frau sei. Yahya besorgte alle Papiere, die eine lange Odyssee durch verschiedene psychiatrische Einrichtungen Berlins belegen. Als wir sehen, dass der Mann seine Frau zweimal entgegen dem ärztlichen Rat aus den Kliniken geholt hat, raten wir ihm von einem gerichtlichen Vorgehen ab. Schließlich hatte er selbst unterschrieben, dass er seine Frau auf eigene Verantwortung aus dem Krankenhaus holte, da könne auch der Hausmeister des Heimes nicht für den Suizid der dreifachen Mutter verantwortlich gemacht werden.

Ein fraglos schlimmer Schicksalsschlag, der vielleicht eher Defizite in der Psychiatrie aufzeigt (warum durfte der Mann seine Frau aus der Klinik holen, ohne ihren Zustand und ihren Gefährdungsgrad abschätzen zu können?), doch das Bedürfnis, »recht« zu bekommen und dieses notfalls auch einzuklagen, verbreitet sich unter Asylbewerbern und unter Anerkannten wie ein Lauffeuer.

So hatten bis Oktober 2016 rund 17 000 Syrer, die nur den einjährigen, »subsidiären« Schutz erhielten, das Bundesamt für Migration und Flüchtlinge verklagt, um einen dreijährigen Aufenthaltstitel und das damit verbundene Recht auf Familiennachzug zu erhalten. Angefacht durch Pro-Asyl-Anwälte, Menschenrechtsaktivisten und allerlei Hilfsgruppen, bekamen viele der Kläger Prozesskostenbeihilfe und dann auch recht – obwohl längst nicht alle der Antragsteller aus umkämpften Gebieten kamen.

Allerdings, so berichtet mir Yahya, sind auch viele Frauen »aufgewacht«, da ihnen in Deutschland das lang ersehnte Recht zusteht, nicht mehr mit einem Mann, den sie nicht lieben, verheiratet sein zu müssen. Der enorme Familiendruck ist von ihnen gefallen. Die Zahl der scheidungswilligen geflüchteten Frauen steige enorm, auch weigerten sich viele, die es nach Deutschland geschafft haben, ihre noch in der Türkei oder in Syrien wartenden Männer nachzuholen. Das Phänomen sei so groß, dass mein Kollege sogar von einer Universität angefragt wurde, dazu europaweit eine Studie zu recherchieren.

Seine syrischen Bekannten, die Kinder im schulfähigen Alter haben, treiben derweil ganz andere Sorgen um: Der Sexualkundeunterricht wird ihrer Ansicht nach viel zu früh gegeben, Zwölf-, Dreizehnjährige müssten noch nicht wissen, wie das andere Geschlecht aussieht, oder über Verhütung und gleichgeschlechtliche Lebensformen informiert werden. Die Syrer empfänden diese Art des Unterrichts als einen schweren Eingriff in die Privatsphäre, noch dazu mit Informationen, die natürlich nicht gewünscht sind. Vor allem die Mädchen würden sich schämen, Details über die Fortpflanzung gemeinsam mit den Jungs lernen zu müssen. Die Eltern wünschen sich, dass die Schule, der Staat, nicht vorgreifen darf – schließlich seien Sex und Ehe-relevante Fragen sehr sensible Angelegenheiten, über die nur die Mütter ihre Töchter später, mit achtzehn oder auch erst am Tag der Hochzeit, informieren sollten. Außerdem empfänden die Eltern die Information über homosexuelle Lebensformen als eine Aufforderung für ihre Kinder, es auch einfach mal auszuprobieren. Ähnliche Vorwürfe führt die AfD gegen die »Ver-Genderung« und den progressiven Aufklärungsunterricht an.

Das Vorzeige-Künstler-Projekt in Kreuzberg

Den Sommer 2016 über engagieren wir uns in einem DRK-geführten Flüchtlingsheim, das innerhalb eines Berliner Senatsprojekts Künstler und Geflüchtete zusammenbringt. Yahya und seine Frau basteln dort mit syrischen Frauen zweimal die Woche Kunsthandwerk-Accessoires aus Leder. Andere geben ehrenamtlich Deutschkurse, bieten Unterricht für Mütter mit Babys, Tanzen für Frauen mit Kindern, Yoga, eine Gartengruppe, Stadtspaziergänge und sogar regelmäßige Mülltrennungs-Workshops an. Fotos der Workshopteilnehmerinnen dürfen nicht veröffentlicht werden, da es auch in unserem Heim einige zu geben scheint, die von ihren Familien nicht gefunden werden wollen.

Im Austausch für ihren Einsatz als freiwillige Projekt-Sozialarbeiter erhalten die Künstler vergünstigte Atelierräume im Maisonette-Penthaus des sechzehnstöckigen Flüchtlingsheims, ein ehemaliges Apartmenthotel, direkt am Potsdamer Platz. Zwar läuft vieles nur schleppend an und erfreut sich nur geringen Zuspruches. Aber doch gibt es schöne Versuche, einander näherzukommen. Sogar die ersten deutsch-syrischen Paare sind in unserer Künstler-Refugee-Gemeinschaft zu erkennen, allerdings ist die Frau dabei immer deutsch, der Mann stets syrisch.

Bei allen interkulturellen Austauschversuchen gibt es aber auch klare Ablehnungen. Wenn es um Traditionen geht, scheint ein Austausch von syrischer Seite aus nicht gewünscht. Zu den »halal«-Abendessen, die die Künstler zum Fastenbrechen im Ramadan veranstalten, kommen überhaupt keine Gäste. Dafür wird die Künstlergruppe immer größer und internationaler. Viele Wahlberliner scheinen es hip zu finden, sich für »Geflüchtete« – nie wird das vermeintlich abwertende Wort »Flüchtling« benutzt – einzusetzen, um so ein Teil der in der internationalen, eher linksorientierten Presse hochgelobten »Willkommenskultur« zu werden.

Das Projekt gewinnt schnell an Beachtung, und internationale Universitäten interessieren sich zu studentischen Forschungszwecken rings um Integrationsmodelle für uns. Was sie sagen, gibt Hoffnung: Ganz im Kleinen, Schritt für Schritt, kann vieles klappen, so scheint der Tenor der Menschen mit internationalen Erfahrungen in ähnlichen Projekten.

»Sommer der Integration«

Einige junge Damaszener mit langen Haaren und betont künstlerischem Auftreten sind zwar nicht in unseren Projekträumen, aber häufig in den einschlägigen Start-up-Internetcafés und Bars in Berlin-Mitte zu sehen. Viele Galerien und Kulturinstitute organisieren syrische Filmvorführungen, Geschichtenerzähler-Abende, Konzerte und Workshops zu den verschiedensten Themenbereichen, in denen es oft um »Ankommen« in der hiesigen Gesellschaft und Arbeitswelt geht. Es gibt Mal-, Zeichen-, Foto- und Videoworkshops, die Hochschule der Künste veranstaltet Einführungsseminare in die

Berliner Kulturlandschaft für geflüchtete Schauspieler, Fotografen, Tänzer und bildende Künstler.

Im Sommer 2016 scheint »Integration« der neue Hype für viele Institutionen zu sein. Es wirkt, als müssten schnell viele Fördergelder verwendet und unter die Leute gebracht werden. Ähnlich dem zeitlich begrenzten Fördertopf, aus dem meine Lehrtätigkeit in Sachsen finanziert wurde. Es vergeht keine Woche, in der ich nicht zu mindestens fünf, eher aber zehn bis zwölf Info-Veranstaltungen, Kongressen, Diskussionen oder Tagungen eingeladen werde. Alle politischen Stiftungen, auch Konzerne wie Microsoft, Bertelsmann, BMW, verschiedene Parteien, viele neu gegründete Vereine und Initiativen bieten plötzlich Get-Togethers, Seminare und Schulungen für Menschen, die mit Geflüchteten arbeiten, an. Von der Mercator-Stiftung werde ich auf einen Workshop zu Management und Förderung von ehrenamtlichen Projekten eingeladen. Andere Sponsoren unterstützen Online-Projekte, die von Deutsch-Arabischen Navigations-Apps durch den Verwaltungsdschungel bis hin zu Patenschafts- und WG-Vermittlungen reichen.

Als am Brandenburger Tor eine Solidaritätskundgebung für Aleppo stattfindet, gehen Yahya und ich hin und erleben die Kraft Hunderter wütender junger Syrer, die sich gegenseitig auf die Schultern heben, hochspringen und dabei laute Sprechchöre bilden. Später muss die Polizei die Kundgebung auf Bitten des Veranstalters auflösen. Die Stimmung war zu aggressiv geworden, ähnlich den Pegidisten hatten sich die jungen Männer in Rage gebrüllt.

Yahya und ich schlendern in einer immer größer werdenden Gruppe herum. Mittlerweile haben sich viele seiner syrischen Bekannten, unter ihnen viele ältere Oppositionelle, die schon unter Bashars Vater Hafez Al-Assad inhaftiert waren, in Berlin eingefunden. Er trifft hier über zwei Dutzend Landsmänner. Zusammen gehen wir in ein Straßencafé Unter den Linden und führen rege Diskussionen über die Zukunft Syriens. Der polnische Außenminister hatte noch vor wenigen Monaten verlautbaren lassen, dass es nicht ginge, »unsere Soldaten« im Kampf nach Syrien zu schicken, während »Hunderttausende Syrer auf dem Boulevard Unter den Linden Kaffee trinken«. Nun sitzen wir hier, über zwanzig oppositionelle Syrer und ich, und trinken Kaffee und Bier Unter den Linden – natürlich ohne dass uns jemand in dieser kosmopolitischen Stadt schräg anguckt.

In den Facebook-Hilfsgruppen werden die ersten Verlobungen zwischen Helferinnen und Geflüchteten bekannt gegeben und Fragen nach den für die Eheschließung benötigten Papieren erörtert. Schön, dass es hier vorerst so ruhig und geschmeidig zu laufen scheint – aber mir wird mein Umfeld wieder einmal zu bequem.

Auf Stippvisite zurück in Bautzen

Nach den Monaten im kalten Sachsen, gefolgt von einem Sommer voller hauptstädtischer, staatlich finanzierter Projektinitiativen in Berlin, will ich nun wissen, wie die Sommersaison am Bautzener Stausee trotz der »Asylantenschwemme« lief und wie es meinen Schülern geht. Anfang August erreicht mich die Nachricht, dass das Heim in Tipschitz geschlossen wurde. Der Betreiber ist trotz mehrfacher Aufforderung, die Brandschutzauflagen umzusetzen, dem nicht nachgekommen. Infolgedessen hat der Landkreis den Vertrag gekündigt. Hamid schreibt mir, dass die verbliebenen 115 Bewohner von einem auf den anderen Tag in umliegenden Heimen oder Wohnungen untergebracht wurden. Er lädt mich ein und vermittelt mir einen Schlafplatz bei der jungen Witwe mit den vier Kindern, die zwar nie meinen Unterricht besuchte, aber immer sehr freundlich und respektvoll auftrat.

Nancy Mohsen und ihre Kinder freuen sich, mich zu sehen. Das Wohnzimmer der Dreizimmerwohnung ist im arabischen Stil voller Sofas, Sessel, mit einer Schrankwand und einem großen Fernseher eingerichtet, alles von der Caritas, wie sie dankbar berichtet. Das Kinderzimmer ist ein selbst gebauter Traum aus pinkfarbenen Hoch- und Himmelbetten und einer Schlafkoje für den Sohn, in Form eines Rennautos.

Mittlerweile zweifele ich nicht mehr daran, dass es ihre eigenen Kinder sind. Die Familie geht einfach zu liebevoll miteinander um.

Nancy erzählt mir von ihrem neuen Leben außerhalb des verhassten »Haus am Wald« mit den »schrecklichen« Bewohnern. Die Kinder haben sich gut eingelebt, nur beim Kleinen hapere es noch an der Sprache. Er hört und singt gerne Bushido, während die Mädchen eher arabische Schnulzen bevorzugen. Leider lieben ihre Kinder Fernsehen und Internet so sehr, beklagt sich Nancy, dass das Lernen manchmal auf der Strecke bleibe. Dankenswerterweise kommt eine deutsche Frau einmal wöchentlich vorbei, um mit dem Sohn Mathe zu üben. Auch da sei der Stoff noch viel zu schwer für ihn. Die Paten würden sie seit Monaten weiterhin bei Amtsgeschäften begleiten. »Aber bald kann ich das alles alleine!«, hofft Nancy, schließlich hat auch sie endlich einen Platz in einem offiziellen Sprach- und Integrationskurs gefunden.

Alles läuft gut, nur um die älteste Tochter sorge sie sich. Der Teenager verlässt das Haus nur mit großem Kopftuchaufbau und in langen, dunklen Kleidern, obwohl die Mutter ihr ständig nahelegt, sich westlich und modern zu kleiden. Während Nancy sich für eine komplette Blondierung anstelle der zuvor blonden Strähnchen entschied, besteht ihre Siebzehnjährige auf traditioneller Kleidung zum Ausdruck ihrer muslimischen Identität. Die Mutter sieht diese optische Abschottung nicht gern, sie sei ein Hindernis für die Integration. Auch sah sich die Tochter schon öfter mit bösen Blicken und abfälligen Sprüchen konfrontiert.

Die Stimmung in der Stadt ist nicht immer gut, berichtet Nancy. Wachsende Spannungen auf dem direkt vor der Familienwohnung liegenden Kornmarkt sind schon seit Wochen zu beobachten. Immer wieder komme es dort abends zu verbalen und auch körperlichen Attacken, sowohl nur unter Flüchtlingen als auch unter Flüchtlingen und Einheimischen. Meist spiele Alkohol eine Rolle.

In den lauen Sommernächten saßen Nancy, die Kinder, Hamid und Mustafa, ihre Freunde aus dem Heim, oft im kleinen offenen Hof hinter Nancys Dreizimmerwohnung, rauchten gemeinsam Wasserpfeife und paukten Deutschvokabeln. Das stabile Umfeld hat die Sechsunddreißigjährige, die wir im Heim aufgrund ihres jugendlichen Aussehens und der vier Kinder noch misstrauisch beäugten, ein wenig zur Ruhe kommen lassen, wie sie mir fröhlich berichtet. Im »Haus am Wald« habe sie ständig unter Spannung gestanden, da sie da »einfach nur raus« wollte. Ständig seien sie und die Kinder belästigt worden. Den Töchtern hätten afghanische Männer nachgestellt, sie selbst sei auch von verheirateten Syrern immer wieder belästigt worden. Irgendwann habe sie die Ehefrauen auffordern müssen, ihre Männer zu zügeln.

Wenn sie nun ehemalige Heimbewohner oder fremde Araber in der Stadt trifft, wird sie angefeindet: Viele fordern sie mit zischenden Kommentaren dazu auf, sich »islamisch korrekt« zu kleiden. »Aber mir kann keiner mehr was sagen, ich bin stark wie ein Mann!«, lacht Nancy selbstbewusst. »Hey, oder, wie eine deutsche Frau!«, antworte ich, woraufhin sie ein wenig überdreht und sehr liebenswert jubelt. Sie hat die Hochbetten der Kinder alleine gebaut, ein paar alte Möbel aus dem »Haus am Wald« hat sie selbst zurechtgesägt, zusammengeschraubt und in fröhlichen Farben bemalt.

Sie hat sich schon in Syrien, nachdem der Vater sie früh, mit fünfzehn Jahren, an einen zehn Jahre älteren Fremden verheiratet hat, für ihre Rechte starkgemacht. Nach dem ersten Kind ist sie gegen den Willen des Ehemannes wieder zur Schule gegangen, hat Abitur gemacht und an privaten Instituten Touristik, Kosmetik und Arzthelferin gelernt. »Das hat unser aller Überleben später gesichert«, erklärt sie stolz.

Als die Kinder im Bett sind, holt sie einen USB-Stick und zeigt mir Fotos von ihrem alten Leben aus Damaskus. Zuerst: ihr Mann, vor dem Haus mit der zweistöckigen Wohnung. Dann: das zerstörte Haus direkt nach dem Bombeneinschlag. Da waren ihr Mann und der zwei Monate alte Sohn schon tot, wie die meisten ihrer Angehörigen. Zu ihrer Arbeit in einem Krankenhaus brauchte sie morgens und abends je drei Stunden, da sie ständig in den Staus vor den zahlreichen Checkpoints steckte. Ihr Gehalt reichte im teuer gewordenen Damaskus gerade für das Nötigste, dazu war sie in ständiger Sorge um die Kinder. Es machte alles keinen Sinn mehr, sodass sie sich entschloss, die Kinder bei entfernten Verwandten in einem sicheren, nördlichen Gebiet unterzubringen. Sie verkaufte ihren Goldschmuck und arbeitete ein Jahr lang in der Türkei als Friseurin, Kosmetikerin und als Verkäuferin, um das Geld für die Reise nach Europa zu sparen. Auf der Überfahrt mit dem Boot hat jemand ihre Reisetasche mit den eingeschweißten Personaldokumenten, ihren Zeugnissen, einfach über Bord geworfen. Aber sie weiß, was sie kann, und immerhin hat sie schon einen Minijob an der Bar eines Hotels. Jetzt ist sie glücklich und muss nur noch Deutsch lernen – und lernen, den Krieg zu vergessen.

Die Demonstration »für Remigration – gegen Asylchaos«

Am darauffolgenden Abend hat die rechte, über Facebook organisierte Gruppe »Die Sachsen-Demonstrationen« eine Kundgebung und eine Demonstration »für Remigration – gegen Asylchaos« auf dem Kornmarkt angekündigt. Um 18 Uhr soll es losgehen. Die Gegendemonstration, zu der die Antifa und lokale Links-Bündnisse geladen haben, formiert sich schon um 17 Uhr. Rund zwanzig Flüchtlinge haben sich unter die linke Gruppe gemischt und brüllen arabische Parolen in Richtung der sich langsam zusammenfindenden Rechten.

Wie bei der Aleppo-Demo in Berlin steigen sie sich gegenseitig auf die Schultern und schwenken Antifa-Flaggen. Die Stimmung wirkt angespannt. Was passiert, falls sich die Flüchtlinge weiter von den gewaltbereiten Schwarzvermummten aufwiegeln lassen? Immer mehr Schaulustige kommen zusammen, alle scheinen auf eine Eskalation zu warten.

Als ein zwanzigjähriger polizeibekannter Libyer versucht, die Polizeisperre, die beide Lager trennt, zu durchbrechen, ringen die Polizisten ihn schnell zu Boden. Bestimmt hundert Umstehende fotografieren die Szene, lassen rassistische Sprüche fallen oder schimpfen ihren Unmut über die Ausländer einfach laut vor sich hin. Mittlerweile trägt fast jeder an diesem Spätsommerabend sein Halbliter-Feierabendbier in der Hand. Als die Demos nach Einbruch der Dunkelheit aufgelöst werden, eskortiert die Polizei die Linken in das nahe gelegene »Steinhaus«, ein sozio-kultureller Treffpunkt der »bunten« Szene, in dem Asylbewerber und einheimische Jugendliche zusammen Tischtennis spielen, Musik machen und auch Bier trinken.

Die Stimmung ist aufgeheizt, die Polizei muss das Haus schützen, da sich immer wieder Gruppen von feindlich gesinnten Einheimischen vor der Jugendeinrichtung versammeln. Als ich ins Haus will, pöbeln mich zwei arabische, offensichtlich minderjährige und angetrunkene Asylbewerber auf Deutsch an: »Was willst du hier? Einfach weitergehen, ja, einfach weiter!« Ich weise sie kurz auf Arabisch zurecht; sie hätten kein Recht, mir hier irgendwas zu sagen, wie alt sie überhaupt wären, und dass sie doch schon längst in ihrer Unterkunft sein sollten! Zwei Polizisten schieben mich unsanft von den

Jungs weg, erklären mir, ich solle nicht provozieren, sie könnten nicht überprüfen, was ich in der Fremdsprache sage.

Ein wenig sprachlos laufe ich weiter und treffe eine Gruppe, zehn Männer im Alter zwischen zwanzig und vierzig, in einer Nebenstraße. Sie waren gerade Bier und Schnaps an der Tankstelle kaufen, jetzt wollten sie trinken und warten, bis sie eine der »linken Zecken« beim Rausgehen aus dem Haus »erwischen«. Sie sind schon recht angetrunken, als ich sie in ein Gespräch verwickle.

Was ihnen denn an den Ausländern nicht passt, will ich wissen. Alle scheinen sich auf dieselbe, schon oft gehörte Argumentation geeinigt zu haben: Gegen »echte« Kriegsflüchtlinge hätten sie nichts, aber gegen die, die tagein-, tagaus auf dem Kornmarkt und im Shopping-Center rumhängen würden, hätten sie vieles. »Die« träten aggressiv auf, wollten die Stadt »erobern« und machten immer wieder Frauen an. »Und das Schlimmste ist, dass unsere Frauen sich nicht zu doof sind, mit denen zu gehen!«, schimpft ein etwas untersetzter Vierzigjähriger. »Rassenschande«, ruft ein anderer dazwischen, »ach was, Schande«, winkt der Untersetzte ab, darum ginge es ihm ja gar nicht. Viel schlimmer wiege, dass von »den paar Frauen die noch hier sind« sich nun »so viele mit denen« abgeben würden, dass »man selbst, als Deutscher hier gar keine« mehr abkriege.

Die ausländerfreie Ü-40-Party

Ich erinnere mich an eine komplett ausländerfreie Ü-40-Party, die im Februar in der hiesigen Stadthalle stattfand. Es gab viele Paare und Cliquen, die sich dem Anschein nach noch aus Schulzeiten kannten und ausgelassen tranken und auf der Tanzfläche fröhlich zu Helene Fischer Disco-Foxtrott tanzten. Die vielen älteren, einzelnen und meist übermäßig gestylten Frauen wie auch die einsam mit ihren Smartphones beim Bier sitzenden Männer warfen jedoch kein hoffnungsvolles Bild auf die lokale Flirtkultur. Wenn sie denn überhaupt existierte. »Hier gibt's einfach keine Frauen mehr für uns, und nun sind die noch da, das passt uns nicht, was solln wa denn machen?«, erklärt mir jetzt ein anderer aus der Gruppe. Er trägt ein neckisches Hütchen, Tribal-Tätowierungen und Tunnel-Ohrringe. »Na ja, war ja irgendwie schon immer so hier, dass jeder Stammbaum im Kreis geendet ist, aber nicht mal das geht jetzt mehr, weil die Weiber alle weg sind.« Ihre Aussagen werden durch die Statistik belegt: Die gut ausgebildeten Abwanderer aus dem Osten sind zu 55 Prozent weiblich.

Auf mich wirken die Männer nicht bedrohlich, eher verzweifelt. Sie sind alle nicht besonders sportlich, nicht besonders groß, tragen dreiviertellange Hosen, einfache Tattoos, bunte billige Turnschuhe und schlecht sitzende Muskel-Shirts. Als manifestiere sich in ihrem blinden Aktionismus, am heutigen Abend irgendwen »klatschen«, verprügeln, zu wollen, ihre gesamte Frustration über ihre Situation und die für sie nicht zu beeinflussenden Entwicklungen in ihrer Region.

Plötzlich scheinen mich die Männer als Frau zu erkennen und versuchen, mich zu umschwärmen. »Na ja, aber wenn so eine wie du meine Freundin wär, also, da wärn mir ›die da‹ auch egal«, beginnt der Untersetzte und fragt dann ganz lieb und leise, ob er mich »mal anfassen« könnte. Die anderen schließen sich seinem Wunsch an, »schon so lange keine Frau mehr im Arm gehabt«, »weiß überhaupt nicht mehr, wie sich das anfühlt«, maulen die gerade noch so starken Männer um mich herum. Ich umarme sie herzlich, alle, einen nach dem anderen. Wir lachen.

»Deine Springerstiefel sehnen sich nach Zärtlichkeit«, kommen mir die Zeilen des Anti-Nazi-Songs »Schrei nach Liebe« von den Ärzten in den Kopf. Ziemlich traurig, diese Männer hier wie kleine Jungs zu erleben. Als ich sie frage, warum sie diese riesigen »Tunnel«-Ohrlöcher tragen, ob das nicht un-deutsch und schwul behaftet sei, scheinen sie in ihren bierseligen, einfachen Köpfen nur das Wort »schwul« verstanden zu haben. »Eh, die hat uns schwul genannt, das gibt's ja nicht, lass uns mal abzischen«, ruft einer und geht weg, die anderen folgen ihm unter wildem Gemurmel, was das denn solle, sie seien doch nicht »schwul«, die Ohrringe seien »halt Mode«. Dem Untersetzten scheint das Rückzugskommando seiner Clique nicht zu gefallen: »Mensch, sone dufte Frau biste, und jetzt biste schon mal hier, jetze kenn' wa uns, und jetze, jetze sagste so was …«, spricht er, mit traurigem Blick, kopfschüttelnd, bevor er sich seinen Kameraden anschließt und mit ihnen in die nächste Seitenstraße verschwindet.

Das Flüchtlingsheim im »Spree Hotel«

Am nächsten Tag fahre ich zum Stausee, der direkt unter der Asylbewerberunterkunft »Spree Hotel« liegt. Das »Spree Hotel« war ein nicht gut laufendes Vier-Sterne-Hotel, das der Inhaber, Peter Kilian Rausch, umbaute, mit Videoüberwachung und neuesten Brandschutzmaßnahmen versehen ließ und ab Juli 2014 als Asylbewerberunterkunft betrieb.

Natürlich gab es viele Proteste gegen diese Entscheidung, berichtet der ehemalige Hotelier, der sich jetzt als »Sozialarbeiter ohne Abschluss« betrachtet. Vor seinem Haus demonstrierten ständig brüllende, besorgte Bürger. Er erhielt Morddrohungen, und Freundschaften wurden ihm gekündigt, was ihn aber nicht davon abhielt, seinen Plan weiterzuverfolgen. Im Gegensatz zu den Sozialarbeitern in meinem Heim scheut er sich nicht, den Asylbewerbern gegenüber auch mal die Stimme zu erheben oder die Polizei zu rufen, wenn seine Hausregeln gebrochen werden.

Wer Herrn Rausch auch nur einen halben Tag lang bei der Arbeit beobachtet, bekommt eine Idee davon, wie ein Leiter eines Heimes, in dem viele alleinstehende junge Männer leben, im Idealfall auftreten kann. Im Gegensatz zum Leiter des »Haus am Wald« ist er wie ein gütiger, aber auch autoritärer und strenger Herbergsvater permanent präsent. Mal ist er freundschaftlich-flachsend, erhebt aber auch oft seine Stimme und macht den vielen jungen Tunesiern klar, dass das Zusammenleben nach seinen und nicht nach ihren Regeln zu laufen hat. Er regt sich oft auf, regelt Dinge unkonventionell und genießt den vollen Respekt aller.

Er schimpft über den deutschen Verwaltungsaufwand, der vieles blockiere und sinnlos verzögere, aber auch über manche der Bewohner, nicht nur über die, die immer allerlei Ausreden erfinden, um nicht zum Deutschunterricht zu gehen. Über die »Naivität, mit der ein Teil der ›Gutmenschen‹ für Leute eintritt, die ganz offensichtlich Probleme machen«, kann er sich genauso aufregen und gibt offen zu, nicht nur »Lämmchen« zu beherbergen. Einer der Bewohner, ein sechsunddreißigjähriger Tunesier, der schon vorher einiges auf dem Kerbholz hatte, schlug vor Monaten zusammen mit zwei anderen Asylbewerbern einen sächsischen Familienvater grundlos nieder. Wegen gefährlicher Körperverletzung, Beleidigung und Schwarzfahren musste er sechzehn Monate ohne Bewährung ins Gefängnis, die Strafe wurde verkürzt, nun wohne der Schläger, der nach eigenen Angaben vor »Armut und Unterdrückung« in Tunesien floh, wieder im Hotel.

Die Schlimmsten unter seinen Gästen seien aber Georgier, Tschetschenen und ein paar Kosovaren gewesen, die es immer wieder geschafft hätten, teuerste Elektrogeräte im Internet zu bestellen, große Autos auf verschiedene Namen zuzulassen und damit auffällig zu werden. Die meisten dieser Menschen seien aber glücklicherweise schon abgeschoben oder »einfach weitergereist«.

Ich treffe einen alten Bekannten aus dem »Haus am Wald«, einen der drei Brüder, die immer so intensiv mit Sozialarbeiterin Antje flirteten. Einer der Brüder sei in Hamburg angeblich schwer erkrankt, weshalb der andere zu ihm reiste. Nun versucht noch der letzte Bruder, die Wohnsitzauflage zu umgehen, da auch er angibt, den Kranken pflegen zu wollen. Bei diesem Vorhaben helfen weder der Heimleiter noch die fünf Sozialarbeiter. Schließlich sieht das Gesetz vor, dass alle drei an dem Ort, an dem sie ihren Asylantrag stellten – in Bautzen –, zu wohnen hätten.

Am Bautzener Stausee

An einem der letzten sonnigen Spätherbsttage gönne ich mir einen Besuch am Strand. Er ist breit und weit, sodass die beiden afghanischen Männergruppen aus dem »Spree Hotel« fernab der deutschen Familien in Unterhosen planschen. Schwimmen kann keiner der Afghanen. Erfreulicherweise hat es am Stausee trotz der Nähe zum Heim keine Unglücksfälle und auch keine Übergriffe gegeben. Einzelne Frauen sonnen sich, zwei haben dunkelhäutige, jüngere Begleiter an ihrer Seite.

Alles wirkt friedlich – wären da nicht die Männer in der Strandbar. Dort machen sich Einheimische, die wie dumme Halbstarke sprechen, aber deutlich zu alt dafür sind, über die dunkle Hautfarbe von ein paar afrikanischen Strandgängern lustig. »Und dem seine Negerkrause, wie die erst mal brennt, wenn du ein Feuerzeug ranhältst«, lachen sie. »Ja, wir müssen es denen mal wieder zeigen, es stehen ja ein paar Säuberungsaktionen an. Wir wollen die ja wieder klatschen gehen«, denen »mal wieder zeigen, dass Bautzen unser bleibt!«, erklärt einer von ihnen.

Obwohl ich mit der Faust auf ihren Tisch hauen und sie für ihre Wörter zurechtweisen möchte, frage ich die Männer schüchtern, ob »die« denn gefährlich seien, als Tourist wisse man so was ja nicht. »Na ja, so weit lassen wir es gar nicht kommen. Aber die Neger sitzen da am Markt, und auch hier immer wieder am Strand, und zerknallen Bierflaschen, als ob sie uns zeigen wollen, dass sie auch bewaffnet sind«, erklärt mir der stämmige Rädelsführer, dessen T-Shirt den Schriftzug »Sachsen Division«, den Namen einer der rechten Untergruppen der klar rechtsextrem gesinnten »German Defence League«, trägt.

Zum Sonnenuntergang finden sich am Stausee an die zwanzig Männer ein, die auch an diesem Abend wieder auf dem Kornmarkt nach »Recht und Ordnung« schauen wollen. In einer Pizzeria am Platz treffe ich sie später wieder. Zunächst spricht mich eine neugierige hübsche junge Frau an, da ortsfremde Gäste zu später Stunde an diesem Platz anscheinend recht unbekannt sind. Sie versteht ihre Landsleute, die etwas gegen die Ausländer haben, da es ja stimmen würde, dass sich viele Bautzener Mädels schon »so'n schicken, richtig geil exotischen Typen« geangelt hätten, schließlich seien die nicht nur »total hübsch« mit den großen braunen Augen, sondern auch »richtig charmant und männlich« und würden ihre Freundinnen auf Händen tragen. So, wie man es von deutschen Männern gar nicht mehr kennen würde.

Aus sicherer Distanz verfolgen wir, wie lokale Alt-Trinker, junge erlebnishungrige Bautzener und zum Teil minderjährige Asylbewerber immer wieder aneinandergeraten. Es kommt mehrfach zu lauten verbalen und auch körperlichen Angriffen. Kaum wird es laut, rennen die Männer der Strandbar-Gruppe aus der Pizzeria über die Straße und fotografieren die Kontrahenten. Erst nach Mitternacht greift die Polizei ein und trennt sie. In Echtzeit stellen die Strandbar-Männer die Bilder von den

Scharmützeln ins Internet. Viele kommentieren sofort ausländerfeindlich und identifizieren sogar einen der ausländischen Angreifer. Doch das ist noch nicht alles.

Jagd auf Ausländer in der »Demokratiewoche«

In den nächsten Tagen schafft Bautzen es wieder in die hässlichen bundesweiten Schlagzeilen. Rund hundert Deutsche sollen etwa zwanzig Asylbewerber in einer Hetzjagd durch die Stadt getrieben haben, allerdings erst, nachdem ein Flüchtling einem Einheimischen schwere Verletzungen durch einen Angriff mit einer abgebrochenen Bierflasche zugefügt hatte. Angesichts der Stimmung, die ich auf dem AfD-Bürgerwehr-Stammtisch und bei Pegida mitbekam, wundert es mich, dass es in der Region so lange ruhig geblieben ist.

Aber die Stadtpolitik gibt sich Mühe, mit dem Problem der Fremdenfeindlichkeit bürgernah umzugehen. Gerade laufen die »1. Bautzener Demokratiewochen«, in denen der Bürgermeister und weitere Politiker sich in offenen Foren – natürlich auch auf dem Kornmarkt – den Fragen der Bürger stellen. Es gibt über Wochen hinweg viele Veranstaltungen, die den Einwohnern – bei den letzten Wahlen stimmten ein Viertel der Bautzener für AfD oder NPD – die Demokratie nahebringen sollen. Es geht in Diskussionen um die Arbeitsweise und Glaubwürdigkeit von Pressevertretern und sozialen Medien, es gibt offene Diskussionen zu Migration und Integration, zu Islam und Nachwende-Erlebnissen. Filme und Theaterstücke werden gezeigt, theaterpädagogische

Performances erarbeitet, für Jugendliche gibt es Workshops.

Aber genau in den Tagen, in denen alle Weichen für die Rückgewinnung der Bürger hin zur gelebten Demokratie gestellt sind, reisen rechter Mob und landesweit bekannte Gewaltverbrecher und Hooligans an und versuchen sich in Selbstjustiz. Noch lange werden die Bilder einer Menschenhetzjagd unter »Wir sind das Volk«-Rufen Bautzen in einem braunen Licht erscheinen lassen.

Rückblick und Ausblick

Am kommenden Abend koche ich für meine Gastfamilie und ein paar ehemalige Schüler aus dem Heim. Hamid ist genervt, dass er sich nun mit vier Bekannten ein Zimmer teilen muss. Nach der Schließung des »Haus am Wald« habe er schnell bei einem Freund mit eigener Wohnung ein Sofa zum Schlafen gefunden – nur sei er leider nicht der Einzige, der Unterschlupf erhielt. Aber immerhin – besser als das Heim sei es allemal. Zu viele komische Leute hätten dort gelebt. Immer mal wieder hätten sich Einzelne Geld geliehen, es nicht zurückgezahlt, seien plötzlich einfach abgetaucht. Viele hätten auch schlecht geredet, Stimmung gegen andere gemacht, viel sei gestohlen worden, ständig habe es wegen Nichtigkeiten Streit gegeben.

Hamid und Mustafa macht das noch im Rückblick traurig – sie haben ihre Landsleute als schlechte, bösartige oder hinterhältige Menschen erlebt. Noch nie zuvor hatten sie so über Syrer empfunden. Sie kommen zu dem Schluss, dass es der Krieg sein muss, der die Menschen so verrohen und den Mitmenschen gegenüber dreist und ungerecht werden lässt.

Natürlich thematisieren wir auch die Übergriffe und die Spannungen, die nun darin gipfeln, dass die unbegleiteten minderjährigen Flüchtlinge, die oft auf dem Kornmarkt für Ärger sorgten, vorerst Alkoholverbot und eine abendliche Ausgangssperre auferlegt bekommen. Die Syrer finden das richtig, schließlich könnten »die« sich in Marokko oder Tunesien auch nicht so aufführen wie hier. Laut, anmaßend, pöbelnd und auch körperlich übergriffig. Dass die Deutschen dieses Verhalten so lange geduldet haben, verstehen meine Schüler ohnehin nicht. Deutschland möchten sie einen Rat geben: »Eure Gefängnisse sind wie Urlaub mit Picknick für diese Menschen«, erklärt Hamid, »ihr müsst sie schnell abschieben, und euch dabei nicht gefallen lassen, dass sie mithilfe von Anwälten doch hierbleiben oder unterschlüpfen können.« Es darf für ein gut organisiertes Land wie Deutschland nicht so schwer sein, eindeutige Täter zu schnappen und vor der Abschiebung wegzuschließen, echauffiert er sich.

Die syrische Bautzener Wahl-Familie erkennt die Gefahr, die von diesen Menschen, die sich schlecht verhalten, ausgeht. Diese Leute, die vielleicht schon viele Seelen auf dem Gewissen und Kriegsverbrechen begangen haben mögen, seien eine Gefahr für alle in Deutschland lebenden Menschen und natürlich für das Ansehen der gesamten »echten« Flüchtlinge.

Als ich später mit Elias spreche, erläutert er mir seine noch größeren Befürchtungen: Er glaubt, dass »jeder Muslim einen kleinen Terroristen« in sich trägt, der bei Zuspitzung der Situation aktiv wird. Elias bemüht sich, schnell gutes Deutsch zu lernen, um dann bald der AfD beizutreten. So will er die Deutschen vor den strenggläubigen Muslimen, die seiner Meinung nach jederzeit ins Radikale umkippen können, warnen.

Die Mühen, Erfolge und Schwierigkeiten der Integration. Ein Rückblick

Auch ein Jahr nach dem Erscheinen dieses Buches bleiben zentrale Fragen aktuell. Nach dem ganz großen Flüchtlingsansturm und der zum Teil unkoordinierten, millionenteuren staatlichen Spontanhilfe wurden viele neue offizielle Strukturen zur Integration geschaffen und zahlreiche Statistiken erstellt.

Es gibt mittlerweile Antworten auf Fragen wie diese: Wie viele Menschen sind von September 2015 bis Ende 2017 nach Deutschland gekommen? Wie viele dürfen bleiben? Hat sich die Kriminalität, wie sie die Rechten selbstsicher prognostiziert haben, überproportional entwickelt? War der Ausbruch der selbstlosen »Willkommenskultur« in Deutschland nur ein Strohfeuer, oder hat sich eine nachhaltige Hilfsstruktur etabliert? Und wie hat sich die Stimmung in Bautzen nach dem »Abebben der Flüchtlingsflut« entwickelt?

Mich interessiert selbstverständlich auch, was aus meinen ehemaligen Schülern geworden ist und wie sie mittlerweile ihr Leben in Deutschland meistern. Nachdem das »Haus am Wald« schon im August 2016 geschlossen wurde, haben viele Heimbewohner Bautzen, sobald es ging, verlassen. Ich habe nur zu wenigen Schülern, zu jenen, die schon während des Sprachkurses eine persönliche Beziehung zu mir gesucht hatten, Kontakt gehalten.

Belastbare Zahlen

Im Frühjahr 2018 haben die deutschen Ämter aufgerüstet, sodass die Flut der Asylanträge abgearbeitet werden und die Bundesregierung rückblickend belastbare Zahlen veröffentlichen konnte. Klar erkennbar ist, dass die Zahl der neu gestellten Asylanträge schon 2017 wieder auf das Niveau von 2014 gesunken ist. Eine Zahl, die sich im Bereich der von allen Parteien diskutierten »atmenden Obergrenze« von rund 200 000 Menschen pro Jahr bewegt. Die Balkanroute ist geschlossen, der »Türkei-Deal« hält die Verzweifelten davon ab, über die östliche Mittelmeerroute nach Europa zu kommen. Die Politik ist dabei, Wege der Zusammenarbeit mit afrikanischen Ländern zu finden, um die Zuwanderung über die zentrale Mittelmeerroute zu begrenzen.

2017 wurden nur noch 221 000 Erst- und Folgeanträge auf Asyl gestellt. Im Gegensatz zu rund 745 000 Anträgen, die im Jahr 2016, und 477 000, die 2015 gestellt wurden. Rund drei Viertel der 2017 neu in Deutschland registrierten Asylerstantragsteller sind jünger als dreißig Jahre und zu rund zwei Dritteln männlich. Rund 25 Prozent kamen aus Syrien, 11 Prozent aus dem Irak und 8 Prozent aus Afghanistan. Zu den weiteren häufig vertretenen Herkunftsländern gehören Eritrea, Iran, die Türkei, Nigeria und Somalia – in Sachsen kommen noch Pakistan und Indien in den Statistiken hinzu.

Das Bundeskriminalamt veröffentlichte eine Studie über die »Kriminalität im Kontext von Zuwanderung«, in der die ersten drei Quartale 2017 betrachtet werden. Die Studie kam zu denselben Aussagen, die meine syrischen Schüler schon 2016 vermuteten, als sie behaupteten, dass die Nordafrikaner mit ihrem Verhalten das Ansehen aller Flüchtlinge in den Schmutz zögen: »Der Anteil der Fälle mit Tatverdächtigen aus Syrien, Afghanistan und Irak war deutlich niedriger als der Anteil dieser Nationalitäten an der Gruppe der Zuwanderer. Der Anteil der Fälle mit Tatverdächtigen aus den Maghreb-Staaten sowie aus Georgien war deutlich höher als der Anteil dieser Nationalitäten an der Gruppe der Zuwanderer.«

Die Anfang 2018 veröffentlichte Studie des Kriminologen Christian Pfeiffer, exemplarisch am Bundesland Niedersachsen erstellt, belegt diese Erkenntnisse und erklärt, dass vor allem junge Männer mit geringer Bleibeperspektive zu Kriminalität und Aggression neigten. Asylanträge von Marokkanern, Tunesiern und Algeriern wurden in den vergangenen Jahren zu 96 bis 99,2 Prozent negativ beschieden.

232 319 (38,5 Prozent) der 603 428 Asylverfahren, die 2017 entschieden wurden, wurden abgelehnt, rund 261 887 (43,4 Prozent) anerkannt. Ein negativ beschiedener Asylantrag bedeutet aber nicht, dass der Antragsteller sofort ausreisen muss. Viele abgelehnte Asylbewerber nutzen ihr Recht, gegen den BAMF-Entscheid zu klagen. Seit 2015 hat das Bundesamt für Migration und Flüchtlinge mehr als 460 000 Asylanträge von Flüchtlingen abgelehnt – Mitte 2017 waren 320 000 langwierige Asylklagen vor deutschen Gerichten noch längst nicht entschieden.

2017 gab es 26 673 Rückführungen. 29 587 geförderte freiwillige Ausreisen wurden bewilligt. Für Asyl- und Flüchtlingspolitik gab der Bund 2016 rund 20,4 Milliarden Euro aus, 2017 summierten sich 20,5 Milliarden, und für 2018 sind 21,4 Milliarden Euro eingeplant. (Quelle: bundesregierung.de)

Eine neue deutsche Helferkultur hat sich etabliert

Die »Willkommenskultur« scheint in Deutschland fast drei Jahre nach der Hochzeit der Flüchtlingskrise 2015 fest etabliert zu sein. Laut einer Untersuchung des Bundesfamilienministeriums haben rund 55 Prozent der Bevölkerung ab 16 Jahren Hilfe für Geflüchtete geleistet, sei es durch Geld- und Sachspenden, öffentliche Fürsprache oder aktive Hilfen. Anfang 2018 sind allerdings nur noch rund 19 Prozent als aktive Helfer, Spender oder Unterstützer aktiv.

Das Maecenata Institut für Philanthropie und Zivilgesellschaft hat dazu weitergeforscht und herausgefunden, dass der Rückzug der Helfer zum einen mit der gesunkenen Zahl neu ankommender Flüchtlinge zu erklären sei, zum anderen aber auch persönliche Gründe habe. Viele der zu drei Vierteln weiblichen Helfer hätten sich verausgabt und überlastet, zum anderen fürchteten sie aber auch die Angst vor emotionalen Enttäuschungen, die zum Beispiel durch Abschiebungen erfolgen könnten. Auch wenn das Reservoir der Hilfsbereiten anscheinend ausgeschöpft ist, so sei doch festzustellen, dass überall in der Bundesrepublik eine stabile Infrastruktur zivilgesellschaftlicher Gruppen entstanden ist. Diese Gruppen hätten im Umgang mit Menschen und Behörden kontinuierlich gelernt, wie sie sich selbst besser organisieren und wie sie die Verwaltung besser unterstützen können. Daraus resultierend sind viele Behörden deutlich offener und kooperativer im Umgang mit Ehrenamtlichen geworden und auch daran interessiert, diese durch staatlich finanzierte Coachings und Lehrgänge und durch die Bereitstellung von Räumlichkeiten zu unterstützen. Die Studie stellt eindeutig die Vorteile dieser Entwicklung für alle Beteiligten dar, arbeitet aber auch heraus, dass nicht alle Flüchtlinge großen Wert auf enge soziale Nähe zu Paten und Unterstützern legen. Dies träfe eher für geflüchtete Familien im ländlichen Raum zu – junge, allein reisende Männer, die es eher in die Großstädte ziehe, würden diese Nähe eher als unerwünschte Kontrolle empfinden.

Wie ging es für meine Bautzener Schüler weiter?

Elias hat seine Idee, bald eine orientalische Christin heiraten zu wollen, verworfen. Auch wenn sein Lebensentwurf nicht vorsah, sich in eine Europäerin zu verlieben, passierte es noch während seines Integrationskurses. Nachdem er am Bautzener Bahnhof jeden Morgen einer jungen Frau, die ihm gefiel, begegnete, traute er sich eines Tages, sie anzusprechen. Die Tschechin lebte schon lange mit ihrer Familie in Deutschland und war damals noch in der Ausbildung zur Krankenschwester. Die beiden verstanden sich gut und wurden schnell ein Paar.

Den glücklichen Umstand, eine gläubige und praktizierende Christin als Partnerin gefunden zu haben, schreibt Elias dem göttlichen Schicksal zu. Genauso, wie er es sich immer gewünscht hat, lesen sie nun gemeinsam in der Bibel und besuchen Gottesdienste. Ich freue mich für ihn und auch darüber, dass die beiden innerhalb ihrer Gemeinde viele deutsche Freunde gefunden haben. Zu den ehemaligen Heimbewohnern hat Elias keinen Kontakt mehr, mit anderen, meist muslimischen Syrern, will er nichts zu tun haben. Seine Freude darüber, in einem christlichen Land zu leben und endlich einer Mehrheit anzugehören – auch wenn rund 75 Prozent der Sachsen konfessionslos sind –, ist ungebrochen.

Nach Beendigung seines Integrationskurses und seines zweiten Deutschkurses spricht Elias Deutsch auf B1-Niveau. Das bedeutet laut Definition des Goethe-Instituts »die Hauptinformationen verstehen zu können, wenn klare Standardsprache verwendet wird und wenn es um vertraute Dinge aus Arbeit, Schule, Freizeit usw. geht«. Dadurch, dass er mit seiner Freundin Deutsch spricht, kommt ihm vieles sehr flüssig von den Lippen. Auch schriftlich kann er sich schon recht gut ausdrücken.

Das Paar hat vor, sich eine Existenz in Dresden aufzubauen. Sie haben nach kurzer Suche eine Wohnung gefunden, und Elias hat eine Festanstellung bei McDonald's angenommen. Die Idee, sein Studium der Textiltechnik wiederaufzunehmen, verfolgt er nicht weiter. Es ist ihm wichtiger, selbstständig Geld zu verdienen und Geld für die Hochzeit im kommenden Sommer zu sparen. Da er gerne im Schnellrestaurant arbeitet und dort gutes Teamwork und nette Kollegen erlebt, überlegt er, dort eventuell auch eine Ausbildung zu absolvieren. Anfeindungen aufgrund seiner Herkunft, rassistische Äußerungen oder gar Übergriffe hat Elias in seiner neuen Wahlheimat bislang nicht erlebt. Da sein Asylantrag positiv beschieden wurde, kann er zunächst drei Jahre in Sicherheit in Deutschland leben.

Seine Eltern leben weiterhin in Syrien. Glücklich berichtet er, dass es ihnen den Umständen entsprechend sehr gut geht. Natürlich vermisse er sie, aber durch die modernen Kommunikationsmöglichkeiten könnten die Eltern intensiv an seinem täglichen Leben teilhaben. Da sein Vater nach wie vor in einem hochgesicherten Gebiet in der staatlichen Erdölproduktion arbeitet, kann die Familie dort zwar räumlich eingeschränkt, aber ohne Mängel zu erleiden, leben.

Wäre Elias dort geblieben, so wäre er sicherlich längst zur Assad'schen Armee eingezogen worden und vielleicht schon tot.

Auch Hamid hat die dreijährige Aufenthaltsgenehmigung erhalten und ist nach Leipzig gezogen. Dort verfolgt er seinen Plan, Mechatronik zu studieren, eisern, Schritt für Schritt. Ein Stipendium der Otto Benecke Stiftung sichert seinen Lebensunterhalt und sein Zimmer in einem Leipziger Studentenwohnheim. Die Stiftung hilft akademisch orientierten Zuwanderern, ein Studium beginnen oder fortzusetzen zu können. Als ich davon erfahre, freue ich mich sehr. Es wäre zu schade gewesen, wenn dieser höfliche, umsichtige und kluge junge Mann seine Ziele aus den Augen verloren hätte.

Hamid lernt täglich viele Stunden Deutsch, um den C1-Test zu schaffen, der für die Zulassung an einer deutschen Hochschule zwingend erforderlich ist. Er ist stolz darauf, dass das Jobcenter nur seine Krankenkassenbeiträge übernehmen muss, und will dem Staat auf keinen Fall zur Last fallen. Auch wenn es ihm manchmal schwerfällt, täglich intensiv zu lernen und dazu noch am Wochenende einem Minijob in einem Bistro nachzukommen, macht ihm das Leben jetzt, in der weltoffenen Studentenstadt Leipzig, endlich wieder Spaß. In Bautzen war das nicht immer so – er hat die fremdenfeindliche Stimmung dort überdeutlich gespürt. Mittlerweile hat er durch seinen Sprachkurs syrische, russische und ukrainische Freunde gefunden, die er aber außerhalb der Schule nicht sehr oft sieht, da seine Ansprüche an sich selbst sehr hoch sind und er die Tage mit Lernen verbringt. Sein Bruder lebt immer noch in Berlin und hofft, sein Musikstudium abschließen zu können – nach einem erfolgreich absolvierten C1-Deutschtest will er sein in Syrien schon fast beendetes Studium nun in Berlin mit dem Master abschließen. Der Familie im syrischen Lathakia geht es weiterhin gut.

Nancy erfreut sich des Lebens

Nancy, die sehr zufrieden mit ihren vier Kindern in Bautzen lebt, schreibt mir im Frühjahr 2017 eine E-Mail, in der sie mich um eine Übernachtungsmöglichkeit in Berlin bittet. Sie plant, das Konzert eines berühmten syrischen Sängers in Berlin zu besuchen, und möchte mich dazu einladen. Als sie ein paar Wochen später bei mir vor der Tür steht, hat sie nicht nur für sich und mich Karten, sondern noch zwei weitere dabei. Für die vier Karten – Konzertbesuch mit Tischplatz, ohne Essen, ohne Getränke – hat sie insgesamt 200 Euro ausgegeben. »Für Freunde von dir, sie sollen mit, es ist mir wichtig, syrische Kultur zu zeigen«, strahlt sie mich an. Schnell sind

Freund und Freundin mit Interesse, Zeit und Lust gefunden.

Die Konversation auf Deutsch läuft irgendwie. Auch wenn Nancy eher wenig Wert auf Grammatik legt, so traut sie sich zumindest, frei heraus zu sprechen. Ein wenig weiter könnte sie schon sein, denke ich, schließlich steht sie kurz vor dem Abschluss ihres zweiten offiziellen A1-Kurses, der sie zu einfachen Gesprächen befähigen soll. Trotzdem freut es mich, wie sie selbstbewusst spricht: »Ich nicht gut wissen, aber einfach sprechen, das gut! Keine Angst, immer weitersprechen! Du verstehen, ja?« Immerhin, die Angst vieler Sprachschüler, den Mund aufzumachen, scheint sie nicht zu kennen. Kontakt zu den anderen ehemaligen Schülern hat sie, bis auf ihren Kumpel Mustafa, keinen mehr - und ist auch froh darüber. Zu viele fremde arabische Männer hatten immer wieder versucht, Nancy – wenn auch nur mit anzüglichen oder beleidigenden Kommentaren – entweder anzumachen oder islamisch maßzuregeln. Ich freue mich zu hören, dass Mustafa nach einem Praktikum in einem Sportartikelgeschäft dort nun einen Minijob bekommen hat. Nebenbei lernt er in seinem zweiten Sprachkurs Deutsch bis zum B1-Niveau. Nach dem erfolgreichen Abschluss dieses Kurses hat ihm sein Arbeitgeber einen Ausbildungsplatz als Lagerist angeboten, den er gerne annehmen möchte.

Nancy zieht sich zurück, um ihr Make-up in Ruhe zu verstärken. Als wir um 21 Uhr abgeholt werden, holt sie eine Flasche Sekt aus ihrem Gepäck und ist überglücklich, ihren ersten Besuch in Berlin gebührend zu feiern. Am nächsten Tag will sie die »arabische Straße« besuchen, die Sonnenallee in Neukölln, und ist schon voller

Vorfreude. Um die Konzertkarten zu kaufen und genügend Geld für arabische Spezialitäten, Wandbilder, Kissen, Wasserpfeifentabak und Gardinenstoffe ausgeben zu können, hat sie über Wochen hinweg eisern gespart.

Gegen 22 Uhr erreichen wir einen hässlichen Billigbau auf einem leeren Gewerbehof im hintersten Neukölln. Die Halle auf flachem Beton erinnert Nancy und mich sofort an das »Haus am Wald« in Ost-Sachsen, wir müssen lachen.

Nancy hakt sich fest bei mir ein und zieht mich voran. Selbstbewusst, langsam und stolz wandelt sie durch die Gänge der Halle. Verstohlen wirft sie schnelle Blicke auf alle Anwesenden und sucht nach eventuellen Bekannten aus Damaskus. Leider entdeckt sie kein bekanntes Gesicht. Ob sie in Flirtlaune ist, will ich wissen.

»Nein!«, entfährt es ihr sofort. Nach vermeintlich interessanten Männern schauen will sie überhaupt nicht, da sie nach ihren unschönen Erfahrungen in der Ehe weiterhin fest entschlossen ist, nie wieder eine Beziehung mit einem Araber einzugehen. Rechts und links des laufstegartig angelegten Mittelganges sitzen ganze syrische Großfamilien oder Freundescliquen.

Solch eine Dichte an glitzerndem Make-up, goldenem Schmuck, falschen Wimpern, riesigen toupierten Mähnen, schimmernden, elegant gebundenen Kopftüchern, großen Sonnenbrillen, langen falschen Nägeln, schwindelerregend hohen Plateau-Schuhen und tiefen Dekolletés habe ich bislang noch nie in Berlin erlebt.

Die Herren sind allesamt glatt rasiert, tragen viel After Shave, gegelte Frisuren, Anzüge, manche dazu Kummerbunde, Krawatten und Fliegen und wirken allesamt wohlgenährt und auch schon ein wenig angeheitert. Obwohl noch die ebenfalls aus Syrien angereiste Vorband spielt, haben von den rund 200 Gästen, die wie wir auf den »billigen« Plätzen in der zweiten Reihe (ohne Zugang zum Büfett) sitzen, schon etliche Gruppen Wodka- und Whiskeyflaschen, ab 110 Euro aufwärts, auf ihren Tischen stehen. Die Stimmung ist dementsprechend – immer wieder stehen einzelne Männer oder Frauen auf, jubeln, singen, klatschen, filmen mit ihren Smartphones und tanzen oder wiegen ihre Arme rhythmisch im Takt. An den Bewegungen ihrer Lippen erkennt man, dass viele die Texte kennen und mitsingen, aber wie bei arabischen Konzerten üblich, ist es Dutzende Dezibel zu laut, um auch nur den Sitznachbarn zu verstehen.

Der leicht krächzende Sound, die anheizenden Tanzeinlagen des Bandleaders und die ausgelassene Stimmung erinnern mich an Samstagabende in Bab Touma, dem christlichen Viertel von Damaskus. Fast fühle ich mich in eine der teuren, eleganten und mondänen Bars dort zurückversetzt. Dort trugen die Damen der Gesellschaft, egal ob mit oder ohne Kopftuch, ihre engsten und prachtvollsten Kleider und stiegen auch mal auf die Tische, um ausgelassen und auch aufreizend die Hüften kreisen zu lassen. Die aufgekratzte Atmosphäre in der Mehrzweck-Hochzeitshalle in Neukölln steht den Partys, wie Nancy und ich sie aus ihrer Heimat kennen, in nichts nach. Ebenso wie in Syrien werden die Spirituosenflaschen zusammen mit Energy-Drinks und Orangensaftfläschchen im Sektkühler serviert, das Wichtigste aber: Genau wie im Nahen Osten wird jede der überteuerten Flaschen mit funkensprühendem Tischfeuerwerk zum Gast gebracht. Zwei, drei Kellner bahnen sich den Weg über den Laufsteg, damit der Zahlende ganz sichergehen kann, dass die anderen Gäste einen guten Blick auf die vermögende Tischgesellschaft erheischen können.

Unsere deutschen Freunde sind überwältigt ob der vielen lachenden, jubelnden und spektakulär gekleideten und zurechtgemachten Syrerinnen. Nancy und ich beginnen zu tanzen und amüsieren uns über die leicht irritierten Blicke unserer deutschen Freunde. Irgendwann können aber auch sie nicht anders und geben dem mitreißenden orientalischen Rhythmus nach. Überall werden wir, die einzigen Nicht-Syrer, dabei mit einer Mischung aus Freude und Neugier betrachtet, unsere Tanzversuche dabei von vielen Umstehenden durch aufmunterndes Klatschen begleitet.

Als der Star die Bühne betritt, kennt das Publikum kein Halten mehr. Alle drängeln und drücken sich an die Metallgatterabsperrung des VIP-Bereichs, Handys werden gezückt, und einige Hundert Exilsyrer der wohlhabenden Mittelschicht filmen, tanzen und singen bis in die Morgenstunden die Hits, die sie an bessere Zeiten in ihrer Heimat denken lassen, begeistert mit.

Am nächsten Tag setzt sich Nancy schon früh in die U-Bahn und fährt vollkommen selbstständig und ohne nach dem Weg fragen zu müssen, erneut nach Neukölln und geht endlich auf ihre lange geplante Shoppingtour. Voll bepackt mit allerlei arabischen Gewürzen, Haushaltsanschaffungen und Geschenken für ihre Kinder kommt sie abends zurück und muss sofort weiter, um den Bus nach Bautzen zu bekommen. Als sie sich verabschiedet, erwähnt sie noch kurz, dass am Montag ihre Deutschprüfung ansteht und sie den Sonntag mit Lernen verbringen will. Im Chat erfahre ich eine Woche später nebenbei, dass sie nicht zur Prüfung angetreten ist – weil sie davon ausging, ohnehin durchzufallen und den Kurs sowieso, zum dritten Mal, wiederholen zu müssen.

Der Journalist Yahya recherchiert zum Thema häusliche Gewalt und Scheidungen unter Geflüchteten

Mein Kollege Yahya und ich recherchieren das Jahr über immer wieder Reportagen über Syrer in Berlin. Als einer der wenigen Frauenrechtler, die schon in Syrien aktiv für Gleichberechtigung arbeiteten, ist er besonders interessiert daran, ob und wie Frauen sich hier emanzipieren und gegebenenfalls auch von ihren Ehemännern trennen. Immer wieder hört er von Vorfällen zwischen Ehepaaren und davon, wie viel Mut und Kraft eine Frau braucht, bis sie sich dazu entscheidet, in der Fremde ihr eigenes Schicksal in die Hand zu nehmen. Wir überlegen, wie wir den Frauen mit seiner gesammelten Erfahrung zum Thema helfen können. Gemeinsam recherchieren wir und wollen das Thema häuslicher Spannungen, Misshandlungen und Scheidungen unter syrischen Geflüchteten in Berlin aufbereiten. Mit den ersten Erkenntnissen will Yahya versuchen, einen Studienauftrag zu erhalten, um an neuen Leitlinien zur Sozialarbeit mit Syrerinnen beizutragen.

Durch Gespräche mit Sozialarbeiterinnen, ehrenamtlichen Flüchtlingshelferinnen und Leiterinnen von Frauenhäusern stellen wir fest, dass jede Interviewpartnerin einige syrische Frauen in Deutschland kennt, die sich von ihren Ehemännern scheiden lassen möchten oder die schon dabei sind. Noch gibt es keine gesicherten Studien darüber, wie viele in Syrien geschlossene Ehen die Belastungen der Flucht oder auch die neuen Möglichkeiten, die ungeahnten Freiheiten, die Frauen im Westen genießen dürfen und können, nicht überstehen.

Wir finden einige Frauen die uns ihre Entscheidung, sich in der Fremde lieber allein ein neues Leben aufzubauen, erläutern. Maryam ist eine Mutter aus Aleppo. Nachdem ihr Mann schon 2013 nach Deutschland reiste, folgte sie ihm 2015. Sie schlug sich zusammen mit dem fünfjährigen Sohn an der Hand zu Fuß über die Balkanroute nach Deutschland. Traurig berichtet Maryam, dass ihr Mann die »Familienkasse«, wie er die staatliche Unterstützung nannte, alleine verwalten wollte. Das ihr zustehende Geld behielt er einfach ein und ließ sie kein eigenes Konto eröffnen. Natürlich wusste sie nicht, dass das hier sehr einfach geht und zu den normalsten Dingen der Welt gehört. »Solange der Asylantrag in der Schwebe war, hatte ich Angst, dass ich oder wir drei unsere Duldung verlieren und abgeschoben werden würden«, erklärt sie.

Auf dem Amt habe sie nichts verstanden. Ihr Mann aber machte den Eindruck, als hätte er sich in den zwei Jahren ohne sie in Deutschland schon gut eingelebt und das überaus komplizierte System durchschaut. Er wisse nun, wie man das Geld für die Familie bekäme, sie bräuchte sich da gar nicht einzumischen. Zu Beginn ihres Sprach- und Integrationskurses wurde Maryam von ihren Lehrerinnen bestärkt, auch im Privaten ihre Rechte einzufordern. Dass der Mann ihr das Geld vorenthielt, war zusammen mit der Information, dass ihr Kind in Deutschland im Falle einer Trennung in der Regel bei der Mutter, nicht wie in arabischen Ländern beim Vater bleiben würde, der ausschlaggebende Punkt. Denn in der Scharia-Rechtsprechung steht das Sorgerecht für Kinder ab dem Alter von acht Jahren nur dem Vater zu. Aber nun lernte Maryam, dass hier andere Gesetze gelten.

»Eigentlich wollte ich mich nicht trennen, nur ein wenig Freiheit, also nur die Chance, über mein eigenes Geld zu verfügen, und natürlich meinen Sohn nicht verlieren. Ich kannte es aus Syrien nur so: Bei uns ist bei Scheidungen fast immer die Frau die Schuldige, die von der Familie des Mannes verstoßen wird und dann zurück ins Haus der Eltern ziehen muss. Danach kann eine Frau eigentlich nicht mehr heiraten, sie ist gebrandmarkt.« Doch in Deutschland, in einem vollkommen neuen Umfeld, fand sie Vertrauen in das System und gewann Mut, sich zu wehren.

Von der Integrationslehrerin bestärkt, traute sie sich, ihren Mann nach ihrem eigenen Hartz-IV-Geld zu fragen. Er wies sie ab und versuchte zunächst, sie mit 100 Euro pro Monat ruhigzustellen. Doch die junge Mutter bestand darauf, dass er ihr die gesamte Summe von 318 Euro aushändigte, woraufhin er wieder anfing, sie zu schlagen. Das hatte er in Syrien schon getan, es seit dem Neustart in Deutschland aber unterlassen. »Er schimpfte mich ›rebellisch‹, dabei wollte ich nur normal selbstständig werden. Das schätzte er nicht, so versuchte er, mich wieder in den islamischen Rahmen zu zwängen.« Er bestand darauf, dass sie wieder das Kopftuch anlegte und den »westlichen« Stil – Jeans mit einem langen, weiten Pullover darüber – wieder zugunsten der korrekten islamischen bodenlangen Kleider ablegte.

Damals wohnte die Familie noch im Übergangswohnheim in Berlin-Marienfelde. In diesem Heim, in dem auch Yahya und seine Familie die ersten Wochen in Berlin verbrachten, haben die Wohnungen so dünne Wände, dass man jeden Satz, jedes Hüsteln der Nachbarn mitbekommt. Permanent kam es zwischen den beiden zu lauten Streitigkeiten, die immer öfter zu Handgreiflichkeiten wurden – aber niemand rief die Polizei oder den Sicherheitsdienst. Natürlich wünschen sich Menschen in schwebenden Asylverfahren, nicht aufzufallen oder Ärger mit den staatlichen Stellen zu bekommen, denn in vielen Herkunftsländern, auch in Syrien, ist die Polizei nicht in erster Linie als gerechter »Freund und Helfer« bekannt. Doch irgendwann reichte es Maryam: »Als eines nachts mein Mann auf meinen Kopf einprügelte, war mir das alles egal. Schließlich, dachte ich mir, ist das hier Deutschland, hier haben alle Menschen die gleichen Rechte und niemand darf jemand anderem so etwas antun. Erstmals – und endgültig – dachte ich: ›Jetzt reicht es‹.«

Mithilfe von ehrenamtlichen Flüchtlingshelfern, neuen deutschen Freunden und offiziellen Beratungsstellen konnte sie die Scheidung recht zügig einleiten. »Als sie durch war, dachte ich, dass ich diesen erleichternden Schritt schon viel früher hätte machen sollen«, sagt sie ohne Groll, aber doch mit ein bisschen Wehmut in der Stimme.

Eine andere Frau, Umm Mohammed, fünfundvierzig, aus Hama, berichtet, wie sie in Syrien monatelang hart arbeiten und sparen musste, um die Flucht bezahlen zu können. Ihr sechzigjähriger Ehemann, mit dem sie mit Mitte zwanzig zwangsverheiratet wurde, arbeitete fast nie, half nicht im Haushalt und versuchte, sie so unselbstständig wie möglich zu halten. Als sie heimlich genug Geld gespart hatte und die Flucht für sich und die Söhne arrangierte, war es ihr erster, lebensgefährlicher und sehr aufregender Schritt in ein selbstbestimmtes Leben.

Deutschland erreichten die vier im Oktober 2015. Ihr Mann schien sich nicht um die verschwundene Familie zu scheren. Bis April 2016 meldete er sich nicht. Dann plötzlich, als er über Verwandte erfahren hatte, dass Frau und Kinder sicher in Deutschland sind, rief er an. »Ich sollte ihm Geld senden und die Familienzusammenführung beantragen. Aber da wollte ich von ihm schon längst nichts mehr hören. Ich habe mir Hilfe gesucht, dann die Scheidung beantragt. Ich will hier frei leben und brauche wirklich keinen Mann, der über mich herrschen will. Hier können Frauen nämlich wirklich frei und auch alleine gut leben, und niemand entscheidet oder urteilt über mich. Geliebt habe ich meinen Mann ohnehin nie«, erklärt Umm Mohammed heute selbstbewusst.

Ähnliches hörten wir von mehreren Frauen, die sich bereit erklärten mit uns zu sprechen – und, dass Sozialarbeiter eine wichtige Rolle auf ihrem Weg in die Scheidung und in die Selbstständigkeit gespielt hätten.

Eine andere Syrerin schwärmte uns vor: »Eine ganz besonders tolle Sache in Deutschland sind die Sozialarbeiter. Sie scheinen zu bemerken, wenn etwas nicht stimmt, nach deutschen Maßstäben zumindest. Mein Sozialarbeiter spürte wohl, dass mein Mann mich schlug, und bot mir immer wieder alle möglichen Hilfestellungen an. Nach einem Monat hier wusste ich noch nicht, ob ich ihm wirklich vertrauen konnte, und ich hatte keine Ahnung, ob er meinen Mann irgendwie von der Gewalt gegen mich abbringen könnte.« Der Sozialarbeiter konnte es nicht. Aber er konnte der Betroffenen einen Platz in einem sicheren Frauenhaus anbieten und helfen, die Scheidung einzuleiten.

Alle Syrerinnen, die wir befragten, betonten, wie sehr sie frauenspezifisch sensibilisierte Sozialarbeiter und deren einfühlsame, freundliche und liebevolle Art zu schätzen gelernt haben. Nie hätten sie gedacht, dass es ein Land gibt, in dem sich fremde, von staatlicher Seite bezahlte Menschen um ihr privates Unglück und den Ausweg daraus kümmern würden. Vielen war der Gedanke, dass Unbekannte, nicht einmal entfernt Verwandte, sich tatsächlich für ihre Lebensumstände und deren Verbesserung interessieren, anfangs so fremd, dass sie einen bösen Plan oder eine Verschwörung hinter den wohlgemeinten, aber persönlichen Fragen vermuteten. So dauerte es bei den meisten einige Monate, Vertrauen zu fassen – aber danach gab es kein Zurück mehr in den Kokon der lieblosen, unfreien Ehe.

Trotz unserer Bemühungen erhält Yahya den erhofften universitären Forschungsauftrag zu diesem Thema leider nicht. Kleine Recherchen und Kolumnenaufträge schaffen es nicht, seinen Glauben an die Fortsetzung seiner journalistischen Karriere in Deutschland aufrechtzuerhalten. Zwar schreibt er weiterhin monatlich für die *Süddeutsche Zeitung,* doch die freiberufliche Arbeit für die internationale Ausgabe des *Handelsblatts* stellte er ein. Da seine Frau in einem einjährigen Programm zur Arbeitsmarkteingliederung für Bibliothekarinnen einen gering entlohnten (Fast-)Vollzeitjob zu bewältigen hatte, war es an Yahya, sich um die beiden Töchter zu kümmern.

Die traditionelle Frauenrolle in der Familie zu übernehmen, fiel ihm nicht allzu schwer. Schließlich bestand Hoffnung, dass seine Frau nach der einjährigen Maßnahme von der Bibliothek, in der sie geschult wurde, übernommen werden könnte. Doch leider wurde die berufsintegrierende Maßnahme für sie als geflüchtete Fachkraft nicht weiter gefördert und lief aus. Dabei hatte sie das Jahr über natürlich auf eine Anstellung gehofft.

Die ehrenamtliche Tätigkeit in der Kreuzberger Heim-Initiative leitete das Paar das ganze Jahr 2017 über weiter. Die zehn syrischen Frauen schneiderten und nähten Lederhandtaschen und -schutzhüllen in verschiedensten Designs und Qualitäten und feierten ihre Ausstellungseröffnung gemeinsam mit vielen Gästen und Medienvertretern. Da sich aber, trotz weiterer Ausstellungen in verschiedenen Galerien, keine Käufer für die individuellen Taschen aus gebrauchtem Leder fanden und auch die Fördergelder für die kleine Initiative eingestellt wurden, verloren die Näherinnen wie auch Yahya und seine Frau vorerst die Lust, das Projekt weiterzuführen.

Die anderen Unternehmungen der Kreuzberger Initiative im Penthaus über dem DRK-Heim erfreuen sich weiterhin wechselnder Beliebtheit. Einzelne Workshops sind gut besucht, andere Initiativen haben zum Teil nur sehr geringen Zulauf. Auch nach zwei Jahren hat es kaum ein Heimbewohner geschafft, durch eine Wohnung und einen Arbeitsplatz selbstständig in Berlin Fuß zu fassen. Ende 2017 waren in Berlin rund 29 000 Flüchtlinge als arbeitssuchende Hartz-IV-Empfänger registriert.

Alle wünschen sich Hilfe bei der Wohnungssuche. Da aber weder ehrenamtliche Helfer noch der Berliner Senat oder die Wohnungsbaugenossenschaften Wohnungen auf dem überhitzten Berliner Markt aus dem Hut zaubern können, wurde der Vertrag über die Nutzung des Apartmenthotels am Potsdamer Platz als Flüchtlingsunterkunft für zunächst zwei weitere Jahre verlängert.

Fast der Normalfall in Berlin: Rund zweieinhalb Jahre nach der Grenzöffnung leben in der Hauptstadt immer noch 19600 Geflüchtete in Gemeinschaftsunterkünften und 2180 in Notunterkünften. Die Künstlerinitiative kann sich weiterhin freuen, denn die kostengünstige Nutzung des luxuriösen Penthauses als Atelier und Begegnungsstätte auf zwei Etagen wird so ebenfalls für zwei weitere Jahre ermöglicht. Ob alle der rund 450 Heimbewohner es schaffen werden, innerhalb der kommenden zwei Jahre eine bezahlbare Wohnung in Berlin, der deutschen Stadt mit den am schnellsten steigenden Mietpreisen zu bekommen?

Immerhin: Die rot-rot-grüne Landesregierung hat Anfang 2018 erklärt, berlinweit fünfundzwanzig Modularbauten mit je 400 Wohnplätzen für die Unterbringung von Flüchtlingen zu bauen und diese später dem regulären Wohnungsmarkt zur Verfügung zu stellen. So sollen innerhalb von drei Jahren für knapp 10000 Menschen Unterkünfte geschaffen werden. Der Baupreis für einen Modularbau wird vom Senat mit 15 Millionen Euro beziffert, was »erheblich geringere Tagessätze als etwa bei der Unterbringung von Flüchtlingen in Hostels oder Notunterkünften privater Betreiber« verursache, erklärte Berlins Finanzsenator. Im neuen Doppelhaushalt summieren sich die Ausgaben, die 2018 für Flüchtlinge eingeplant sind, auf 920 Millionen Euro, für 2019 sollen 900 Millionen Euro bereitgestellt werden.

… wie ging es weiter in Bautzen?

Der Frage, ob und, wenn ja, warum Bautzen eine nachweislich fremdenfeindliche Stadt ist, hat sich der Konfliktforscher Sebastian Kurtenbach mit einem Team von Forschern von der Universität Bielefeld gestellt und nach wissenschaftlichen Methoden beantwortet. Drei Monate lebten die Forscher in Bautzen und recherchierten, werteten Berichte aus und sprachen mit Bürgern, Politikern und Flüchtlingen.

Sie arbeiteten heraus, dass die Bautzener sich zum Höhepunkt der Flüchtlingskrise von der Regierung bevormundet fühlten. Die schnelle Unterbringung vieler neuer fremder Menschen in ihrem Umkreis, hastig organisiert, empfanden die Bautzener als Schwäche der Staatsführung, die in Sachsen seit der Wende bis zu den letzten Bundestagswahlen traditionell mit der CDU gleichgesetzt wurde. Dies habe dazu geführt, dass die Politiker die Bürger nicht mehr erreicht hätten – und die rechten Gruppierungen das als Chance für sich entdeckt hätten. Bei der Bundestagswahl wurde die AfD mit 23,3 Prozent die stärkste Kraft. Die Gespräche mit den Bürgern zeigten, dass es insgesamt eine ausgeprägte Skepsis gegenüber Geflüchteten gebe. Stilles Einverständnis und mangelnder Widerspruch hätten zu einer vermeintlichen Legitimation von Gewalt geführt.

Die Erklärungsversuche für zum Teil sogar gewalttätige Fremdenfeindlichkeit sind nicht ganz neu: In Regionen mit schlechter Infrastruktur und niedrigen Löhnen und auch dort, wo zuvor nur wenige Ausländer gelebt haben und Vorbehalte gegen Fremde gehegt wurden, kann man generell – nicht nur in Sachsen – erhöhte Feindseligkeit feststellen. Laut dem Portal »Mut gegen rechte Gewalt« gab es 2017 insgesamt 252 Angriffe auf Asylsuchende und ihre Unterkünfte in Sachsen, bei denen zum Glück aber nur neun Asylsuchende tatsächlich verletzt wurden. Unter den Angriffen sind zwei Brandanschläge auf Unterkünfte, 40 tätliche Übergriffe auf Menschen und 210 »sonstige« Angriffe, wie zum Beispiel Stein- oder Böllerwürfe auf Unterkünfte, Schüsse, rechte Schmierereien und Bedrohungen. Das sächsische Innenministerium stellte im Jahr 2017 allein in der Stadt Bautzen 93 Fälle rechtsextremer Straftaten fest – im gesamten Landkreis Bautzen waren es 204. Der Großteil waren »Propaganda-Delikte«, also Hakenkreuz-Schmierereien, Hitlergruß-Zeigen und Hass-Postings im Internet. In rund 20 Fällen wurden Andersdenkende und Ausländer beleidigt oder genötigt.

Aber auch die Erkenntnisse der Maecenata-Studie zur Entwicklung der Hilfsbereitschaft scheinen auf Bautzen zuzutreffen. Die Arbeit des Vereins »Willkommen in Bautzen e. V.« und weitere Helfer- und Patenkreise werden, wie mir mehrfach bestätigt wurde, vom Landratsamt wie auch vom Oberbürgermeister geschätzt und auch öffentlich gelobt. Die Behörden zeigen sich kooperativ im Umgang mit Ehrenamtlichen und fördern ihre Vernetzung und ihre integrativen Projekte auch finanziell.

Wie im gesamten Bundesgebiet entwickelten sich auch in Bautzen die Zahlen der neu ankommenden Asylbewerber bis 2018 rückläufig. Nach einem versuchten Brandanschlag auf das Spreehotel Ende 2016 kam es zu keinen weiteren gewalttätigen Vorfällen gegen Asylbewerber. Aber zu einem Skandal, der von einigen Flüchtlingshelfern nur als Spitze des Eisbergs und als Beleg für die rechten Umtriebe hinter den Kulissen der offiziellen Politik gesehen wird. Der libysche Unruhestifter, der laut Polizei die »Menschenjagd« im Sommer 2016 maßgeblich provozierte, kletterte im August 2017 auf das Dach seiner Gemeinschaftsunterkunft und drohte mit Selbstmord. Dem wegen Drogen- und Gewaltdelikten bekannten Intensivtäter wurde, nach einem kurzen Aufenthalt in der Psychiatrie, daraufhin eine dreimonatige Aufenthaltssperre in Bautzen verordnet. Vor dem Beschluss dieser Maßnahme hatte Udo Witschas (CDU), Vize-Landrat und Zuständiger für das Ausländeramt, mit dem damaligen NPD-Kreisvorsitzenden Marco Wruck den Umgang mit der Situation diskutiert. Der Chat wurde vom MDR veröffentlicht und Witschas seiner Verantwortung für das Ausländeramt enthoben.

Der Libyer scheiterte derweil vor dem Dresdener Verwaltungsgericht mit seiner Klage gegen einen bereits abgelehnten Asylantrag und lebt als Geduldeter, den man aufgrund der schwierigen Lage nicht nach Libyen abschieben kann, wieder in Bautzen.

Das Spreehotel muss schließen

Insgesamt leben zum Jahreswechsel 2017/18 noch 1499 Asylbewerber im gesamten, rund 306 000 Einwohner zählenden Landkreis Bautzen, sodass Ende 2017 auch die vorletzte Gemeinschaftsunterkunft, das Spreehotel, geschlossen wurde. Zuvor war es noch sechs Monate lang als neu konzipiertes »Übergangswohnheim und Integrationszentrum« genutzt worden. Anerkannte Asylbewerber, die noch keine eigene Wohnung gefunden hatten, wurden von Peter Kilian Rauschs eingespieltem Sozialarbeiterteam an die Hand genommen. Ziel der Arbeit des »Integrationszentrums« war es, die anerkannten Asylbewerber in die Selbstständigkeit zu führen, ihnen die oft immer noch nicht ganz verständlichen Amtswege zu erläutern oder auch mit ihnen zu gehen. Das Team im Spreehotel kümmerte sich um Wohnungssuche und -einrichtung, um Anträge, Schul- und Kitaplätze, um Arztbesuche und Bewerbungsschreiben. Aufgaben, für die normalerweise interkulturell geschulte Sozialarbeiter der Stadt zuständig sein sollten – Sozialarbeiter, die es aber in Bautzen nicht im erforderlichen Ausmaß für diese Aufgaben gab. Zusammen mit acht Mitarbeitern, Sozialarbeitern, Übersetzern und Praktikanten half Peter Kilian Rausch den rund fünfzig bis achtzig Bewohnern, Praktikumsplätze und auch eigene Wohnungen zu finden.

Das Aus für das Integrationszentrum zum Jahresende 2017 kam überraschend, denn der Landkreis Bautzen und der Freistaat Sachsen hatten beschlossen, das Spreehotel in seiner Funktion als »Integrationszentrum« mit 60 500 Euro zu unterstützen. Auch der Bautzener Oberbürgermeister Alexander Ahrens hatte im Namen der Stadt Bautzen 25 000 Euro zugesagt. Doch die Stadträte des Finanzausschusses stimmten gegen diese Förderung – das Spreehotel musste schließen.

Betreiber Rausch zeigte sich darüber wütend, denn »für die Betreuung dieser Menschen wären eigentlich Sozialarbeiter der Stadt zuständig. Wir machen das nebenbei.« Seiner Ansicht nach ist die große Aufgabe, die tatsächliche Integration, noch zu leisten – vor allem, um die Bildung von Parallelgesellschaften zu verhindern. Aber in Bautzen ist die Ansiedlung von Ausländern seiner Meinung nach politisch nicht gewünscht, »dabei funktioniert Integration doch in kleinen Städten und mit kurzen Wegen, vor allem in so einer aussterbenden Gegend wie dieser, hier viel besser als in einer Großstadt«. So habe er in seinem Hotel selbstverständlich einen Gebetsraum einrichten lassen. Die Bewohner ihren Glauben leben zu lassen sei eine Selbstverständlichkeit, ein gesetzlich geschütztes Recht und wichtiger Bestandteil der Integration. Nur, als eines Tages ein seltsam frommer und strenger Tunesier auftauchte, der das Gebet leiten und seinen Schäfchen allerlei Vorschriften machen wollte, meldete der Betreiber ihn nach einiger Beobachtungszeit den Behörden.

Der Leiter des Ausländeramtes, Lars Eibisch, kann die Vermutung, dass die Ansiedlung und Integration von Fremden in Bautzen nicht gewünscht sei, nicht bestätigen. Dadurch, dass direkt nach er Schließung des Integrationszentrums ein »Quartierbüro« geschaffen wurde und ehemalige Sozialarbeiter und Dolmetscher des Spreehotels täglich als direkte Ansprechpartner für Asylbewerber mitten in der Bautzener Innenstadt erreichbar sind, habe die Stadt sehr wohl ein Zeichen für ihre Integrationswilligkeit gesetzt.

Als ich an einem grauen Tag im Februar 2017 durch Bautzen gehe, berichtet mir die Managerin des »House of Resources«, einer neuen, vom BAMF geförderten Einrichtung, die nachhaltige Integrationsstrukturen und integrative Maßnahmen aufbauen soll, dass im »House« gerade ein Treffen arabischer Männer stattfindet. Die Männer, die einen Gebetsraum oder eine Moschee in Bautzen vermissen, sollen entscheiden, ob sie ein Angebot der »Sächsischen Begegnungsstätte« annehmen wollen. In der Stadt sei ein Herr von »SBS« (Sächsische Begegnungsstätte) aufgetaucht, der Geld für die Anmietung und Einrichtung eines Gebetsraumes und auch eines Imams zur Verfügung stellt. Der ehemalige Spreehotel- und jetzige Quartierbüro-Dolmetscher hat das Treffen mit Dringlichkeit einberufen.

Die »gemeinnützige Unternehmensgesellschaft Sächsische Begegnungsstätte«, die laut ihrer Webseite eine »multikulturelle Begegnungsstätte unabhängig von Ethnie, Nationalität, Religion oder Sprache« ist, wird vom Verfassungsschutz in Sachsen schon länger beobachtet. Die »SBS« ist, so Martin Döring vom sächsischen Verfassungsschutz gegenüber dem MDR, eindeutig »eine Tarnveranstaltung der Muslimbrüder«.

Döring betont, dass die »SBS« eine klare Position zugunsten der Ideologie der Muslimbrüder vertrete. Dazu zählt laut Verfassungsschutz die Errichtung eines islamischen Staates auf der Grundlage der Scharia. Gespannt schauen die Managerin und ich kurz in das »House of Resources«, in dem sich migrantische Organisationen zusammenfinden und Hilfe zur Selbsthilfe gestalten sollen. Hier tagt die Gesprächsrunde, in der sich acht gläubige Muslime lebhaft und stundenlang mit dem Thema beschäftigen. Am Ende der Diskussion entscheiden sich die Männer gegen die Unterstützung durch die vom Verfassungsschutz beobachtete Organisation und beschließen, sich ihren Wunsch nach einer Gebetsstätte auf anderen, unabhängigen Wegen zu erfüllen.

Dank

Ich möchte mich herzlich bei den Menschen, ohne die dieses Buch nicht möglich geworden wäre, bedanken. Thomas Hölzl danke ich für seine wunderbare und motivierende Betreuung, Stefan Ulrich Meyer danke ich für das in mich gelegte Vertrauen und für die Chance, dieses Buch zu schreiben, und Nadine Lipp für ihre einfühlsamen Korrekturen, Anmerkungen und ihre Geduld.

Meinem Vater und meiner Mutter (RiP) danke ich für die allzeit erfahrene bedingungslose Unterstützung und Liebe, ebenso wie Uli Tesch und Horst Markworth und meinen Freundinnen und Freunden Susanne Schmidt, Dr. Jennifer Schulz, Julia Käufler, Hendrik D. Schwarz, Joerg H. Henning, Kristian Metzger, Nathalie Nern, Frank Künster, Alex Antunović, Julien Hallak, Sophie Bleich, Mila Haegele, Leander Wattig, Evi Freitag, Dr. Stephan Kunze, Anke Busch und Ruud Gielens.

Besonderer Dank geht an meine Berater Dr. Wolf-Dietrich Fromm, Jan Lerch und Sofyan Amr ebenso wie an meine syrischen Schüler Ahmad, Rami, Wassim und Lileana und meinen Kollegen Yahya Alaous, die mir zu jeder Zeit ermöglichten, an ihren Gedanken und Gefühlen teilzunehmen.

Herzlichen Dank für Inspiration, Geduld, Liebe und Nachsicht schulde ich Sebastian Paul Klenz, dem ich auch dafür danken möchte, dass er mir die Liebe zu Ostdeutschland vermitteln konnte und mich in die Seele eines Menschen, dessen Staat und Heimatgefühl verloren ging, einfühlen ließ.

Zu guter Letzt möchte ich auch Marco und Mario danken, den beiden tapferen Männern im täglichen Kampf um die Integration, die mich herzlich aufnahmen und mir oft, ohne es zu wissen, meinen Glauben an die Normalität in Sachsen wiedergaben, wenn ich am Tag nach Pegida-Demonstrationen oft etwas verstört meine Arbeit antrat.